Walter Dold

PREPPER AUF DER FLUCHT

ENTKOMMEN UND ÜBERLEBEN

pietsch

Einbandgestaltung: Patricia Braun, www.patriciabraun.de
Titelbild: Sergey Shubin, Nico Schueler / Shutterstock

Bildnachweis:
Seiten 83, 84, 145 Worstbull [CC0], Wikimedia Commons, 172, 179 (mittleres Bild), 190 (Vogelmiere), 193 und 206, 207: despositphotos.com.
Alle anderen Fotos und Illustrationen in diesem Buch stammen vom Verfasser.

ISBN 978-3-613-50865-1

1. Auflage 2018

Sie finden uns im Internet unter www.pietsch-verlag.de

Lektorat: Verlag pietsch
Innengestaltung: Lukas Kretzschmar, tebitron gmbh, 70839 Gerlingen
Druck und Bindung: F&W Druck- und Mediencenter GmbH, 83361 Kienberg
Printed in Germany

INHALT

**Es ist nicht genug zu wissen,
man muss es auch anwenden;
es ist nicht genug zu wollen,
man muss es auch tun.**

Johann Wolfgang von Goethe

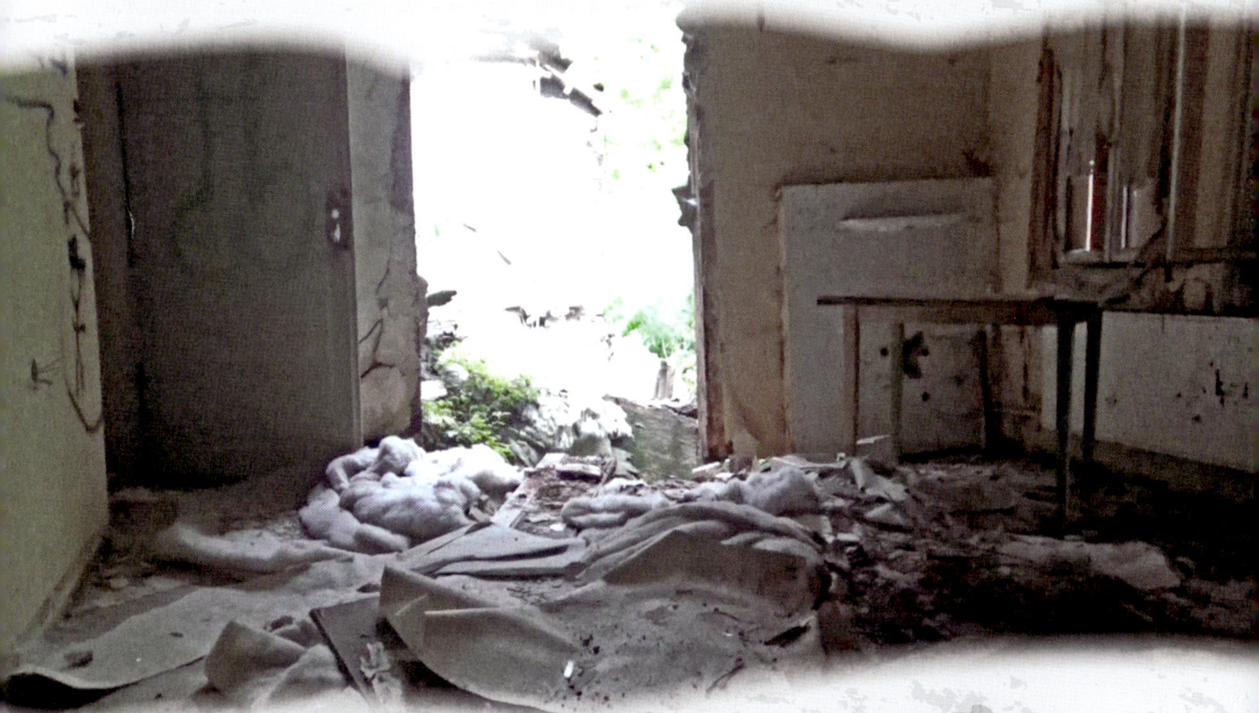

**Nicht in der Aufzählung von Problemen,
sondern im Erarbeiten von Lösungen
erfährst Du wahre Befriedigung.**

Walter Dold

VORWORT

Dafür zu sorgen, dass es erst gar nicht zu einer Krise kommt, ist eine der wichtigsten Grundregeln für einen Prepper. Dazu gehört die Teilnahme an der alle vier Jahre stattfindenden Wahl oder an legalen Demonstrationen und anderen korrekten (vielleicht auch mal halb legalen) demokratischen Maßnahmen. Prepper sein heißt nicht, Verschwörungstheorien zu verbreiten oder zu unterstützen, obwohl dies manche Leute tun, die nebenher auch noch Preppen. Prepper zu sein bedeutet nicht gegen den Staat zu sein, sondern sich auf vorstellbare Situationen vorzubereiten, in aller Konsequenz.

Prepper sein bedeutet mit offenen Augen und wachem Geist durchs Leben zu gehen.

Ich werde immer wieder gefragt, wie und ob die Bereiche Bushcraften, Survival und Prepping eigentlich zusammenhängen oder ob es da überhaupt Parallelen gibt. Sind nicht Prepping, Bushcraft und Survival ganz eigene Bereiche für sich?

Dazu kann ich nur sagen, dass ich (ohne zu übertreiben) zuerst einmal alles was ich tue oder vorhabe aus der Prepperperspektive betrachte – das ist der Bereich Prepping. Danach teste ich immer wieder 1:1 den jeweils aufgestellten Plan und das entsprechende Equipment, unter Einbeziehung von »erzwungenen« Aufenthalten in der Natur – das ist der Bereich Bushcraft. Für den Wegfall bestimmter Ausrüstungsteile oder Pläne halte ich immer mindestens zwei Ausweichszenarien parat – das ist der Bereich Survival.

Du siehst also, die Gewichtung der Reihenfolge liegt für mich auf:

1. Prepping – 2. Bushcraft – 3. Survival

Richtig betrachtet ist es eigentlich ganz einfach. Im Umkehrschluss zeigt das aber auch, dass nicht automatisch Bushcrafter oder sogar Survivor gleichzeitig auch Prepper im eigentlichen Sinn sind, denn diese begrenzen sich ausschließlich auf den angestrebten Bereich. Hast Du Kenntnisse und Fertigkeiten in allen drei Bereichen, so bist Du anderen Personen gegenüber ganz klar im Vorteil, sollte es zu einer entsprechenden Krise kommen.

Tatsächlich ist es so, dass Du, wenn Du immer die Prepperphilosophie zugrunde legst und kein Equipment abgenommen bekommst oder verlierst, nie in den Bereich Survival kommen wirst. Zumindest nicht für den Zeitbereich, den Deine Planung abdeckt. Mein geplantes nächstes Buch befasst sich ganz speziell mit Bushcraft- und Survivaltechniken für den Prepper als auch für den Nichtprepper.

Dieses Buch, das Du hier in den Händen hältst, soll Dir als Handbuch für das Überleben in der Wildnis dienen, auch wenn Du bisher mit der Natur oder Touren durch die Natur überhaupt nichts zu tun hattest. Die Natur ist unbarmherzig und gegebenenfalls tödlich, wenn Du Fehler machst. Aber es ist andererseits auch einfach in der Natur zu überleben, wenn Du weißt wie. Dieses Handbuch zeigt Dir, wie Du Fehler vermeiden kannst. In diesem Buch spreche ich von Dir als Prepper. Es spielt keine Rolle ob Du weiblich oder männlich bist, ob Du mit Familienangehörigen oder Freunden und Bekannten unterwegs bist, die Ansprache lautet »Du« und »Du als Prepper«. Du verstehst sicherlich, dass dies weder ab- noch aufwertend gemeint ist.

Dieses Buch baut auf der Tatsache auf, dass Du gezwungen bist – oder Dich zumindest dringend veranlasst siehst – Dein sicheres Heim (SO = sicherer Ort) zu verlassen. Du bist also sehr weit unten in der Bedürfnispyramide angekommen, aber noch nicht ganz unten.

Als verantwortungsvoller Prepper ist es von hoher Wichtigkeit, frühzeitig genug eine Exit-Strategie zu entwickeln. Eine Strategie die es Dir erlaubt, Dein bis dahin sicheres Heim bei möglichst gleichbleibendem Komfort kontrolliert zu verlassen. Hierzu hast Du selbstverständlich Deinen Notfallrucksack fertig gepackt in der Ecke stehen oder einen großen Teil der geplanten Ausrüstung in Depots ausgelagert oder in Deinem Fahrzeug deponiert. Letztendlich verlässt Du mit Deiner Ausrüstung Dein Haus oder Deine Wohnung.

Auf der geplanten Exit-Strategie, der zur Verfügung stehenden Ausrüstung und diesem Buch liegt nun Deine ganze Hoffnung – und das ist jede Menge Hoffnung.

Bei der Formulierung des Titels für dieses Buch habe ich lange mit mir gehadert. Prepper und Flucht passen mit dem im vorliegenden Buch Beschriebenen eigentlich nicht so richtig zusammen. Oftmals wird im Zusammenhang mit dem Verlassen der eigenen vier Wände das Wort »Flucht« verwendet. Ebenso wird auch gerne der dafür einzusetzende Notfallrucksack (BoB) mit »Fluchtrucksack« tituliert. Für einen Prepper ist es in der Regel jedoch keine Flucht, sondern ein kontrolliertes Verlassen des Heims mit anschließenden Aktionen. Eine Flucht erfolgt oft schnell und rennend bis stolpernd und steht in der Regel in Verbindung mit Verfolgern. Diese Art der Fortbewegung ist jedoch von Kontrollverlust geprägt. Ein Prepper bereitet sich auf das Verlassen des Heims vor, um eben NICHT flüchten zu müssen. Flucht ist mit vielen Gefahren und Unabwägbarkeiten verbunden, genau diese Situation vermeidet der Prepper durch korrekte Vorbereitung. Eine Flucht ist nur dann begründet und notwendig, wenn die Vorbereitung auf eine Lage – oder deren Einschätzung – unrealistisch war und die Situation eskaliert ist. Zu einer Flucht gehören auch Verfolger. Glaubst Du wirklich in der Lage zu sein, mit einem 25–40 Kilogramm schweren Rucksack auf dem Rücken entkommen zu können, wenn Dich eine oder gar mehrere gepäcklose, hungrige oder gar aggressive Personen verfolgen? Diese Situation würde sich für Dich sehr schnell zum Desaster entwickeln. Dennoch wird auch das Thema »Flucht« in diesem Buch behandelt, es kann unter bestimmten Umständen jederzeit erforderlich sein, dass Du Dich sofort in den Fluchtmodus begeben musst.

Musst Du Dein Heim verlassen, so ist es wohl das Wichtigste, zuerst einmal eine gute Distanz zwischen Dich und Dein verlorenes Heim oder bestimmte Personen zu bringen. Alle dafür erforderlichen Dinge wie Kleidung, Wasser und Nahrung hast Du in Deinem Gepäck dabei oder außerhalb deponiert, also alles halb so schlimm. Steht Dir ein Fortbewegungsmittel zur Verfügung – umso besser.

Doch Vorsicht – Dein Notfallrucksack ist nicht nur für Dich Gold wert. Auch andere Personen wollen gerne an ihn ran, besser noch – ihn besitzen. Selbst wenn das bedeutet, Dir dafür schweres Leid und fatale Verletzungen beizubringen.

Es ist nicht das Ziel dieses Buches Dir aufzuzeigen, wie Du Dich, nur mit dem Minimalsten ausgerüstet, bis an Dein Lebensende als umherziehender Nomade in freier Natur aufhältst. Als Prepper hast Du in der Regel schon rechtzeitig entschieden, wo Dein Ziel liegen wird. Nur ein dummer Mensch sagt sich »Wenn eine Krise kommt, dann flüchte ich mit meinem Rucksack. Ich kann dann immer noch sehen, wohin ich gehe!« Es geht darum, den Weg durch die Natur bis zu Deinem Ziel mit höchstmöglichem Komfort und sicher zu überleben, um am Ziel angekommen, eine Logistik nutzen zu können oder aufzubauen. Du musst also das Ziel alleine mit Deinen körperlichen Ressourcen, eventuell einem Transportmittel, der mitgenommenen Ausrüstung und speziellen Techniken aus diesem Buch erreichen, und das alles bei möglichst wenig Verlust. Du wirst Entscheidungen treffen müssen, die Du im »normalen« Leben nicht getroffen hättest.

Ein wichtiger Schritt hierfür ist:

Werde misstrauisch und sehr wachsam!

Viele Leute verkennen die Situation. Sie glauben, ohne Kenntnisse der Natur und deren Gesetzmäßigkeiten und mit wenig Ausrüstung lange außerhalb jeglicher Zivilisation überleben zu können. Das ist falsch, total falsch. In diesem Buch findest Du viele Gründe dafür, warum das nicht funktioniert, einen davon im Abschnitt »Die Natur »frisst« Dich!«. Diese Leute sind entweder nach relativ kurzer Zeit – die durchaus bis zu einigen Wochen dauern kann – tot oder sie müssen auf Diebestour gehen. Also zu versuchen, anderen Leuten, die auch fast nichts haben, etwas wegzunehmen. Ist der Leidensdruck groß, so nehmen sie auch schwere Verletzungen oder gar den Tod in Kauf – und dies auf beiden Seiten. Eine weitere Möglichkeit, ums Leben zu kommen.

Danksagung:

An dieser Stelle möchte ich es nicht versäumen, meinen Unterstützern für das Werden dieses Buches zu danken. An erster Stelle meiner Frau Andrea, die meine immer wieder praktizierte Abwesenheit zu tolerieren und kompensieren gewusst und mich dadurch sehr entlastet hat. Dann den vielen tollen Mitarbeitern des Pietsch Verlages, die sich wirklich sehr kümmern und immer um ein positives Miteinander bemüht sind und dies auch umsetzen. Nicht vergessen möchte ich meine Patrons Hans Josef Schunk (Jupp), Michael Krist und Marco Quante. Sie haben mit eigenen Ideen und Anregungen zur Ausgestaltung verschiedener Themen aktiv beigetragen. Auch Thomas Röder, der durch die Schilderung seines selbst miterlebten Hurrikan-Dramas in Florida dabei half zu verstehen, dass eine gute Krisenvorbereitung nicht immer mit Krieg und Weltuntergang zu tun haben muss. Ein besonderer Dank geht auch an die Mitarbeiter der Merian-Gärten in Basel, Schweiz. Sie haben mich auf der Suche nach bestimmten Pflanzen sehr unterstützt.

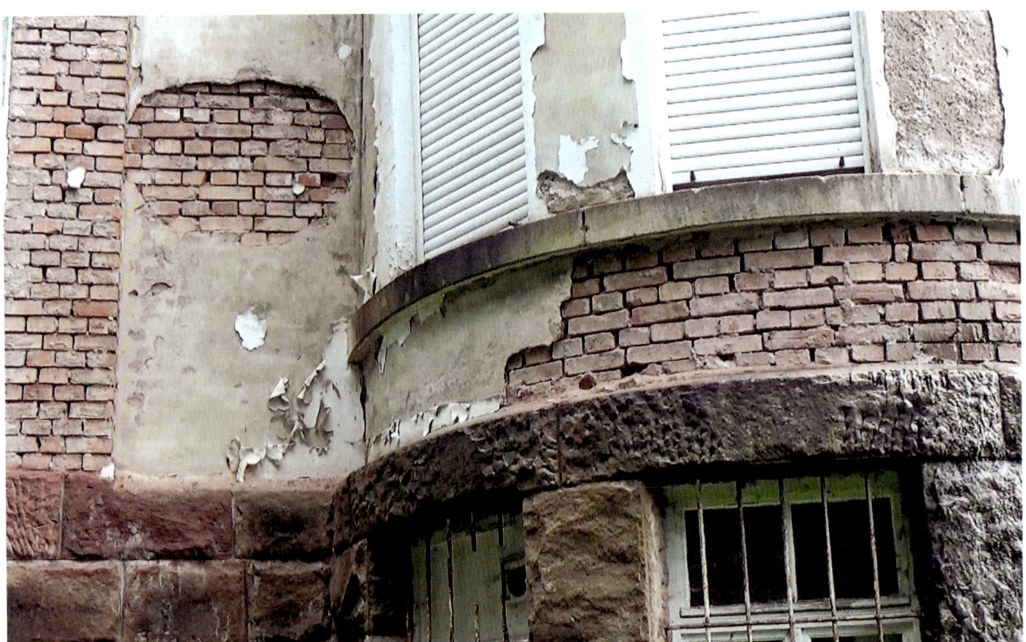

1 WAS IST LOS MIT DER WELT?

Du wirst immer wieder auf Leute stoßen, die sagen »Früher war alles besser, einfacher«, »Die Zeiten werden immer schlimmer«, »Es ist unverantwortlich, in diesen Zeiten Kinder in die Welt zu setzen«, und andere destruktive Dinge. In solchen Fällen sage ich den Betroffenen immer:

»Die Zeiten werden nicht ruhiger und dennoch sind sie nicht so stürmisch wie zuvor.«

1.1 Krisenpyramide Zivil/Konflikt

Jede Krise, ob »Zivil« oder »Konflikt«, bahnt sich durch bestimmte Vorzeichen an. Diese Vorzeichen richtig zu deuten und obendrein auch noch die richtigen Überlegungen dazu anzustellen, ist für viele Leute sehr schwer. Aus diesem Grund möchte ich hier auf zwei verschiedene Krisenpyramiden eingehen. Zuerst einmal muss unterschieden werden, ob sich eine Situation als »Zivil« oder »Konflikt« abzeichnet. Die Unterschiede können gewaltig sein. Eine zivile Krise kann sich aus und gegen die Bevölkerung entwickeln, ohne dass es zu militärischen Spannungen oder gar Krieg mit anderen Ländern kommt. Laut Vorhersagen einiger anerkannter Institutionen werden wir in Deutschland bis im Jahr 2025 in vielen Bereichen (Großstädte) bürgerkriegsähnliche Zustände haben. Einen Vorgeschmack darauf gaben uns bereits einige Ausschreitungen. In jedem einzelnen Fall konnte man eine wahrscheinliche Krise durch die Beachtung der »Krisenpyramide Zivil« rechtzeitig genug vorhersagen.

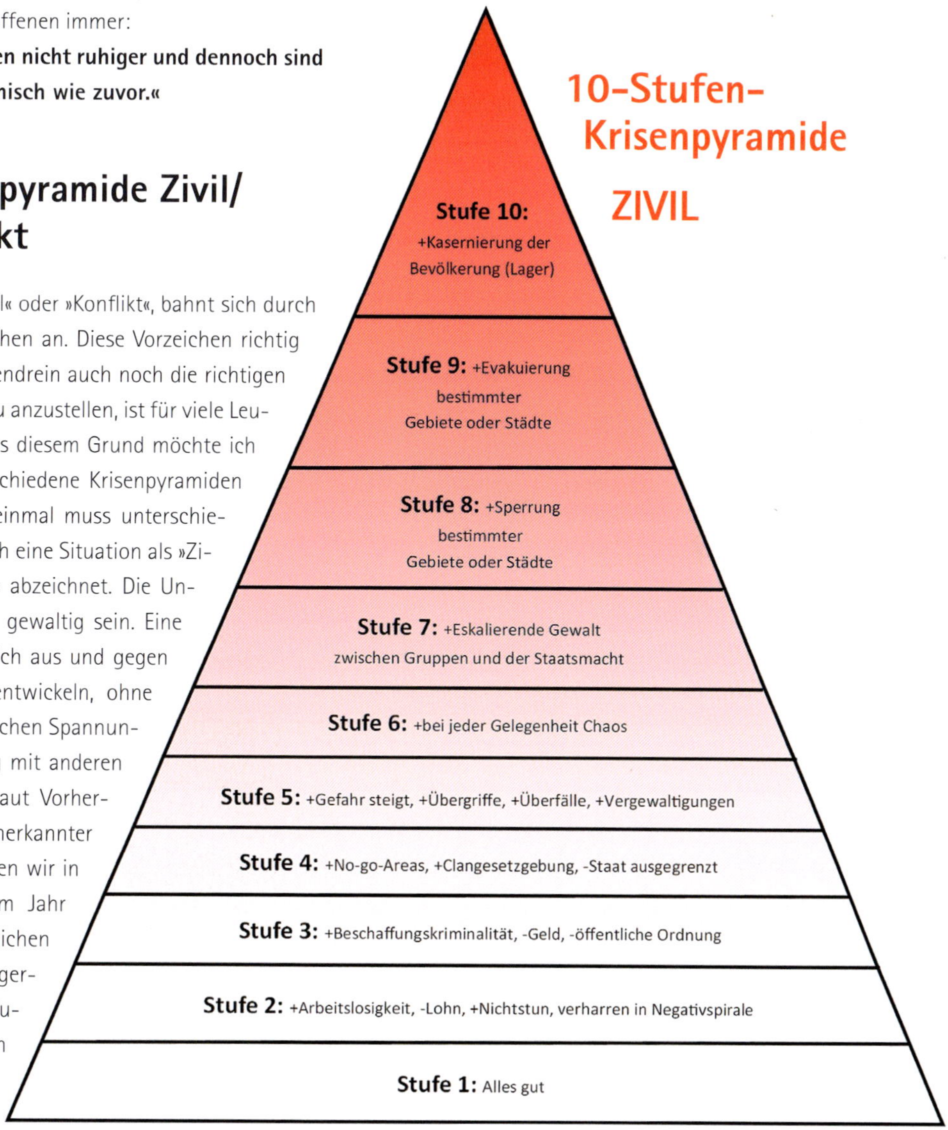

Befindest Du Dich in einer Situation mit zunehmend steigenden Spannungen oder Gewalt, so musst Du selbst entscheiden, ab welcher Stufe der Krisenpyramide Du nicht mehr bereit bist Deinen Standort zu halten.

Allerspätestens ab Stufe 3 der Krisenpyramide-Zivil musst Du damit rechnen, Dein Heim besser gegen Einbrecher zu schützen. Ab Stufe 4 ist zu bewerten, ob sich die Ausprägungen einer No-go-Area unerträglich auf Dich auswirken können. Kommst Du dadurch zum Beispiel mit den Regeln einer streng religiösen Gruppierung in ungewollt engen Kontakt, so überlege gut, ob sich dies nicht negativ auf Dich und Dein familiäres Umfeld auswirken kann. Hoffe nicht auf übergeordnete Kräfte, welche die No-go-Area zu Deinen Gunsten auflösen werden. Der Staat ist in dieser Stufe der Krisenpyramide mit seinen zivilen Ressourcen überfordert und resigniert, immerhin hat er durch die bis dahin ständig steigende Kriminalität alle Hände voll zu tun.

Ab Stufe 5 kannst Du auch von Gewalt gegen Dich und Deine Familie ausgehen, ohne dass Dir direkt jemand zu Hilfe eilen kann/will. Um sich dennoch am bisherigen Standort behaupten zu können sind ausgefeilte und gut trainierte Abwehrtechniken, sowie die strikte Vermeidung bestimmter Gebiete/Situationen (siehe im Buch »Urban Prepper«) einzuhalten.

Ab Stufe 6 kannst Du als harmloser unbeteiligter Passant (oder auch Deine Kinder/Dein Partner) unvorhergesehen in eine blutige Straßenschlacht geraten und diese vielleicht nicht unverletzt oder lebendig verlassen. Die bestehende Gefahr für Leib und Leben ist durch die Staatsmacht nicht mehr abwend- oder regulierbar.

Ab Stufe 7 kannst Du leicht in einen Kampf zwischen randalierenden Gruppen oder mit der Staatsmacht kommen. Bestes Beispiel lieferte der G20 Gipfel in Hamburg. Die Kontrolle der Staatsmacht war nicht mehr vorhanden. Geschäfte wurden geplündert, Scheiben, Fahrzeuge, Interieur etc. sinnlos zerstört und in Brand gesteckt, brennende Straßenbarrikaden aufgebaut, Personen teils schwer verletzt. Hast Du Dich nicht vorher schon aus dem betreffenden Gebiet abgesetzt, so ist

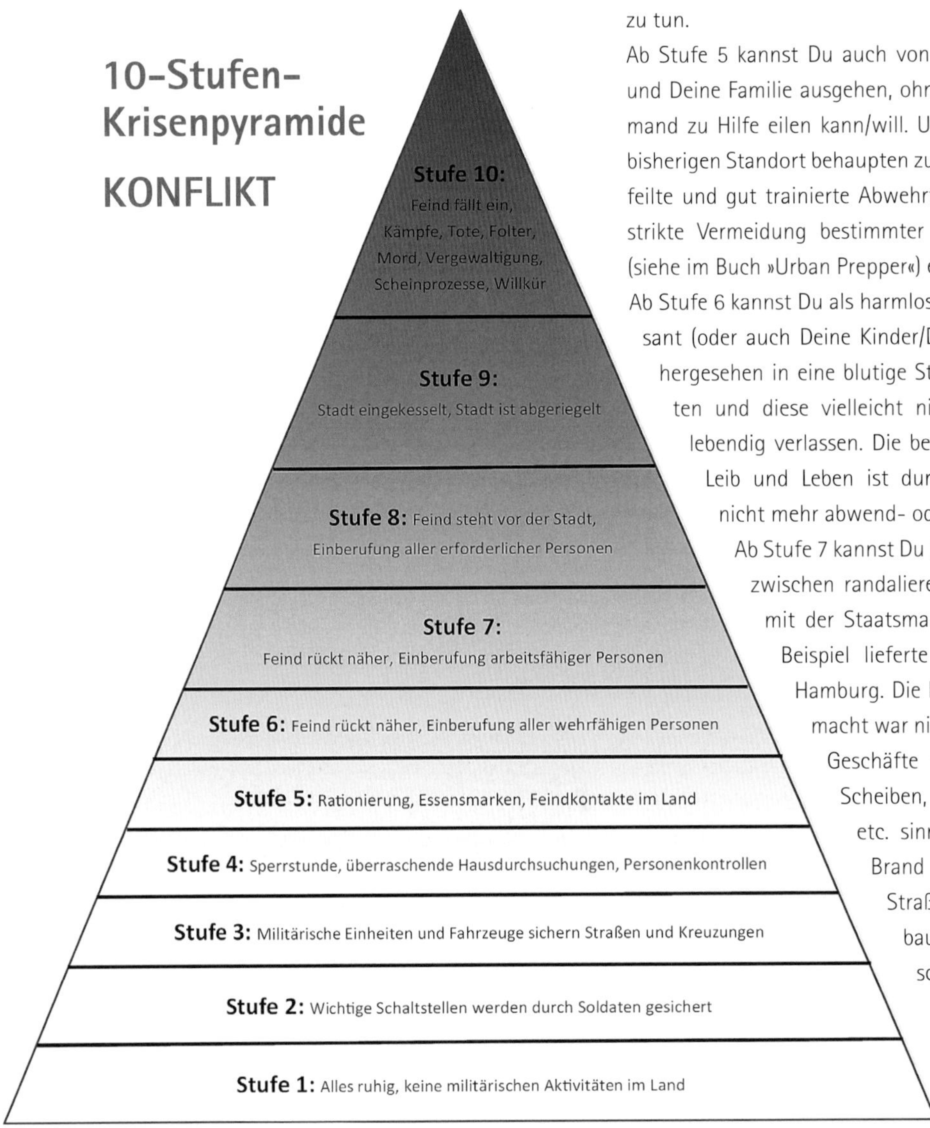

es jetzt höchste Eisenbahn, denn ab der nächsten Stufe der Krisenpyramide kannst Du Deinen Wohnort vielleicht gar nicht mehr verlassen.
Sperrung von Straßenzügen oder ganzer Gebiete und nachfolgende Evakuierung der Bevölkerung sind Situationen, die Du bei aufmerksamer Beobachtung umgehen kannst. Für viele Bürger ist eine Evakuierung und Kasernierung in einem Lager die bessere Lösung, sie haben für solche Situationen nicht vorgesorgt und wären den draußen herrschenden Gewalten hilflos ausgeliefert. Ausgeliefert ist der Unvorbereitete aber in jedem Fall. In einem Lager eingesperrt, ohne Aussicht dieses verlassen zu dürfen, eng mit vielen anderen Personen zusammengepfercht, keinerlei Privatsphäre, von der Versorgung durch Dritte abhängig, keinerlei eigene Entscheidungen mehr treffen können, den Repressalien der Insassen untereinander ausgeliefert ... entscheide selbst ob Du lieber ausgeliefert oder unabhängig bleiben willst.
Wie Du siehst, kann sich eine Krise für Dich aus ganz alltäglichen Situationen bis zum Unerträglichen ausweiten, dies kann auch eine Krise im Bereich des militärischen Konflikts sein. Hier kommt die Gefahr aber nicht aus dem Inneren des Landes, sondern sie entsteht durch die Bedrohung durch eines oder mehrere andere Länder. Die Krisenpyramide für Kriege oder kriegsähnliche Situationen ergibt sich so wie Du in der linken Grafik sehen kannst. Auch hier musst Du selbst entscheiden, ab welcher Eskalationsstufe Du nicht mehr bereit bist die Situation auszusitzen und deinen Standort – vielleicht für immer – zu verlassen. Triffst Du diese Entscheidung zu spät, so kann es das gewesen sein. Bedenke gut, ob es Sinn macht Dein Heim auf Biegen und Brechen besetzt zu halten und nicht zu verlassen.
Vielleicht siehst Du bereits ab Stufe 5 der »Krisenpyramide Konflikt« den dringenden Bedarf die betreffende Umgebung zu verlassen. Die Entscheidung liegt alleine bei Dir. Bist Du einmal zu militärischen Diensten herangezogen worden, so giltst Du beim Verlassen Deines Postens bereits als Vaterlandsverräter und eventuell sogar als Fahnenflüchtiger. Fahnenflüchtige dürfen, sofern das Kriegsrecht ausgerufen wurde, sofort standrechtlich erschossen werden. Das bedeutet, Du wirst aufgegriffen, an die nächste Wand gestellt und erschossen, ohne Gerichtsverfahren und ohne angehört worden zu sein.
Gibt es für Dich einen wichtigen Grund Dein Heim zu verlassen, so bietet Dir dieses Buch die dafür erforderliche Grundlage.

1.2 Hurrikan IRMA (September 2017)

Es braucht manchmal nicht gleich eine überaus große und länderüberspannende Situation, um von jetzt auf gleich in eine mittelschwere bis schwere Krise zu geraten. Thomas Röder, ein Bekannter, den ich durch meine YouTube Videos kennengelernt habe, berichtete, was ihm während eines Floridaurlaubs mit seiner Familie passiert ist. Die hier eingefügten Bilder sind von Thomas selbst gemacht. Die Schilderung erfolgt größtenteils in Thomas' Worten, manche Teile wurden etwas gekürzt:

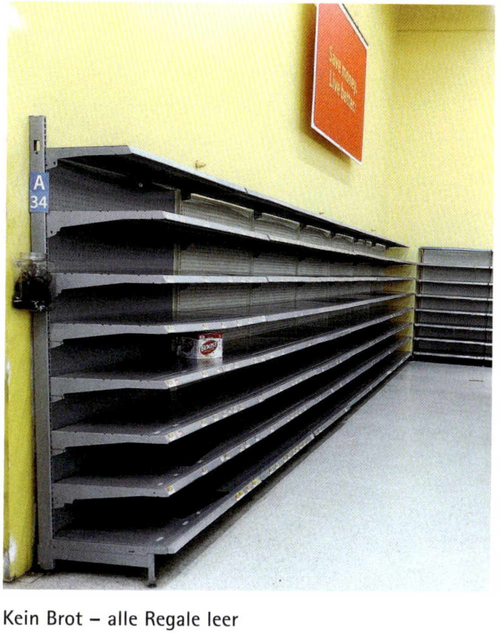

Kein Brot – alle Regale leer

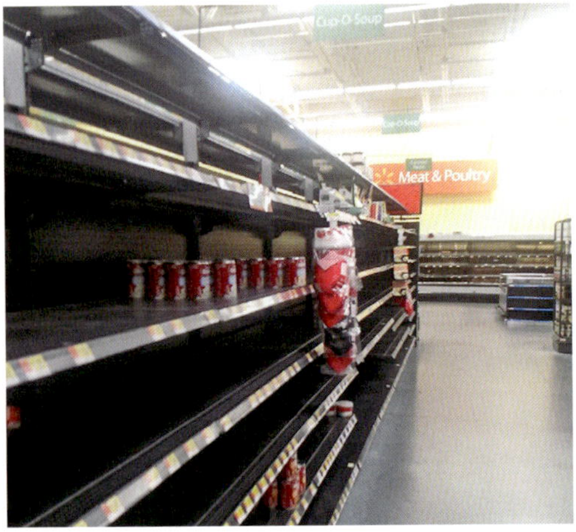

IRMA hat die Konservenregale geleert.

»Eine Erfahrung, die ich schon öfters gemacht habe ist, dass man leicht belächelt wird, wenn man das Thema Preppen im Freundes- oder Familienkreis anspricht. Ich kann die genannten Gegenargumente zum Teil auch nachvollziehen. Es gibt heute kaum noch extreme Situationen, die Vorbereitungen »rechtfertigen« würden. Wir leben in Europa in einer sehr ruhigen Phase. Wie lang dauert heutzutage ein Stromausfall? Alle paar Jahre vielleicht 1–2 Stunden? Kaum der Rede wert. Essen und Trinken bekomme ich jeden Tag 24/7 zu kaufen. Medikamente sind ebenso rund um die Uhr erhältlich. Ich kann sogar zu jeder Uhrzeit alles rund um den Globus bestellen. Versorgung ist kein Thema...

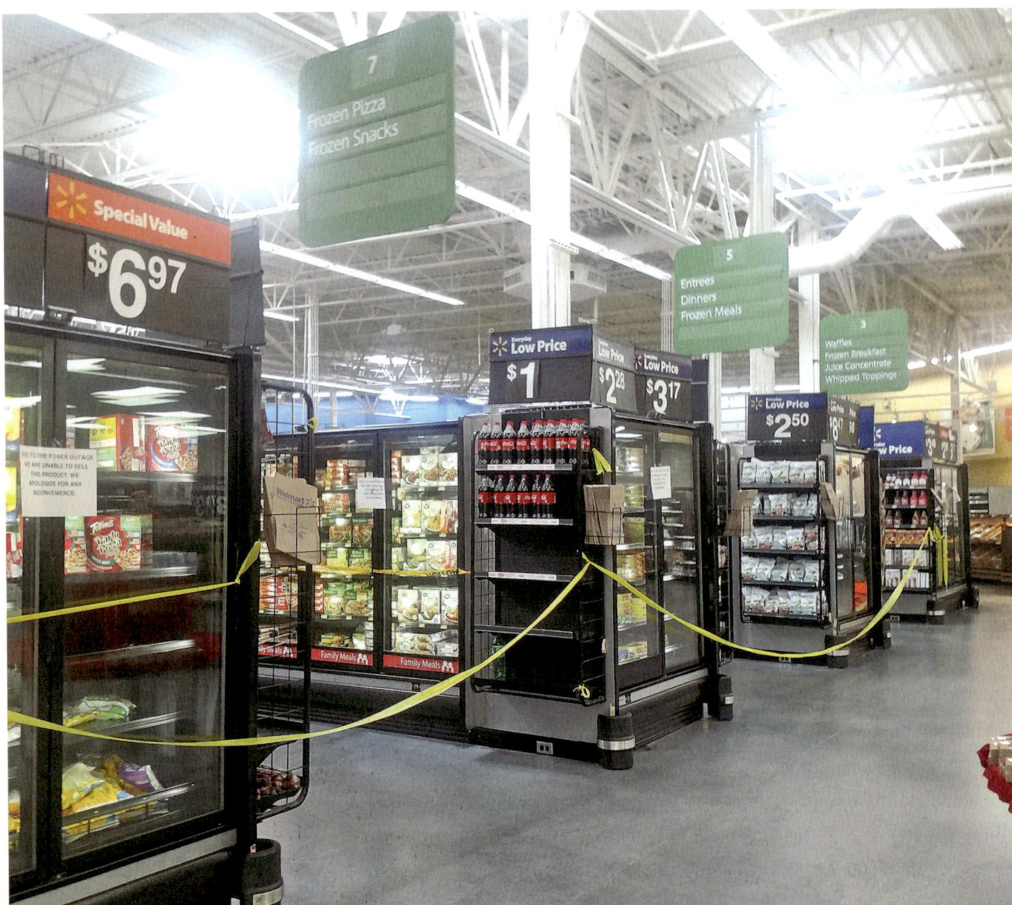

Nach IRMA waren alle Kühlbereiche gesperrt, kein Strom = kein Verkauf

Für meine Familie hatte ich bislang nur das Nötigste vorbereitet: Wir haben zu Hause an unserem Wohnort zwei Kochmöglichkeiten die ohne Strom funktionieren (Gasgrill und Trangia Kocher), dazu Treibstoff für mind. 3–4 Wochen. Da wir auch mit Holz heizen können, haben wir ein Failback im Winter, falls die Heizung nicht mehr funktionieren sollte. Für einen Winter lang würde das Holz reichen. Wasser und Essen würde max. für zwei bis drei Wochen reichen. Also alles recht simpel.

Was meiner Einstellung zu dem Thema Preppen nun einen komplett anderen Drive gab war IRMA. Wir waren bis zum 15.09.2017 in Florida, genauer gesagt in Lehigh Acres, also mitten im Zentrum des Hurrikangebiets. Wir haben dadurch die ganze Entwicklung mitbekommen. Für uns als Familie (vier Erwachsene und zwei Kinder) war es der erste Hurrikan und das erste Mal, dass man richtig spürt was es heißt, wenn es plötzlich die einfachsten Grundnahrungsmittel nicht mehr zu kaufen gibt. Wenn man den »American Way of Life« ein bisschen kennt und die durch die Amerikaner gelebte Konsumfreude, dann aber plötzlich feststellen muss, dass es Wasser – einfach nur Wasser – nicht mehr zu kaufen gibt, dass kein Brot mehr in den Regalen liegt, kann man es zuerst gar nicht glauben. Wir befinden uns doch schließlich in den USA, wo man rund um die Uhr alles kaufen kann. Es ist einfach unglaublich, dass es sogar in diesem Land auch ohne Krise und nur wegen eines Wetterumstandes zum Wassernotstand kommen kann.

Also zum Ablauf: Vieles war bereits am Montagabend, den 04.09.2017, ausverkauft, obwohl der Hurrikan erst am 10.09.2017 (Sonntagmorgen) voll zugeschlagen hat. Wir haben vom Hurrikan erst am Montag spät abends erfahren und hatten dadurch wertvolle Zeit verloren.

Wir konnten aber im Laufe der Woche mit Glück und etwas Hartnäckigkeit doch noch genug Wasser und Nahrungsmittel besorgen, bevor das Wetterdesaster richtig losging. Dies war natürlich mit viel Zeit und Aufwand verbunden und auch nur möglich, weil wir vorsorglich genug Benzin im Tank hatten. Benzin wurde jedoch im Laufe der Woche ebenfalls zur absoluten Mangelware – und das in den USA, wo ohne Auto absolut nichts geht. Wir haben erlebt wie in der Stadt fast alle Tankstellen plötzlich geschlossen waren und sich riesige Schlangen vor den letzten offenen Zapfsäulen bildeten. Ohne Benzin verliert man mehr und mehr auch die Möglichkeit sich und seine Liebsten weiter weg zu bringen.

IRMAs Route wurde noch Mitte der Woche in den amerikanischen Medien bei Miami, also auf die Ostküste treffend prognostiziert, das sollte uns eigentlich beruhigen. Die EU-Wettermodelle prognostizierten hingehen die Westküste als möglichen Landgang. Wir hielten uns vorsichtshalber an die EU-Wettervorhersage, was sich im Nachhinein als gut herausgestellt hat. Dank einiger Tipps im Internet konnten wir uns ausreichend vorbereiten (Badewanne volllaufen lassen, Gefrierschrank mit vollen Wasserflaschen auffüllen, genügend Batterien und Lampen vorhalten, sicheren Raum bestimmen, Spielzeug für die Kinder als Überraschung. Erst 2–3 Tage später schwenkten die USA-Wettermodelle um und nannten nun auch die Westküste für den Landgang. Wir hätten wertvolle Zeit verloren, wenn wir uns auf die US-Medien verlassen hätten.

Wer jetzt auf die Idee kommen würde, man könne nach dem Sturm gleich wieder Wasser oder Essen kaufen, der irrt sich gewaltig. Es gab im ganzen Gebiet keinen Strom. Kein Strom bedeutet, keine Tankstellen, kein Supermarkt. Wir gingen vorsichtshalber erst nach Tagen wieder raus und fuhren dann sofort Richtung Tampa. Dort waren die Schäden geringer, wir wollten in einem ruhigeren Umfeld die restliche Zeit bis zu unserer Heimreise nutzen. Auf dem halben Weg Richtung Tampa gab es zwar wieder Benzin, aber das Leitungswasser blieb wegen Seuchengefahr und Verunreinigungen weiterhin gesperrt. Das hieß, wir konnten nur süße Softgetränke in Dosen kaufen. Ohne Leitungswasser konnte aber auch kein Restaurant oder Imbiss betrieben werden, alle waren geschlossen. Bis zu unserer Abreise am 15.09. gab es immer noch keinen Strom im Ferienhaus, in dem wir unseren Urlaub ursprünglich verbrachten.

Viele Punkte die wir in Florida erlebt haben, haben mich bestärkt eine bessere Vorsorge zu treffen. Gerade die Themen Wasser, Essen und Treibstoff möchte ich besser ausbauen.«

Thomas und seine Familie haben dieses Drama überstanden. Thomas hatte sich schon länger mit dem Preppen auseinandergesetzt und wusste, dass er spätestens jetzt aktiv werden muss und wusste auch, von wo er sich schnell Informationen holen kann. Es geht mir persönlich jetzt nicht um die Bewertung einer Situation oder der getroffenen Entscheidungen. Ich möchte mit diesem Beispiel lediglich aufzeigen, wie auch heutzutage in unserer scheinbaren V-V-Z (Vollversorgungszeit) schnell die »heile Welt« ein- und das reine Chaos losbrechen kann.

1.3 Vulkanausbruch am Vesuv

Schauen wir uns doch einfach mal eine mögliche Situation an, die mit Krieg oder Invasion überhaupt nichts zu tun hat und trotzdem eine reale Gefahr darstellt.

Es gibt weltweit einige sogenannte Supervulkane. Die Vulkanforschung arbeitet mit Hochdruck, kann aber dennoch – real betrachtet – überhaupt nichts gegen die Auswirkungen eines entsprechenden Ausbruchs unternehmen.

Als Beispiel ist der Vesuv zu nennen. Hier einige Daten die nachdenklich machen sollten:

- gefährlichster Vulkan in Europa, in der Nähe von Neapel
- vor 39.000 Jahren war die letzte Supereruption
- regt sich wieder stärker, eine erneute Supereruption wird erwartet
- seit den 1970ern hebt und senkt sich die Erde um einige Meter
- die riesige Magmakammer ist gefüllt
- durch die Phlegräischen Felder (Gebiet mit hoher vulkanischer Aktivität, 20 km westlich des Vesuvs, mit einer Ausdehnung von mehr als 150 km^2) handelt es sich hier um einen Supervulkan
- die Caldera des Vulkans hat 13 Kilometer Durchmesser

Bei einem Ausbruch:

- ergießen sich pyroklastische Ströme mit bis zu 300 km/h ins Tal
- Schießen 500 °C heiße Wolken aus Gas und pulverisiertem Gestein in den Himmel
- wird ein Gebiet von über 30.000 Quadratkilometer betroffen sein
- wird ein riesigen Krater entstehen
- wird ein Ascheregen ganz Europa überdecken
- herrscht ein nuklearer Winter
  - Ascheteilchen in der obersten Atmosphärenschicht blockieren das Sonnenlicht
  - die Erde kühlt stärker ab als in der kleinen Eiszeit
  - die Landwirtschaft wird weltweit beeinträchtigt
  - die Lebensmittelpreise steigen rasant
  - der Preis für Vieh verfällt, Futtermangel führt zu Massenschlachtungen – Folge: es gibt kein Fleisch mehr
  - in weiten Teilen der Erde bedeutet dies das Ende der Zivilisation
  - weltweit verhungern mindestens eine Milliarde Menschen
- ergießen sich Flüchtlingsströme über das restliche Europa
  - in der roten Zone um den Vulkan leben 700.000 Menschen
  - insgesamt sind über 3 Millionen Menschen direkt betroffen
- schwimmt ausgeworfener Bimsstein im Mittelmeer und legt die Schifffahrt lahm
- kommt der Flugverkehr für längere Zeit zum Erliegen
- sind die Strom- und Wasserversorgung bedroht

Ein erschreckendes Szenario – ja, aber realistisch.

2 SURVIVALKENNTNISSE UND -FERTIGKEITEN

Es ist grundsätzlich von Vorteil, wenn man über Kenntnisse und Fertigkeiten des Überlebens in der Natur verfügt. Dennoch ist es nicht erforderlich, dass Du diese unbedingt und zwangsläufig haben musst. Deine Ausrüstung ist so umfangreich, dass Survivalfertigkeiten normalerweise nicht erforderlich sind. Alle wichtigen Ausrüstungsteile sind in mindestens zweifacher Ausführung vorhanden. Selbst wenn Du also ein Teil verlieren solltest, hast Du immer noch mindestens ein weiteres als Ersatz zur Hand. Feuerzeuge und Streichhölzer befinden sich viele in Deiner Ausrüstung und einen Unterstand oder ein Bett aus Naturmaterialien musst Du Dir auch nicht zwangsläufig bauen. Solltest Du jedoch Teile oder gar große Teile Deiner Ausrüstung verlieren oder abgenommen bekommen, ist schnelles Handeln gefragt. Ebenso musst Du wissen wie Du an Nahrung kommen kannst, wenn Deine eigenen Vorräte aufgebraucht sind – und das sind sie irgendwann.

Was Dir aber in jedem Fall einen guten Einblick geben kann, sind diverse Bushcraftabenteuer inklusive Freiland-Übernachtungen im Vorfeld. Solche Touren sind auch bestens geeignet, um Deine Ausrüstung auf Tauglichkeit zu testen, lange bevor Du sie einsetzen musst. Jedoch gilt auch hier: Zwangsläufig müssen auch diese Touren nicht sein. Bist Du in der Regel eher der Homeprepper und möchtest nur im Fall der Vertreibung für den Naturaufenthalt gewappnet sein so hilft Dir dieses Buch, Dein Ziel sicher zu erreichen. Fertigkeiten oder Teilfertigkeiten aus den Bereichen Survival und Bushcraft werden im erwähnten Buch ausführlich aufgezeigt. In diesem Buch, welches Du gerade liest, geht es darum wie Du Dich mit Deiner Ausrüstung ganz prima in der freien Natur aufhalten kannst, auch für einen sehr langen Zeitraum (Natur-BoB).

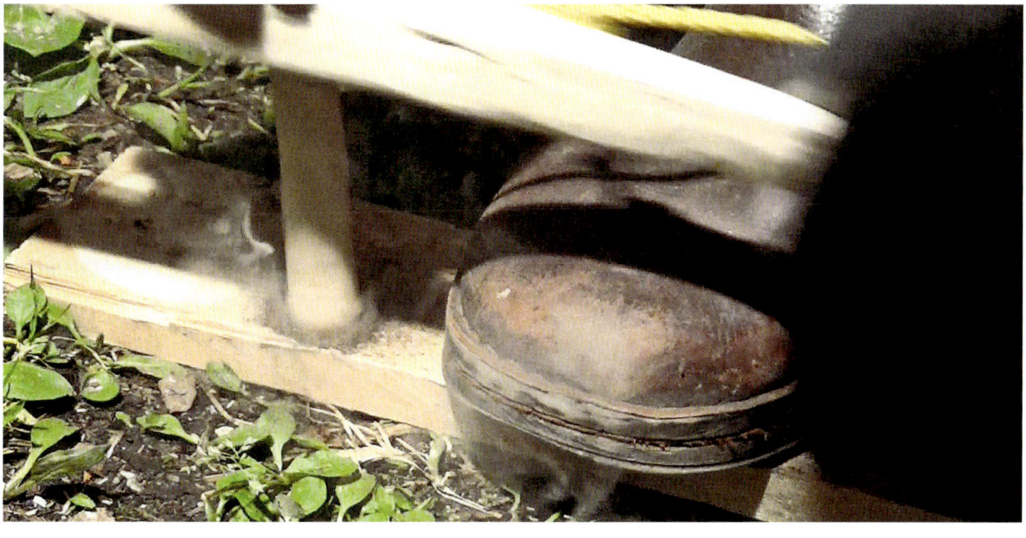

Feuerbohren, eine archaische Methode

3 BEWAFFNUNG

Schusswaffen sind für den Prepper eigentlich viel zu laut, sie ziehen die Aufmerksamkeit aller Personen im Umkreis vieler Kilometer auf sich, wenn sie abgefeuert werden. Möchtest Du aber dennoch gerne Schusswaffen einsetzen, so beachte deren Einsatzmöglichkeiten, die unter Umständen sehr begrenzt sind. Ein wichtiger Aspekt bei der Entscheidung ist das richtige Kaliber, die Patronen sollten dem Zweck entsprechen. Gehörst Du nicht gerade zum reichen Teil der Bevölkerung, so spielt der Preis der einzelnen Patrone eine nicht ganz unwichtige Rolle, auch die Verfügbarkeit von Munition ist ein wichtiger Punkt. Die erste Frage die Du Dir stellen solltest ist, »Was will ich mit einer Waffe erreichen?«.

Um Kleintiere bis Hasen zu erlegen, kannst Du auch ein Luftgewehr mit Kaliber 4,5 oder 5 mm verwenden, die Geräuschentwicklung hält sich hier in Grenzen. Für etwas größere Tiere sind aber schon größere Kaliber erforderlich, denn je größer das Tier umso effektiver muss die Munition sein. Schusswaffen unterliegen in Deutschland, wie in vielen anderen Ländern auch, dem entsprechenden Waffengesetz und dürfen sich nicht ohne Genehmigung in Deinem Besitz befinden und schon gar nicht in der Öffentlichkeit getragen werden (Ausnahmen: Jäger etc.). Alle ab hier genannten Schusswaffen unterliegen in vielen Ländern einer behördlichen Genehmigung. Eine sehr breit und universell taugliche Waffe ist ein Kleinkaliber mit 22LR Munition. Kleinkaliberwaffen gibt es sowohl in Gewehr- als auch in Pistolen- oder Revolverform. Obwohl eine solche Waffe ein sogenanntes Kleinkaliber darstellt, kann mit ihr großer Schaden angerichtet werden. Je nachdem wo Du triffst, kann die 22LR Kugel für einen Menschen tödlich sein. Ein großer Vorteil einer 22LR-Waffe ist die deutlich geringere Geräuschentwicklung, gegenüber großkalibrigen Waffen.

Alle Waffen oberhalb von 22LR sind zwar potenziell tödlich, verursachen aber weithin hörbaren Krach, außer Du verwendest einen Schalldämpfer. Schalldämpfer sind in vielen Ländern (auch Deutschland, Schweiz und Österreich) verboten oder nur mit spezieller Genehmigung erlaubt, sofern diese für Schusswaffen eingesetzt werden. Schalldämpfer für Luftgewehre sind hingegen erlaubnisfrei zu erwerben und zu verwenden.

Nach Distanzen abgestuft, käme für den Prepper als erstes eine recht wirkungsvolle und unproblematische Pistole mit 9 mm Luger Munition in Frage. Sie ist kaum zu schlagen, was Wirkung und Effizienz angeht. Darauf aufbauend ist für kurze Distanzen bis 15 Meter eine Schrotflinte mit 12 Gauge Munition die richtige Waffe. Sägst Du den Lauf der Flinte zudem noch ab, so verkürzt sich zwar die Wirkdistanz, dafür ist der Streukreis aber umso größer. Das bedeutet: Den Lauf ungefähr in die Richtung halten, abdrücken und treffen, das passt immer. Diese Waffe kann bei mehr als nur einer Person gleichzeitig Schaden anrichten. Obendrein können die Patronenkartuschen selbst modifiziert und an die Gegebenheiten angepasst werden. Auch bereits verschossene Patronenhülsen kann der Prepper wieder laden und weiterverwenden. Um auf Distanzen bis etwa 500 Meter zielgenau schießen und treffen zu können, käme ein Gewehr mit 7,62 × 54R Munition oder ein AR 15 Gewehr mit 223 Remington Patronen (militärisch 5,56 × 45), wegen seiner Schnellschussmöglichkeit, in Frage.

Sollte ich mich also tatsächlich für Schusswaffen entscheiden, so würde meine Wahl auf drei Waffen fallen: Pistole, Schrotflinte und 7,62er (oder AR 15) Gewehr, um alle Bereiche abdecken zu können. Pistole um kurze Distanzen abzudecken (Mannschutz), Schrotflinte für die Campsicherung und 7,62er/AR 15 Gewehr für den Späher oder im Ausguck.

Um fast völlig geräuschlos und hocheffizient agieren zu können, sind meiner Meinung nach aber Armbrust und Bogen die idealen Waffen für den Prepper auf der Flucht. Obendrein werden Armbrust und Bogen als Sportgeräte angesehen und unterliegen keiner behördlichen Genehmigung, sofern Du 18 Jahre oder älter bist.

4 GRUPPE ODER SOLO

Egal ob Du Dich nur für eine kurze Zeit in freier Natur aufhältst bis Du Dein Ziel erreicht hast, oder ob Du Dich außerhalb Deiner Wohnung für längere Zeit einrichten möchtest, eine in jedem Fall eindeutig zu gebende Antwort – ob lieber in der Gruppe oder eher Solo – gibt es nicht. Hier kommt es immer auf die Person an, also ganz speziell auf Dich. Bist Du auch ansonsten in Deinem Leben eher der »Einzelkämpfer« so wirst Du in einer Gruppe mit hoher Wahrscheinlichkeit nicht sehr glücklich, schon gar nicht wenn Du Dich unterordnen musst. Die Wahrscheinlichkeit, dass Du Dich unterordnen musst, ist jedoch sehr groß, denn eine Gruppe kann niemals erfolgreich agieren, wenn sie keinen Anführer hat. Die Eigenschaft »Führung« ist aber in der Regel beim Einzelkämpfer nur schwach bis gar nicht ausgeprägt. Führung bedeutet auch Meinungen der anderen Mitglieder anzuhören und in die Planung mit einfließen zu lassen, oder bei Bedarf zu ignorieren. Der Anführer muss Entscheidungen immer zum Wohl der ganzen Gruppe oder dem größten Teil dieser treffen. Ein Anführer wird in der Gruppe auch angegriffen und muss sich der Kritik der Gruppe oder Einzelner stellen. Einzelkämpfer kommen mit Kritik an ihren Entscheidungen nicht so gut klar, sonst wären sie keine Einzelkämpfer. Überlege also gut, ob Du Dich bei der nächsten sich bietenden Gelegenheit in eine Gruppe integrieren möchtest oder lieber nicht.

4.1 Gruppe

Eine Gruppe bietet viele Vorteile für jedes einzelne Gruppenmitglied. Eine Gruppe ist deutlich wehrhafter und abschreckender als eine Einzelperson oder ein Pärchen. Wachaufgaben können sehr gut unter allen Mitliedern aufgeteilt werden. Du alleine kannst nicht jede Nacht durchgehend an Deinem Camp Wache halten und tagsüber marschieren. Die Krankheits- und Wundversorgung funktioniert in einer Gruppe bei Weitem besser als bei einem Pärchen. Ein gewisses Gebiet ist durch eine Gruppe wesentlich schneller und effektiver erkundet, Material ist schneller und in größeren Mengen organisiert. Schutzbauten sind durch viele helfende Hände schnell errichtet. Ist eine Person krank, so fällt nicht automatisch die ganze Gruppe aus, sämtliche erforderlichen Dinge und Aufgaben werden trotzdem weiter verrichtet. Jede Person hat ganz besondere Stärken und kann diese in der Gruppe einbringen. Das macht eine Gruppe deutlich stärker als lediglich die Summe ihrer Mitglieder. In einer Gruppe kann es aber auch durch lang anhaltenden Stress oder Langeweile zu Unzufriedenheit und Kämpfen kommen. Zudem kann in der Gruppe schnell hierarchisches Kompetenzgerangel entstehen. Willst Du Dich in eine Gruppe integrieren, so sorge umgehend dafür, dass ein Anführer eingesetzt wird, sofern es noch keinen gibt. Eine Gruppe ohne Anführer ist wie eine führungslose Schafherde, die beim kleinsten Problem wild und kopflos durcheinander rennt. Entscheidet sich die Gruppe gegen die Ernennung eines Anführers, so bist Du gut beraten Dich dieser Gruppe nicht anzuschließen oder diese schnellstens zu verlassen. Eine führerlose Gruppe stellt eine viel zu unkontrollierbare Gefahr für jeden Einzelnen und somit auch für Dich dar.

Die ideale Fluchtgruppe

Bist Du momentan alleine, möchtest aber gerne mit anderen zusammen eine Fluchtgruppe bilden, so achte genau auf die Person, welche Du ins Team nehmen willst. Du wirst oft erleben, dass Dein Gegenüber einfach nur Angst davor hat, sich alleine durchschlagen und wehren zu müssen. Er verspricht Dir das Blaue vom Himmel, nur um nicht mehr alleine sein zu müssen. Aber genau diese Person kann Dich im Endeffekt extrem gefährden oder zumindest in Schwierigkeiten bringen.

Überlege Dir genau, mit wem Du unterwegs sein möchtest. Jede mitgenommene Person bedeutet unter Umständen auch einen höheren Verbrauch an Material, Essensvorräten und Aufmerksamkeit. Du erlebst es auch heute in der ganz normalen Welt, wie viele Personen Deiner Meinung nach eigentlich unfähig sind, ihr Leben selbst zu organisieren. Warum sollen diese Personen mit einem Mal anders sein, nur weil jetzt eine umfassende Krise herrscht? Sei vorsichtig in der Auswahl Deiner Gruppenmitglieder. Kläre zuerst was die Person im Stande ist beizutragen, das Geschlecht spielt dabei nicht die geringste Rolle. Addiere die Fertigkeiten und Fähigkeiten der Person zu Deiner hinzu und beurteile, ob sich dies positiv auf die geplante Gruppenbildung auswirkt oder nicht. Kommst Du zu keinem befriedigenden »Plus-Ergebnis«, so verzichte auf die weitere Gesellschaft der betroffenen Person. Bist Du zum Beispiel auf Kampf aus, so nutzt es der Gruppenbildung zuerst einmal nicht das Geringste, wenn die Person gut kochen kann, Du brauchst mehr Kampfpower. Musst Du auf Teufel komm raus Plünderungen durchführen, so sind Gruppenteilnehmer, die sich auf einem sehr hohen moralischen Level befinden, mehr als hinderlich. Für eine Krisengruppe steht in der Regel nicht Kampf an oberster Stelle, sondern Überleben, Ressourcen aufbauen und erschließen sowie die einzelnen Gruppenmitglieder zu entlasten und zu stärken.

Du brauchst in Deiner Gruppe also:

1. Pflanzenkundige, um schnell und unkompliziert aus der Natur Nahrungsressourcen zu erschließen und Heilpflanzen zuordnen zu können, Krankheiten und Verletzungen sind abzusehen.
2. Handwerker, um Sachen zu bauen oder Kaputtes zu reparieren
3. Fährtenleser, um Spuren von Lebewesen sicher zu lokalisieren; zum einen um Bewegungen von möglichen Angreifern abzusehen und zum anderen um Tiere aufzuspüren
4. Jäger/Fischer/Angler/Fallenbauer, um an tierisches Eiweiß zu gelangen und erlegte Tiere zu verarbeiten und haltbar zu machen
5. Bauern, um Lebensmittel selbst zu erzeugen – das kann in einer globalen Krise lebenserhaltend sein
6. Köche, um für das leibliche Wohl zu sorgen – das ist ein sehr wichtiger psychologischer Faktor
7. Pflegekräfte, um Verletzungen und Krankheiten behandeln zu können
8. einen Vertreter, wenn Du nicht da bist
9. Kämpfer/Soldaten, um der Gruppe Sicherheit zu geben

Der Punkt Kämpfer/Soldaten ist nicht versehentlich an letzter Stelle gelandet. Wie ich schon geschildert habe, brauchst Du um in einen Kampf zu ziehen Kämpfer, aber alles was Du zuerst einmal brauchst sind keine Kämpfe, sondern Ruhe und Stabilität. Dennoch ist es jederzeit möglich, dass Du und Deine Gruppe von bösen Gestalten angegriffen werdet. In dem Fall brauchst Du Kämpfer, die auch in der Lage sind, alles zu geben, selbst wenn es das Leben des oder der Angreifer kosten sollte.
Das Leben ist kein Wunschkonzert und findet nicht am Filmset statt. Kannst Du die Personen mit den geeigneten Fertigkeiten/Fähigkeiten aussuchen, so besteht die ideale Fluchtgruppe aus etwa 20 Personen. 20 Personen bedeuten aber auch viele Menschen auf kleinem Raum, viele Münder, die mit Nahrung und Getränken versorgt werden müssen, viele Krankheiten und Verletzungen, die es zu versorgen gilt und viel Lärm der im Lager und unterwegs entstehen kann.

Die ideale Fluchtgruppe besteht im Einzelnen aus:

1. Anführer
2. Stellvertreter (kann evtl. auch aus den anderen – nicht kämpfenden – Gruppenmitgliedern gestellt werden)
3. zwei Fährtensucher und Jäger
4. zwei Köche
5. zwei Personen für Logistik und Krankenpflege, sie sind auch verantwortlich für Lagerorganisation, Lagerhygiene, Materialkontrolle, Beschaffungsaufträge
6. zwei Kundschafter, sie sind für die Vorauserkundung auf dem Marsch und für Material- und Ressourcenbeschaffung zuständig

7. zwei Bauern
8. zwei Handwerker
9. zwei Heilkundige mit umfangreichem Pflanzenwissen (Kranken-, Verwundetenversorgung)
10. vier Kämpfer/Soldaten, sie sorgen für die Lagersicherheit und die Sicherheit der Gruppe auf dem Marsch, weiterhin sichern sie die Kundschafter auf ihren Touren ab

Je mehr sich die Zusammensetzung Deiner Fluchtgruppe vom Ideal entfernt, umso unsicherer und instabiler wird das ganze Unternehmen. Selbstverständlich reicht zum Beispiel auch ein Heilkundiger mit Kocherfahrung, um Kranke und Verletzte zu versorgen und das Essen für alle Gruppenmitglieder zu kochen. Fällt dieser jedoch aus, so sind die Bereiche Pflanzenwissen, Krankenversorgung, Verwundetenversorgung und Kochen zu 100% vakant.

Anführer

Es gibt zwei mögliche Wege, um Anführer einer Gruppe zu werden. Entweder Du ernennst Dich gleich selbst dazu, falls die anderen Gruppenmitglieder schwächer sind, oder es findet eine demokratische Wahl statt. Die Selbsternennung ist die schwächste Art, den Posten als Anführer zu erlangen und dieser kann Dir durch Machtkampf, Denunziantentum, Mobbing, Negativstimmung oder Hinterhalt sehr leicht wieder abgenommen werden. Sicherer und stabiler ist der von der Gruppe gewählte Anführer. Der gewählte Anführer kann auch nur durch die Gruppe wieder abgewählt werden. Solltest Du Dich als Anführer zur Verfügung stellen und gewählt werden, so mache Dir Gedanken über die täglich zu bewältigenden Aufgaben. Verteile diese vom Aufwand her gerecht auf alle Gruppenmitglieder. Lasse die verschiedenen Aufgabenbereiche unter Deinen Gruppenmitgliedern wechseln, sofern die entsprechenden Fähigkeiten vorhanden sind.
Sorge in jedem Fall dafür, dass jedes Mitglied nicht überfordert, aber dennoch ausreichend gefordert wird. Führe möglichst eine gewisse Rotation für unangenehme Aufgaben ein, bei der Du Dich natürlich nicht ausnimmst. Setze niemals das Signal »Ich brauche das nicht zu machen denn ich bin der Anführer!« oder »Ich als Anführer bekomme das meiste und als erster!«. Lass keine zu lang anhaltende, allgemeine Langeweile aufkommen, baue aber für alle ausreichend Ruhemöglichkeiten ein. Im Lager kann es unter den verschiedenen Gruppenmitgliedern leicht zum Streit wegen Nichtigkeiten kommen, vor allem wenn Stresslevel, Kompetenzneid oder Langeweile zu ausgeprägt sind. Hilf jedem Mitglied dabei, sein Gesicht vor der Gruppe nicht zu verlieren oder wieder zu erhalten, gebrochene Seelen bringen die Gruppe in keinem Fall weiter. Sorge bei Streitigkeiten unter den Gruppenmitgliedern dafür, dass die Kontrahenten für eine gewisse Zeit räumlich voneinander getrennt sind, dann beruhigen sich die Gemüter meist von selbst wieder. Bei einem Lagerkoller können Dir Menschen ein Gesicht zeigen, was Du ansonsten so nicht zu sehen bekommst. Dieses »Gesicht« ist bei den betroffenen Menschen zwar immer vorhanden, sie halten es aber im Sinn der Gemeinschaft die längste Zeit unter Kontrolle.
Die Aufgaben des Anführers sind mannigfaltig. Je nach Gruppengröße ist es sinnvoll zwei oder drei Stellvertreter zu benennen und einige Führungsaufgaben an diese zu delegieren.
Als Anführer musst Du nicht alles wissen oder können, vorbildlich handeln und agieren musst Du hingegen schon. Du hast in der Gruppe vielleicht Mitglieder mit speziellen Kenntnissen und Fertigkeiten, bediene Dich derer. Lebe eine positive, aktive Aura vor, motiviere durch Dein Verhalten jeden Tag aufs Neue. Gehe vorbildlich an Aufgaben heran und halte Dich nicht von allen Tätigkeiten zurück. Kannst Du zum Beispiel nicht schießen, hast aber Gruppenmitglieder dabei die im Schießen ausgebildet sind, so delegiere entsprechende Aufgaben an sie. Für Dich als Führer ist es wichtig ZU TUN, nicht nichts zu tun.
Die Sicherheit der Gruppe steht an oberster Stelle für Dich. An zweiter Stelle steht die Nahrungsversorgung und erst an dritter Stelle das bequeme Lager. So stellst Du die Zufriedenheit der Gruppe und das Vertrauen in Deine Qualitäten als Anführer sicher.

Sorge immer dafür, dass jedes einzelne Gruppenmitglied die höchstmögliche Sicherheit erhält. Gehe keine Risiken ein (schlecht für Einzelkämpfer), entscheide und handle umsichtig und im Sinn der Gruppe. Ein neues Gebiet muss zum Beispiel immer erst ausreichend erkundet werden bevor an dieser Stelle das Lager auf- und ausgebaut wird. Ein 24/7 Wachdienst muss eingerichtet und ein Verantwortlicher für die Tarnung von Lager und Umtrieb zuständig sein.

Je nach Gruppengröße sind tägliche Briefings essentiell für den Gruppenzusammenhalt. Im Briefing erfährt jedes einzelne Mitglied wohin die Reise geht, und kann sich dadurch im Laufe des Tages an der Verwirklichung dieses Ziels beteiligen. Bedenke aber auch: Je größer eine Gruppe ist, umso größer und häufiger entstehen Sicherheitslecks. Beachte hierzu den folgenden Abschnitt »Spionage«.

Spionage

Sei Dir dessen immer bewusst:

Wenn mehr als eine Person am Geschehen beteiligt ist, dann kann eine der Personen ein Spion sein.

Ganz egal ob Du die Person eben erst kennen gelernt hast, sie schon jahrelang kennst, mit ihr seit langer Zeit »Schulter an Schulter« als Nachbar verbracht hast, sie von einer vertrauenswürdigen Stelle/Seite empfohlen bekamst, sie sich als entfernter Verwandter ausgibt, Du mit ihr zusammen schon die Schulbank gedrückt hast oder was auch immer, es kann sich zu 100% ein Spion hinter ihr verbergen. Ein Spion für eine Plünderer-Gang, eine okkupierende Gruppe oder was auch immer, gibt sich nicht als solcher zu erkennen. Glaube in einer extremen Krise niemals, dass sich Dir andere Personen aus reiner Sympathie oder Mitleid anschließen werden. Diese Personen suchen ihren Vorteil, einen persönlichen Vorteil, weil sie mit Dir als Gruppe zusammen sind oder einen Vorteil um Informationen aus dieser Gruppe zu bekommen. Auch Personen, die sich zuerst sehr integer gegeben haben können im Laufe der Zeit durch innere oder äußere Einflüsse »umgepolt« werden. Ob diesen Personen die Entwicklung des Gruppengefüges, das Drumherum, die Gruppenziele oder was auch immer nicht mehr zusagen, oder ob sie Repressalien/Drohungen von außerhalb umgehen wollen oder dem Druck nicht mehr standhalten können, es gibt sehr viele Auslöser, die eine totale Umkehr des ursprünglichen Verhaltens bewirken können. Aus Gefährte wird Gefährder, aus Freund wird Feind, aus Partner wird Mörder und aus einem Vertrauten wird ein Verräter, ohne dass Du es bemerkst.

Sei immer wachsam, wenn es in Deinem Umfeld jemanden gibt der immer alles ganz genau wissen will und ständig nach Einzelheiten oder zukünftigen Vorhaben frägt.

WICHTIG: Sollte trotz Krise das Internet weiterhin funktionieren, so halte Dich unbedingt komplett aus sozialen Netzwerken heraus! Auch sogenannte geschlossene, verschlüsselte Chat-Räume sind nicht wirklich geschützt. Gib niemals Informationen über diesen Weg an andere Personen weiter.

Du kennst den Ausdruck »Schläfer«. Das sind Personen die ihr ganz normales, unauffälliges Leben führen, bis der Tag kommt an dem sie durch einen Impuls zur Handlung aufgefordert werden. Solche »Agenten« kannst Du in allen Schichten und über die ganze Bevölkerung verteilt finden.

Sei bei labilen Personen sehr vorsichtig. Nachsicht und Nettigkeit haben in einer schwierigen Situation keinen Platz. Ganz speziell leicht frustrierte und/oder gekränkte Personen, psychisch Labile, Versager, Wichtigtuer und Drogensüchtige sind leicht manipulierbar und können durch potenzielle Angreifer schnell zum Informanten und Verräter »umgeformt« werden, wenn sie ihre Phantasien nicht umsetzen können.

Gerät eine Person unter Verdacht, so müssen in kürzestmöglicher Zeit alle Informationen über ihr bisheriges Leben zusammengetragen werden. Spione sind oft mit einem falschen Lebenslauf (Legende) ausgestattet. Die Informationsdecke ist in der Regel allerdings sehr dünn. Während es im Leben einer Person eine unglaubliche Fülle an Erlebnissen und Erfahrungen gibt, fehlen diese meist bei einem zusammengebauten Lebenslauf. Es ist enorm mühsam, aufwendig und teuer, eine sehr ausführliche Legende zu konstruieren. Während sich ein Spion eine relativ einfache Legende zurechtlegt um sie in keinem Fall zu vergessen, sie sogar im Schlaf »herunterbeten« kann, hat ein tatsächlich erlebtes Leben sehr viele Facetten, die in der gebauten Legende alle fehlen. Bei einer Befragung gegebene Antworten wie »ich bin neu in der Gegend« oder »mit meiner eigenen Familie habe ich keinen richtigen Kontakt« oder »meine anderen Familienangehörigen sind alle tot« oder ähnliche sollten nur zu einem führen – zu Deinem grenzenlosen Misstrauen. Es lohnt sich – bei begründetem Verdacht – die Legende des Betroffenen sehr genau unter die Lupe zu nehmen.
Observierst Du die Person und sie zeigt typisches Agentenverhalten, wie in meinem Buch »Urban Prepper« aufgeführt, so ist dies ein wichtiger Aspekt für Deine Entscheidungen.

Spionageabwehr

Bist Du Dir wegen der Integrität einer Person nicht sicher, so nutze alle frei verfügbaren Informationsquellen. Sei stur und penetrant wie ein Privatdetektiv und wühle im Leben des Betroffenen. Je nach Größe Deiner Gruppe ist es vielleicht sinnvoll die Spionageabwehr in die Hände eines loyalen Vertrauten zu legen.

Zur Spionageabwehr gehören:

- Beobachtung
- Observation
- Verdeckte Ermittlung
- Versorgung mit falschen Daten
- Verfolgung
- Abhören
- Sammeln und Dokumentieren von Informationen
- Befragungen
- Detektion
- Abhörschutz
- Einrichtung von Sicherheitsstufen
- Gegenspionage
- Physische Informationsbeschaffung

Häufen sich die Verdachtsmomente, so trenne Dich sofort von der betreffenden Person, ohne Rücksicht auf deren Verbleib. Natürlich nicht bevor Du sie mit ausreichenden Falschinformationen versorgt hast.

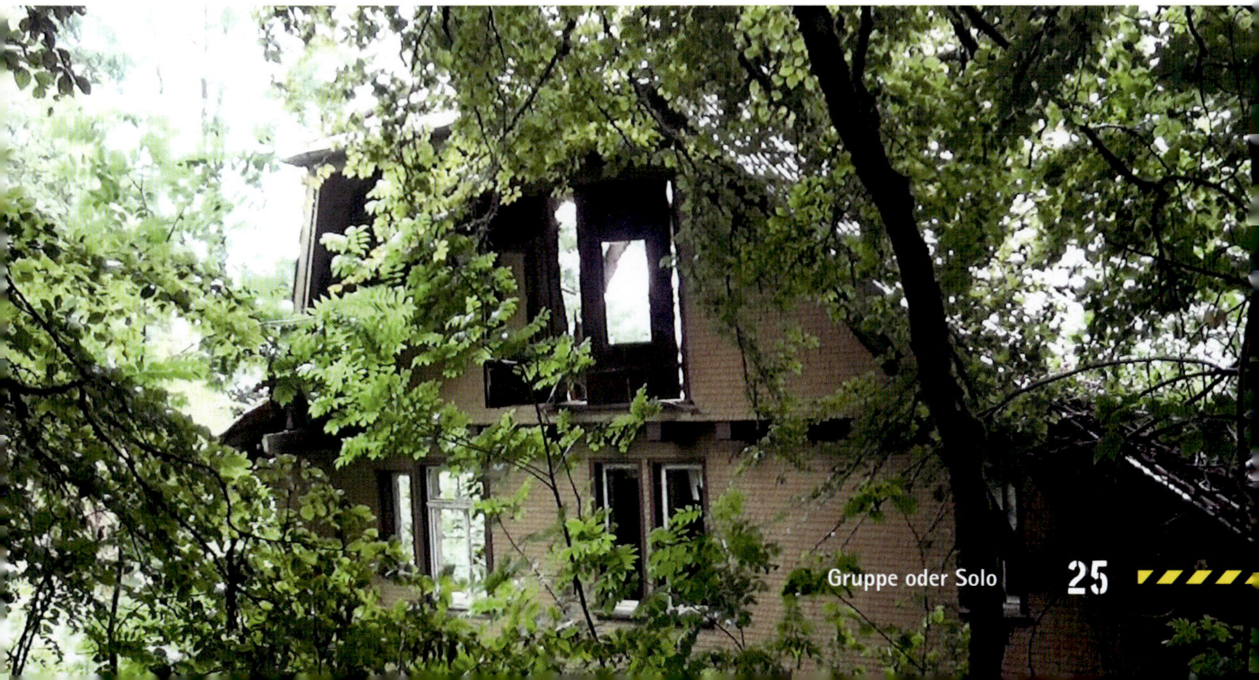

5 NOTWENDIGE AUSRÜSTUNG

Zur absolut grundsätzlichen, immer am Körper zu tragenden Ausrüstung wie EDC oder Körper-Survival-Kit kommen weitere Ausrüstungsteile hinzu. Ich verwende gerne Kit´s, diese sind speziell und immer gleich bestückt und geben dadurch eine bestimmte Ausrüstungssicherheit. Die Zusammenstellung eines Tages-BoB/Bereitschaftsgürtel habe ich im »Prepper Handbuch« ausführlich geschildert. Der Bereitschaftsgürtel beinhaltet auch ein umfangreiches Krisen-Survival-Kit. Dieses Krisen-Survival-Kit ist dem Körper-Survival-Kit deutlich überlegen, was den Umfang der Ausrüstung angeht. Ob Du Dich für das umfangreiche Krisen-Survival-Kit oder das minimale Körper-Survival-Kit (siehe nächster Absatz) entscheidest, kann von der zur Verfügung stehenden Transportkapazität, den Anforderungen und Deinem persönlichen Geschmack abhängen.

5.1 Körper-Survival-Kit

Das Krisen-Survival-Kit, wie im »Prepper Handbuch« beschrieben, ist im Idealfall auf zwei kleine Behältnisse wie zum Beispiel Zippertüten aufgeteilt und beansprucht zusammengenommen den Platz wie etwa eine geballte, kräftige Männerfaust. Das Körper-Survival-Kit ist am/beim Körper, bzw. in der Kleidung deponiert, fällt nicht auf und trägt nicht auf. Wie und

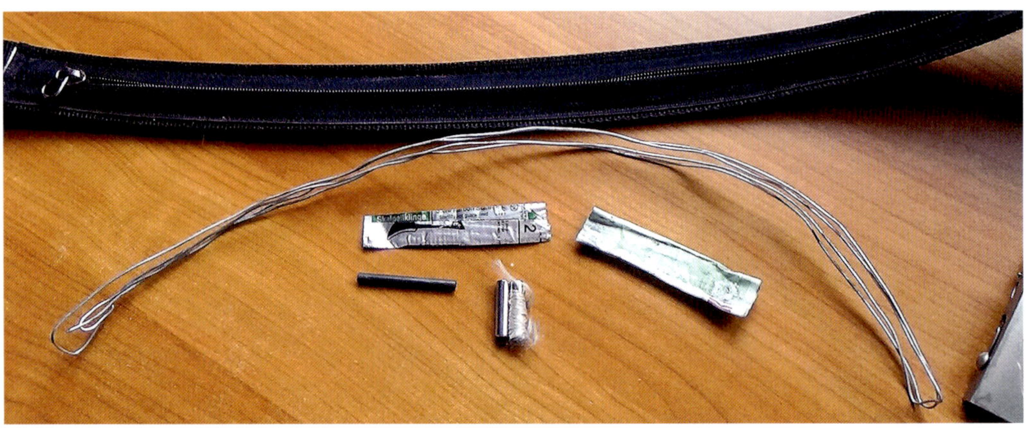

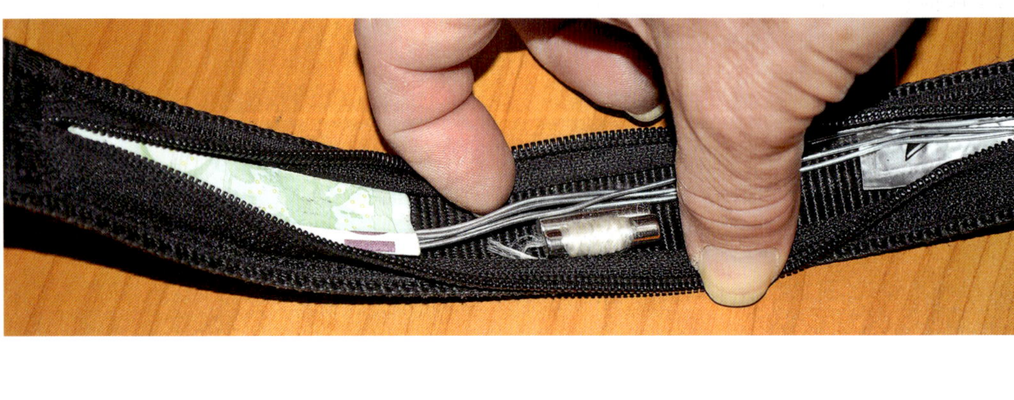

wo das Körper-Survival-Kit getragen wird, muss der momentanen Situation geschuldet sein. Das bedeutet, wenn die Gefahr besteht, dass Du im Extremfall bei einem Zwangsaufenthalt in einem Lager auch fast sämtliche Kleidungsstücke und alles was Du in den Taschen trägst abgenommen bekommst, muss die Art des Tragens des Körper-Survival-Kits angepasst werden. Im Extremfall ist es vielleicht erforderlich, das Körper-Survival-Kit als sehr flache Tasche mit Panzerband am Oberkörper, in der Nierengegend, zu befestigen. Auch in ruhigen Zeiten solltest Du das Körper-Survival-Kit so tragen, dass es bei einem Überfall auf Dich nicht gefunden werden kann. Wenn also alle Deine Taschen geleert sind und Du mitgenommene Gegenstände abgenommen bekommen hast, muss sich das Körper-Survival-Kit immer noch »am Mann« befinden.

Du hast die Möglichkeit, die einzelnen Bestandteile Deines Körper-Survival-Kits in verschiedenen Falten, dem Futter und Umschlägen Deiner Kleidungsstücke zu verteilen. Mit dem Wechsel der Kleidung musst Du dann aber auch die entsprechenden Bestandteile des Körper-Survival-Kit neu deponieren, was sehr umständlich sein kann. Besser ist es, Du deponierst Dein Körper-Survival-Kit als geschlossene Einheit, die bei Kleiderwechsel leicht mitgenommen werden kann, aber dennoch von einem Gegner nicht leicht gefunden wird, auch nicht, wenn dieser alle Deine Taschen »auf links« dreht. Ob es sich dabei um eine kleine, flache Tasche, die Du innen in jede Hose, jedes Hemd oder Jacke nähst, oder um einen flachen, kleinen Umhängebeutel, oder einen Geldgürtel handelt spielt keine Rolle. Es gibt auch flache Taschen, die innen am Bund der Hose befestigt werden. Diese nimmst Du von Hose zu Hose mit. Die Auswahlmöglichkeiten sind groß, mache Dir nur zeitnah Gedanken wie Du Deine Lösung haben willst und setze diese rasch um. Je eher Du Dein Körper-Survival-Kit einrichtest, umso eher bist Du auch in einem Extremfall ausreichend versorgt.

Wie Du aus den vorhergehenden Schilderungen erkannt hast, ist der einzige Sinn eines Körper-Survival-Kit, dass Du auch nach einem extremen Überfall nicht hilf- und mittellos dastehst. Überfallen zu werden ist auch in normalen Zeiten kein Spaß und in Krisenzeiten schon gar nicht. Bist Du von fünf Gegnern gestellt, so gibst Du entweder alles was Du bei Dir hast, auch Deinen gesamten Tascheninhalt, ohne Gegenwehr heraus oder es kann Dich im schlimmsten Fall Dein Leben kosten und dann nehmen sich Deine Gegner sowieso alles selbst. Selbiges gilt, wenn Du auf eine fremde Krisengruppe triffst, die zwar alle Deine Ausrüstungsgegenstände haben will aber nicht Dich in ihrer Gruppe.

Eine der Möglichkeiten für ein Körper-Survival-Kit möchte ich Dir hier vorstellen. Es gibt sogenannte Geldgürtel. Dies sind in der Regel Gürtel mit eingearbeitetem Geheimfach. In diesem Geheimfach kannst Du allerdings nicht nur Geld, sondern auch jede Menge andere nützliche Ausrüstung unterbringen. Natürlich bietet ein solches Geheimfach nicht sehr viel Platz, deswegen solltest Du ganz genau überlegen, was Dir im Fall der Fälle am wichtigsten ist.

In dem hier zu sehenden Geldgürtel sind folgende Gegenstände untergebracht:

- 1,80 m langer, starker Draht
- 2,00 m Zahnseide
- Skalpellklinge No. 12 (sichelartig)
- kleiner Feuerstahl
- zwei Stabmagnete
- 100,– Euro in bar

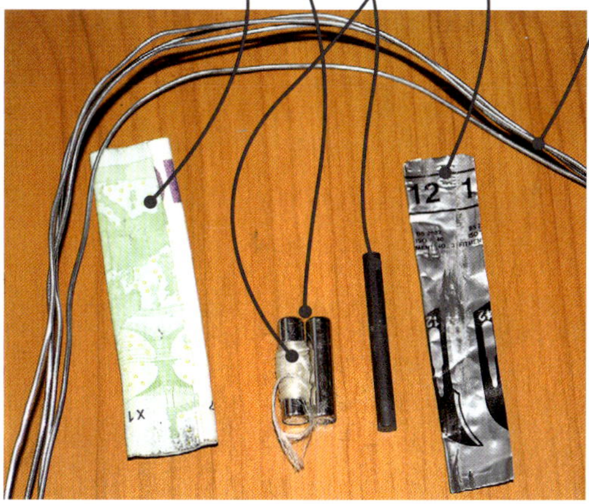

Falls Du Dich fragst »Warum genau diese Zusammenstellung?«, so möchte ich kurz auf den Verwendungszweck der einzelnen Bestandteile eingehen:

Mithilfe des starken Drahtes kannst Du ganz prima:

1. eine tödliche Waffe bauen
2. Fallen bauen
3. Kleidung/Ausrüstung reparieren
4. Dich selbst auf einem Hochlager sichern
5. einen Grillrost bauen
6. einfache Schlösser knacken

Mithilfe der Zahnseide kannst Du ganz prima:

1. Fallen bauen
2. Kleidung/Ausrüstung reparieren
3. zusammen mit den Magneten einen Kompass bauen
4. Zahnpflege betreiben
5. eine Angelleine herstellen
6. einen Auslösemechanismus bauen (Alarmanlage, etc.)

Mithilfe der gebogenen Skalpell-Klinge kannst Du ganz prima:

1. Fallen bauen
2. Kleidung/Ausrüstung reparieren
3. einen Auslösemechanismus bauen (Alarmanlage, etc.)
4. Dornen oder Splitter aus der Haut herausschneiden
5. Kleidungsstücke umarbeiten (Schnüre, etc.)
6. Werkzeuge bauen
7. Feuer mithilfe des Feuerstahls machen

Mithilfe des Feuerstahls kannst Du ganz prima:

Feuer mithilfe der Skalpell-Klinge machen

Mithilfe der zwei Stabmagnete kannst Du ganz prima:

in Verbindung mit der Zahnseide (oder einem Haar) einen Kompass bauen. Einer der Stabmagnete ist an der Nordseite eingekerbt, er zeigt also immer die Nordrichtung an, egal wie Du die Stabmagnete zusammenfügst.

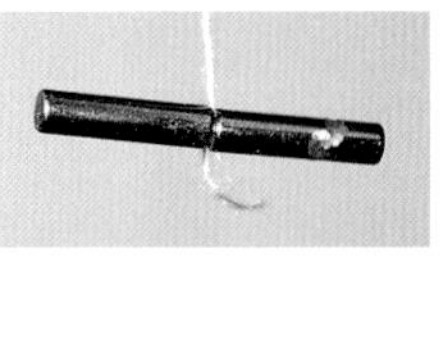

Mithilfe der 100,- Euro kannst Du ganz prima:

1. dringend benötigte Ausrüstung kaufen
2. Fahrtkosten bezahlen
3. Essen/Trinken kaufen
4. Dienstleistungen bezahlen

Richtig betrachtet kannst Du mithilfe dieses rudimentären Körper-Survival-Kits alles erreichen, organisieren und bauen, was Du zum Überleben benötigst. Bist Du in einer extremen Krise, dann kannst Du mit dem 100,- Euro Schein als Ganzes nicht sehr viel anfangen. Ob Du dann überhaupt irgendwo Ausrüstung, Essen oder Fahrten kaufen kannst steht auf einem ganz anderen Blatt. Dieses Körper-Survival-Kit ist aber nicht nur für die extremsten aller extremen Krisen gedacht. In einer extremen Krise sollte der 100,- Euro Schein in 20 mal 5,- Euro Scheine gewechselt werden. Ob diese dann allerdings noch alle in das Gürtelfach hinein passen ist die Frage. 10 mal 10,- Euro Scheine passen in jedem Fall in das Kit.

Du kannst mithilfe dieses KSK also:

1. ein wärmendes, schützendes Feuer erzeugen
2. die Orientierung aufrechterhalten
3. Ausrüstungsreparaturen durchführen
4. Fallen bauen
5. Werkzeuge bauen
6. eine tödliche Waffe bauen
7. im kleinen Rahmen grundlegende Erste Hilfe leisten
8. ein Shelter bauen
9. benötigte Ausrüstung oder Logistik eintauschen

Was Dir noch fehlt ist Wasser, besseres Werkzeug (Messer, Säge, Axt), Metallgefäß, Plane (Unterstand), Isolation und Nahrung um draußen in der Natur längere Zeit klar zu kommen. Das Körper-Survival-Kit ist zwar nicht dafür ausgelegt, Dein Leben in freier Natur zu organisieren, möglich ist es jedoch unter gewissen Einbußen schon. Ist eine Krise noch so streng, Metallgefäße und Metallgegenstände sowie Planen und anderes Organisationsmaterial lassen sich überall mit wenig Aufwand finden. Wo Menschen sind/waren findest Du alles was Du brauchst.

5.2 Wildnis-Überlebens-Kit (im Natur-BoB)

Die Aufzählung in der Checkliste solltest Du als das Minimum der zusätzlich erforderlichen Ausrüstung ansehen, wenn ein längerer Aufenthalt in der freien Natur unumgänglich oder geplant ist. Es ist auch möglich, diese Ausrüstung (außer Armbrust/Bogen) isoliert zu deponieren. (Siehe hierzu das Thema Depots im Buch »Urban Prepper«). Wasser, Nahrungsmittel, Kochgeschirr, extra Kleidung und Medikamente etc. können ganz prima in separaten Depots deponiert sein. Grundsätzlich musst Du sieben Bereiche zuverlässig abdecken, um in der Natur einigermaßen überleben zu können:

1. Schutz- und Schlafsetup
2. Metallgefäße zur Wasser- und Nahrungszubereitung
3. Scharfe Werkzeuge (Messer, Axt, Säge)
4. Feuer (Feuerzeuge, Streichhölzer, Feuerstahl)
5. Schnur
6. Nahrung
7. Baumaterial

5.3 Ziel-BoB/Natur-BoB

Viele Leute orientieren sich an einer bestimmten Zusammenstellung eines Mini-Sicherheitsrucksacks. Der Mini-Sicherheitsrucksack wird im englischen Sprachraum BoB (**B**ug **o**ut **B**ag) genannt. Deswegen wird dieser als »Ziel-BoB« bezeichnet. Andere Prepper bevorzugen den Voll-Sicherheitsrucksack, im englischen INCH (**I**'m **N**ever **C**oming **H**ome) genannt. Der INCH ist ebenso als Ziel-BoB zu betrachten, nur etwas umfangreicher. Im »Prepper Handbuch« habe ich diese beiden Arten von Sicherheitsrucksack ausführlich beschrieben und auch jeweils eine genaue Packliste mit abgedruckt. Verwendet jemand seinen INCH, so erklärt er damit auch automatisch die bewusste Abwendung von seinem bisherigen Zuhause. Er verlässt dieses mit dem Ziel, nie wieder (oder zumindest lange Zeit nicht mehr) zurückzukommen. Der Mini-Sicherheitsrucksack (BoB) soll dem Prepper ein unabhängiges Überleben in freier Natur für einige Tage (3–5) ermöglichen, der Voll-Sicherheitsrucksack (INCH) einige Tage länger. Der Umfang Deines Natur-BoB übersteigt den Umfang sowohl eines BoBs als auch eines INCH ganz deutlich. Die empfohlene Natur-BoB Packliste befindet sich im Anhang dieses Buches. An den verschiedenen Ausrichtungen kannst Du schon sehen, dass es nicht möglich ist, alle Bereiche mit einer einzigen umfassenden Ausrüstungszusammenstellung abzudecken.

Je nach Art der Ausrüstung ist es vorteilhaft oder sogar unbedingt erforderlich, ein Transportmittel zur Verfügung zu haben. Hast Du nicht die Möglichkeit mit auswärtigen Depots zu arbeiten und musst Deine komplette Ausrüstung zusammen irgendwohin verbringen, so beachte die verschiedenen Abstufungen:

1. **Mini-Sicherheitsrucksack (BoB) –**
   1–5 Tage Versorgung
   Kann bei etwas Training und nicht zu langen Tagesetappen von einer durchschnittlichen, erwachsenen Person auf dem Rücken getragen werden.
2. **Voll-Sicherheitsrucksack (INCH) –**
   1–10 Tage Versorgung
   Kann nur sehr kurze Zeit von einer durchschnittlichen, erwachsenen Person auf dem Rücken getragen werden ohne sich zu verletzen.
3. **Natur-BoB –**
   sechs Monate oder mehr Versorgung
   Kann in keinem Fall von einer durchschnittlichen, erwachsenen Person auf dem Rücken getragen werden.

Während Du mittels des Ziel-BoBs eine weitestgehend leichte und gut zu tragende Ausrüstung bevorzugst, brauchst Du im Natur-BoB teilweise schwerere Ausrüstung, um vor Unwetter besser geschützt zu sein, vor allem aber ein deutliches mehr an Ausrüstung und Nahrung um auch über längere Zeit unabhängig überleben zu können.

Es kann demzufolge kein Patentrezept für DEN Rucksack oder DIE Zusammenstellung geben. Hinzu kommt, dass weder die Anforderungen noch die Jahreszeiten bei uns in Mitteleuropa immer dieselben sind. Ein sehr wichtiger Punkt ist auch die physische Leistungsfähigkeit des Rucksackträgers. Während viele Personen (ob männlich oder weiblich) mit den 15 Kilogramm des BoBs nur wenige Kilometer laufen können, kommen andere mit 30 Kilogramm gut zurecht. Sind Kinder dabei (siehe hierzu »Mit Kind/ern unterwegs«) so entfällt auf die Erwachsenen eine fast doppelt so große Last, da sie den größten Teil der Ausrüstung für ihr Kind selbst tragen müssen. Ein sehr wichtiger Punkt ist auch, wohin die Reise gehen soll. Steht das Gebirge, der Wald oder eine südliche Meeresregion als Ziel fest, so muss der Rucksack anders »zusammengebaut« sein. Es ist ein elementarer Unterschied, ob Du in wetterunfreundlichem Gebirge oder am Mittelmeer Dein Lager aufstellen musst oder willst. Für kranke Menschen relativieren sich Rucksack und Inhalt selbsterklärend. Es wäre also falsch zu behaupten, ein BoB müsse 60 Liter und ein INCH 120 Liter Fassungsvermögen haben.

Sich an die grundsätzlichen, vorher aufgezählten ersten sechs Bereiche für eine Notfallausrüstung zu halten, ist für alle Arten von Notfallausrüstung eine hervorragende Idee.

Für alle tragbaren BoBs gilt: Um die Traglast zu reduzieren, empfehle ich den größten Teil des Inhalts entlang des geplanten Weges und am Zielort in kleinen Depots zu lagern, falls kein Fahrzeug zur Verfügung steht. Eine andauernde Traglast von etwa 10 Kilogramm kann als guter Mittelweg angesehen werden. Musst Du dann zeitweise und situationsgebunden drei bis fünf Kilo mehr aufnehmen, so ist dies in jedem Fall möglich. Reize Deine Leistungsfähigkeit in keinem Fall schon am Anfang des Marsches aus. Ermüdungsbrüche können den gesamten restlichen Marschplan gefährden.

Ziel-BoB (BoB oder INCH)

Der Ziel-BoB findet Anwendung, wenn der Prepper sein Heim verlässt, um von da aus auf möglichst vordefiniertem, kürzestem oder schnellstem Weg zu einem bestimmten Ziel zu kommen, zum Beispiel sein SO (Sicherer Ort). Die Ausrüstungszusammenstellung eines Ziel-BoBs kannst Du den Listen »Mini-Sicherheitsrucksack« und »Voll-Sicherheitsrucksack« im Anhang des »Prepper Handbuchs« entnehmen. Die dünnen und leichten Materialien bieten dem Prepper mit Ziel-BoB auf seinem Marsch Gewichtsvorteile, denn sehr lange brauchen diese nicht zu halten. Er wird nach einer Tour von (im Idealfall) einem und bis zu sieben Tagen sein Ziel, eine feste Unterkunft, eh erreicht haben. Da ein längerer Aufenthalt in freier Natur an ein und derselben Stelle nicht zur Planung gehört, sollten schwere Dinge wie Axt etc. besser nicht Bestandteil eines Ziel-BoBs sein.

HINWEIS:
Ein zu tragender Ziel-BoB sollte ein Gewicht von 15–16 Kilogramm nicht übersteigen. Ein höheres Gewicht ist ohne entsprechendes Training kaum über lange Distanzen zu tragen. Planst Du eine längere Strecke, organisiere und halte wenigstens ein entsprechendes Transportmittel parat, oder deponiere Teile Deiner Ausrüstung in Depots am geplanten Weg, oder teile die Strecke in angepasste Tagesetappen auf.

Natur-BoB

Auf die vorher aufgezählten sieben grundsätzlichen Bereiche für den Natur-BoB möchte ich an dieser Stelle etwas genauer eingehen.

1. Schutz- und Schlafsetup

Du brauchst Schutz vor Nässe, Kälte, Hitze und Wind, je nachdem in welcher Gegend Du Dich zu welcher Jahreszeit aufhältst. Planst Du Deine Aufenthaltszeit so umfangreich, dass Du alle Jahreszeiten abdecken musst, dann wird der Umfang Deiner Ausrüstung für unsere Breitengrade deutlich zunehmen. In keinem Fall reicht jedoch ein 3-Tages-BoB oder INCH wie er von vielen propagiert wird aus, um Dich, egal bei welchen Umweltbedingungen, für längere Zeit in freier Natur bei akzeptabler Gesundheit aufzuhalten. Willst Du nur die eher gemäßigte Jahreszeit abdecken, so genügt in der Regel ein normaler, durchschnittlicher Kälteschutz, es ist weder ein sehr guter Kälteschutz noch ein Supershelter erforderlich. Auch die Shelterfläche kann begrenzt sein. Zumindest umfasst dieser Bereich aber eine gute Regenschutzplane, einen Regenschutzanzug oder einen Poncho, Regenschutz für Dein Gepäck sowie eine Schutzplane gegen die Bodennässe und geeignete Schutzmaterialien gegen Ungeziefer (Mückennetz, etc.). Für die kalte Jahreszeit brauchst Du zusätzlich einen deutlich dickeren Schlafsack, mehr Bodenisolation, durch zum Beispiel eine hochwertige Isomatte, mehr Shelterfläche, zumindest ein Supershelter. Deine Kleidung ist hier einmal bewusst ausgeklammert, ihre Menge nimmt mit sinkenden Temperaturen deutlich zu.

2. **Metallgefäße zur Wasser- und Nahrungszubereitung**
   Du musst gefundenes Wasser in jedem Fall abkochen um sicherzugehen, dass sich keine gesundheitsschädlichen Bakterien oder Protozoen darin befinden. Magen-/Darmprobleme aufgrund unbehandelten Wassers solltest Du in keinem Fall riskieren, das Risiko von Flüssigkeits- und Mineralienverlust durch Durchfall und Erbrechen ist viel zu groß. Durch Dein Pflanzenbuch aus dem BoB kannst Du essbare Pflanzen bestimmen, welche aber oft noch über dem Feuer zubereitet werden müssen um alle wichtigen Stoffe frei zu geben oder die Pflanze überhaupt erst genießbar zu machen. Du solltest also zumindest über ein Wassergefäß und einen Kochtopf aus Metall verfügen. Der Inhalt Deines BoBs gibt diese Artikel in jedem Fall her, sofern Du Dich an die empfohlene Packliste gehalten hast.

3. **Scharfe Werkzeuge (Messer, Axt, Säge)**
   Hast Du nur ein Messer zur Verfügung, so hüte es wie Deinen Augapfel. Sichere es sofort gegen versehentliches Verlieren, auch im »Kopfüber-Zustand«, sobald Du es aus dem BoB holst oder nicht in einer verschlossenen Tasche bei Dir trägst. Behandle es fürsorglich, schlage nicht darauf herum und benutze es nicht, um zum Beispiel etwas aufzuhebeln. Nutze lieber andere Dinge wie scharfe Steine oder Knochen, gefundene angeschliffene Metallgegenstände, um Dein Messer zu schonen. Ein gutes, funktionierendes Messer zu haben, kann über Leben oder Tod entscheiden.
   Hier im Bild siehst Du mein Messer. Das Lanyard am Griff wird zwischen Hosengürtel und Hose geschoben, so dass der Knubbel unter dem Gürtel wieder herauskommt, dies sichert das Messer zusätzlich vor Verlust. Das Lanyard hat eine spezielle Länge, wodurch ich das Messer auch sehr gut zur Abwehr einsetzen kann. Auf der Vorderseite habe ich einen Feuerstahl mit Striker mittels Rangerband fixiert, auf der Rückseite eine Ledernadel unter dem Tape angeklebt. Die Ledernadel heißt so weil sie ganz speziell geformt ist um sogar Leder einigermaßen mühelos nähen zu können. Selbstverständlich ist diese Nadel auch geeignet, um dicke Stoffe zu vernähen.

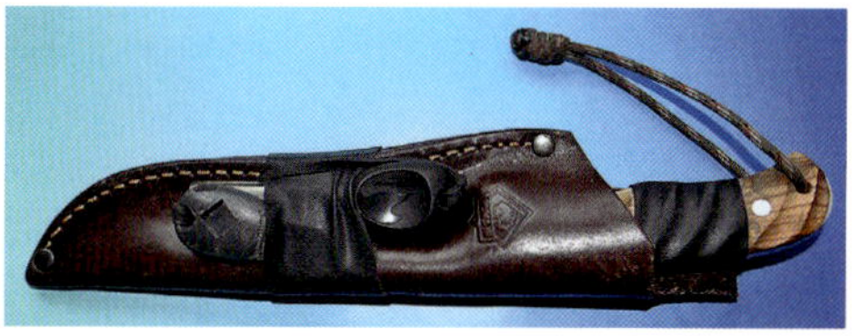

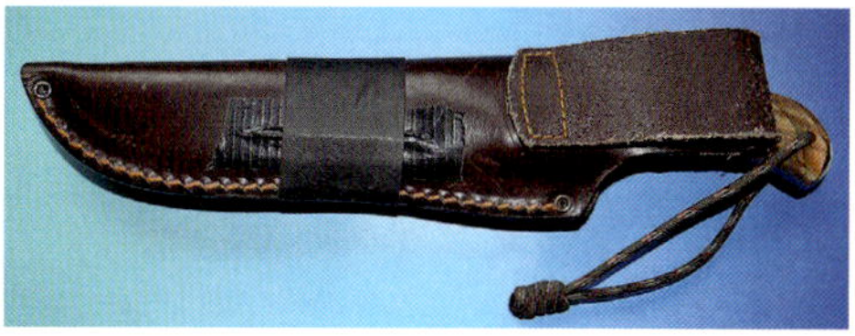

4. **Feuer (Feuerzeuge, Streichhölzer, Feuerstahl)**
   Es gibt zweifellos verschiedene Arten um ein Feuer mittels einer der archaischen Methoden zu entzünden. Allen gleich ist jedoch, dass zum einen alle Bedingungen stimmen müssen und, dass sie zum anderen unnötig viel Zeit und Kraft brauchen. Du bist nicht auf einem Egotrip und musst Dir oder anderen beweisen, dass Du auch ohne Feuerzeug ein Feuer entzünden kannst. Effizienz ist gefragt und Effizienz kannst Du mit einem einfachen Feuerzeug oder

Streichholz erzeugen. Hierin ist auch der Grund zu sehen, warum Du mehrere Feuerzeuge und Streichhölzer in Deinem Bestand hast. Zweifellos kann für den Einsatz eines Feuerstahls argumentiert werden: »Wenn das Feuerzeug wegen Nässe ausfällt ...«. Hier halte ich rational entgegen: »Wenn das Feuerzeug wegen Nässe ausfällt, nehme ich das nächste aus meiner Ausrüstung«. Hast Du den Umgang mit einem Feuerstahl erlernt und beherrscht diese Art der Feuererzeugung – prima. Entfache Dein Feuer mit Feuerstahl wenn alles passt und die Situation entspannt ist, aber stütze Dein »Feuer machen« nicht ausschließlich darauf und vor allem verlasse Dich nicht nur auf diese Art. Ich kann Dir aus eigener Erfahrung sagen, dass es je nachdem nur sehr schwer bis gar nicht möglich ist, ein Feuer mit Feuerstahl zu entzünden, wenn die Bedingungen gegen Dich sind. Ein erzwungener und gezwungener Aufenthalt in der Natur erzeugt einen ganz anderen Druck als ein ziviles, lockeres Bushcraftabenteuer. Dazu kommt, dass mit Sicherheit die Umweltbedingungen und Dein körperlicher/seelischer Zustand vermutlich nicht gerade im Einklang sind, wenn Du dringend ein Feuer brauchst.

5. Schnur

Vielleicht hast Du Dich schon einmal mit der Thematik »Schnur aus natürlichen Materialien herstellen« auseinandergesetzt und auch schon die ein oder andere Schnur aus Brennnesseln, Wurzeln oder Waldreben gedreht. Vergiss solche Dinge ganz schnell wieder, wenn Du zu einer Tour mit Deiner Notfallausrüstung gezwungen bist. Naturschnur braucht viel, viel Zeit um sie erst einmal herzustellen, hält aber meistens nur lächerlich wenig aus. Im Notfall ist nichts so verlässlich wie eine genügend starke Kunststoffschnur. Du brauchst viel Schnur, um Dein Lager zu bauen und Fallen aufzustellen. Die oft empfohlenen 30 Meter Paracord sind zwar nicht schlecht, aber doch eher nur als »Tropfen auf dem heißen Stein« zu sehen. Um lange Zeit Deinen Aufenthalt in freier Natur bewältigen zu können ist es sehr hilfreich, wenn Du über mehrere hundert Meter zuverlässiger Schnur verfügst, mindestens aber 100 Meter. Meist wird im Outdoorbereich Paracord verwendet wegen seiner vielen Vorteile, es geht aber genauso gut Reepschnur in ausreichender Stärke. Viele verwenden das 550er Paracord, ich empfehle hier die stärkere Variante, das 750er Paracord. 550er Paracord besitzt sieben Innenseelen, das 750er aber zwölf. Außerdem liegt die Bruchlast des 750er Paracord bei 375 Kilogramm, im Gegensatz zu etwa 250 Kilogramm beim 550er Paracord. Zusätzlich hast Du in Deinem Natur-BoB 300 Meter Dyneema-Schnur. Das alles zusammen (400 Meter) ist ausreichend um viele Fallen, Alarmanlagen und Campbauten zu realisieren.

6. Nahrung

So manch einer träumt davon, das traute Heim zu verlassen und sich dann nur noch von dem was ihm die Natur bietet zu ernähren. Ein lustiger Traum von jemandem der es gewohnt ist, dass sein Magen weder tagsüber noch nachts zu knurren beginnt, schließlich ist es nicht weit bis zum Discounter und der Kühlschrank hat auch einiges zu bieten. Sich rein aus der Natur zu ernähren ist zwar möglich, dauert aber so seine Zeit. Hier gilt es Jagdtechniken zu erlernen und Pflanzen ganz sicher zu bestimmen. Es gibt nicht immer etwas zu jagen und es wachsen nicht zu allen Jahreszeiten Pflanzen. Ausreichend viel Nahrung dabei oder in Depots zu haben ist sehr wichtig. Dauert der Zwangsaufenthalt draußen doch länger als geplant, so können die dazu erforderlichen Techniken aus meinem geplanten nächsten Buch über Bushcraft- und Survivaltechniken erlernt werden, lange bevor die Nahrungsmittel zu Ende gehen. Aus den genannten Gründen muss die mitzunehmende Lebensmittelmenge für eine längere Durststrecke ausgelegt sein.

7. Baumaterial

Längere Zeit in freier Natur leben, nur durch Zeltbahnen geschützt, kannst Du in Mitteleuropa nicht ohne krank zu werden. Grundstoffe wie Holz, Fasern, Lehm etc. findest Du in der Natur zuhauf, diese müssen aber miteinander verbunden, bearbeitet und gesichert werden. Der Bau von Unterständen oder anderen Bauten mit rein natürlichen Materialien, wie es unsere ganz frühen Vorfahren machten, ist zu kompliziert. Auch das Erlernen dieser Fertigkeiten ist sehr zeitaufwendig. Zeit die Du nicht hast. Es müssen schnellstmöglich Schutzbauten organisiert oder erstellt werden.

Hierzu brauchst Du Materialien die weit über die »normale« Ausrüstung in einem Ziel-BoB hinausgehen. Es sind Erdbearbeitungswerkzeuge wie Pickel, Schaufeln, Gabeln, Rechen, Verbindungsmaterialien wie starker Draht, Seile, Nägel (Schrauben), etc. erforderlich, um eine sichere Verbindung zu gewährleisten. Es soll nicht passieren, dass Deine selbst gebaute Schutzhütte nach sechs Monaten über Dir zusammenstürzt und Dir ein Bein oder einen Arm abquetscht oder Dich so stark verletzt, dass eine Rettung ausgeschlossen ist. Und das alles nur wegen ein paar fehlender Nägel oder Schrauben.

Aber weiter zum Natur-BoB:

Der Natur-BoB findet Anwendung, wenn Dir als Ziel ein SO in einem bereits bestehenden, festen Gebäude (vermutlich) nicht gegeben ist und Du Dich genötigt siehst Dein Heim für eine Zeit X zu verlassen, um Sicherheit in der weiten Natur zu suchen. Ist es also Dein Plan Dich für längere Zeit in der freien Natur aufzuhalten, so müssen oder sollten Deine Ausrüstungsteile wesentlich robuster gebaut sein. Dein kompletter Natur-BoB wiegt einige hundert Kilogramm. Die früheren Digger (Goldschürfer) in Amerika durften an bestimmten Aktionen nur dann teilnehmen, wenn ihre Ausrüstung mindestens eine Tonne wog, daran kannst Du sehen wie lächerlich die etwa 300–400 Kilogramm Deines Natur-BoBs sind. Die verschiedenen Dinge für den Natur-BoB sollten aus belastbareren Materialien bestehen als die Ausrüstungsteile des Ziel-BoBs. So darf das Tarp anstatt aus dünnem Nylon schon aus schwerem Rippstopp-Material oder besser aus imprägnierter Baumwolle sein wie z. B. die Zeltplanen der Bundeswehr oder NVA. Deine Hose darf aus überaus belastbarem Baumwollstoff bestehen, Dein Regenschutz eher aus dickem, reißfestem Material, anstatt aus dünnem, leichtem. Eine Oilskin-Jacke (Bild) ist jeder anderen Jacke in Punkto Haltbarkeit um Längen voraus, obendrein ist sie wasser- und winddicht. Deine Wäsche die Du auf Deinem Körper trägst, darf ruhig aus Wolle bestehen. Wolle wärmt auch noch, wenn sie nass ist. Da es Deine Idee ist, einen Teil Deines Lebens vielleicht auch ohne ein fest gemauertes Gebäude in freier Natur zu verbringen, musst Du den Bau eines Unterstandes oder sogar einer Hütte zum Schutz

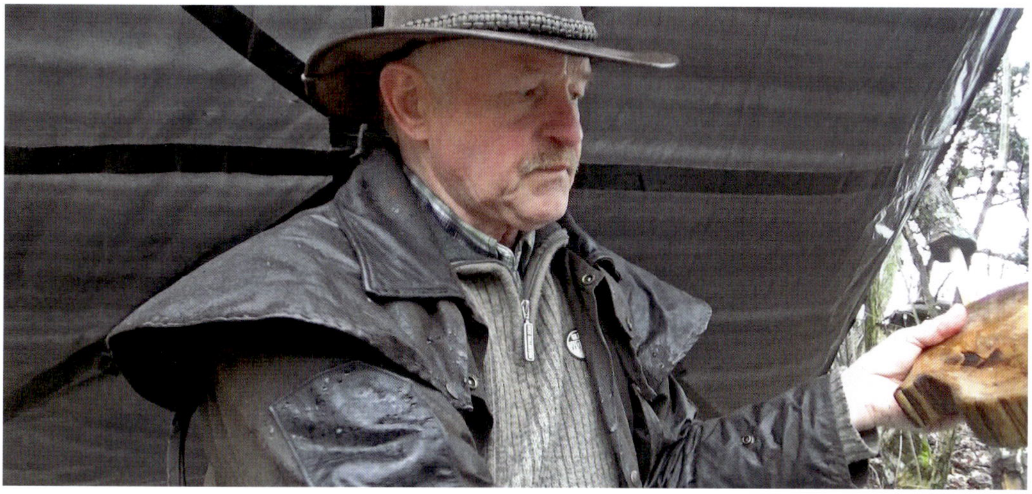

vor den Naturgewalten und der Kälte mit einplanen. Daher ist es vorteilhaft, wenn Du zusätzliches Werkzeug und anderes Material dabeihast.
Im Natur-BoB befinden sich zum Beispiel eine Axt (kein Beil), eine Säge mit langem Blatt, ein Latthammer, 80er/100er Nägel und andere Dinge. Bei der Ernährung kommen auch Dinge für die nachhaltige Nahrungsbeschaffung hinzu. Der Natur-BoB unterscheidet sich zum Ziel-BoB um viele Kilogramm an zusätzlichem Gewicht. Verwendest Du keine Depots, so muss sich in Deiner Ausrüstung zumindest ein fahrbarer Untersatz befinden. Ein Fahrrad oder ein von Hand zu ziehender kleiner Anhänger als Transportmittel bringen zu wenig Transportkapazität, um alles zusammen verbringen zu können. Es ist also auch hier sehr sinnvoll, dass Du entweder über ein geeignetes und zuverlässiges Transportmittel verfügst (siehe Abschnitt »Fluchtfahrzeug«), oder schon im Vorfeld klärst, wo genau Dein Aufenthalt im Fall einer Krise sein soll, um viele Teile der Ausrüstung vielleicht in entsprechenden Depots oder direkt am Zielort unterbringen zu können. Bedenke: Reize Deine Leistungsfähigkeit in keinem Fall schon zu Beginn des Marsches aus.

5.4 Anamnese- und Behandlungs-Kit

Wie Du anhand der Natur-BoB-Checkliste im Anhang sehen kannst, muss das Erste-Hilfe-Kit sehr gut bestückt sein. Bedenke, dass Du in einer Situation, in der Du wahrscheinlich keinerlei Zugang zu medizinischem Personal oder medizinischen Einrichtungen hast, allerlei Zwischenfälle in den Punkten Körpererhalt und Unversehrtheit der körperlichen Schutzhüllen (siehe »Die Natur ›frisst‹ Dich«) bewältigen können musst. Hierbei geht es nicht nur um die reine Versorgung einer offensichtlichen Wunde, auch Befindlichkeiten, Krankheiten und Symptome zählen in diesen Bereich. Es ist nicht immer erforderlich, eine medizinische Ausbildung genossen zu haben, um eine Anamnese (Bestandsaufnahme) machen zu können. Ob die Deutung der Anamnese-Ergebnisse richtig ist oder nicht, das steht dann aber auf einem ganz anderen Blatt. Für manche Situationen und Befindlichkeiten ist eine medizinische Ausbildung und einschlägige Erfahrung sehr förderlich. Bedenke jedoch, dass es besser ist, Du versuchst Dein Bestes zu geben, als dass Du nur die Hände in den Schoß legst und sagst »Der liebe Gott wird's schon richten!«. Einen ausführlichen Anamnese-Bogen findest Du im Anhang dieses Buches.

Batteriegeräte

Es gibt im Bereich Anamnese-Geräte oft Geräteausführungen die ausschließlich mit speziellen Batterien oder Akkus betrieben werden können. Diese sind mit Vorsicht zu genießen. Achte darauf, dass Du Dir Geräte zulegst, die leicht austauschbare Energiezellen benötigen. Grund: Jede Batterie hat irgendwann keine Energie mehr, jeder Akku ist irgendwann erschöpft. Bekommst Du keine neuen Batterien, so fällt der betreffende Anamnesebereich zu 100% aus. Batteriegeräte sind zwar mitunter vorteilhafter. Solltest Du auf solche Geräte Wert legen, dann müssen sich in Deiner Ausrüstung unbedingt auch batterie-/akkulose Zweitgeräte befinden, sofern es überhaupt welche gibt.

Temperaturmessung

Du kannst zwar zum Beispiel per Handrückentechnik herausfinden ob Dein Patient eine höhere Körpertemperatur hat als Du, ob er jedoch Fieber hat oder gar wie hoch seine Körpertemperatur tatsächlich ist kannst Du nur mit geeigneten Geräten ermitteln. Ein Körperthermometer (oft auch Fieberthermometer genannt) zeigt Dir die tatsächliche Temperatur Deines Patienten. Du bekommst auch Körperthermometer die ganz ohne physischen Kontakt mit dem Körper über einen Temperatursensor arbeiten, diese sind jedoch aufgrund der erforderlichen Batterien nur eingeschränkt zu empfehlen (siehe vorherigen Abschnitt »Batteriegeräte«). Früher war es gang und gäbe Körperthermometer mit Quecksilberfüllung zu verwenden.

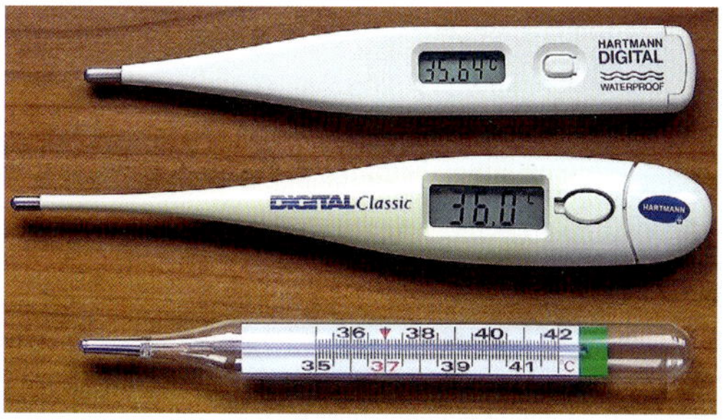

Quecksilber ist sehr giftig und wem schon einmal solch ein Thermometer beim Herunterfallen auf dem Fliesenboden zerplatzt ist, weiß wie schwierig es ist, das Quecksilber wieder »einzufangen«. Wir haben als Kinder mit diesem quirligen Material, welches von Fliesenritze zu Fliesenritze huschte, gerne gespielt – heute wäre so etwas undenkbar. Heutzutage gibt es aber Körperthermometer ohne die giftige Quecksilberfüllung (im Bild unten). Die beiden oberen Thermometer arbeiten mit Knopfzellen. Beachte hierzu den vorherigen Abschnitt »Batteriegeräte«. Du siehst hier eine aktuelle Messung meiner zeitgleich in der Achselhöhle gemessenen Körpertemperatur. Das obere Thermometer zeigt 35,64 °C, der mittlere 36,0 °C und der untere Thermometer gar 36,4 °C. Das ist ein Unterschied von fast einem Grad. Der gemittelte Wert liegt also bei exakt 36 °C, da komme ich aber später noch dazu. Was ich Dir damit sagen will ist, dass die Messung je nach verwendetem Thermometer unterschiedlich ausfallen kann, es handelt sich also nicht um einen absoluten Wert. Die Messdauer mit solch einem Thermometer sollte über fünf – besser zehn – Minuten erfolgen.
Es gibt grundsätzlich drei Körperstellen an denen per Thermometer die Temperatur gemessen werden kann:

1. Rektal (im Po)
2. Achselhöhle
3. Mundraum

Bei Infrarot-Messgeräten gibt es noch die Körperstellen an der Stirn und im Ohr, diese Messergebnisse sind in der Regel jedoch deutlich ungenauer und werden deswegen hier nicht weiter erwähnt.

Da Babys und Kleinkinder sich kaum ruhig halten, auf einem im Mund befindlichen Gegenstand vielleicht sogar herumkauen, wird bei ihnen in der Regel rektal gemessen. Um die Thermometerspitze nicht fäkal zu verunreinigen gibt es kleine Kunststoffhüllen, die Du vor der Benutzung des Thermometers diesem einfach überziehst. Die Kunststoffhüllen sind für den einmaligen Gebrauch und werden nach der Messung entsorgt. Hast Du keine solche Kunststoffhülle zur Hand, so kannst Du auch jede andere Kunststofftüte verwenden, wenn sie sehr dünn ist und keine scharfen Kanten hat. Es geht selbstverständlich auch ein Fingerling, ein Kondom, oder ein einzelner Finger eines Einmalhandschuhs. Fette die Schutztülle vor der Benutzung zum besseren Einführen mit Vaseline oder einem anderen Fett/Öl ein. Die rektale Messung ist die genaueste und schnellste aller Messungen. Die Messung im Mundraum driftet etwa 0,5 °C von der tatsächlichen Körpertemperatur ab. Aber nicht jeder möchte gerne einen Gegenstand (Thermometer) für mehrere Minuten in seinem Mund unter der Zunge liegen haben. Achte bei der Mundraummessung darauf, dass der Patient etwa 30 Minuten vor der Messung weder kalte noch heiße Getränke oder Speisen zu sich genommen hat, da dies das Messergebnis stark verfälschen kann. Je nach Krankheitsbild oder bei einer verstopften Nase ist eine Messung unter der Zunge nicht möglich, da hierbei der Mund über die Zeit der Messdauer geschlossen gehalten werden muss. In den genannten Fällen eignet sich meistens die Messung in der Achselhöhle. Nicht zuletzt aus hygienischen Gründen bevorzugen viele Personen die Achselhöhle als geeignetsten Messpunkt, obwohl diese Messung am zeitaufwendigsten (bis zu 10 Minuten) und ungenauesten abläuft. Die Messung in der Achselhöhle bringt eine 1–2 °C Verschiebung des Ergebnisses, mit 1 °C musst Du aber in jedem Fall rechnen. Dies bedeutet, dass meine tatsächliche Körperkerntemperatur aus obiger Messung 37 °C beträgt. Wird unter der Achselhöhle gemessen, so muss der Oberarm während der Dauer der Messung am Brustkorb angelegt bleiben.

Sauerstoffmessung

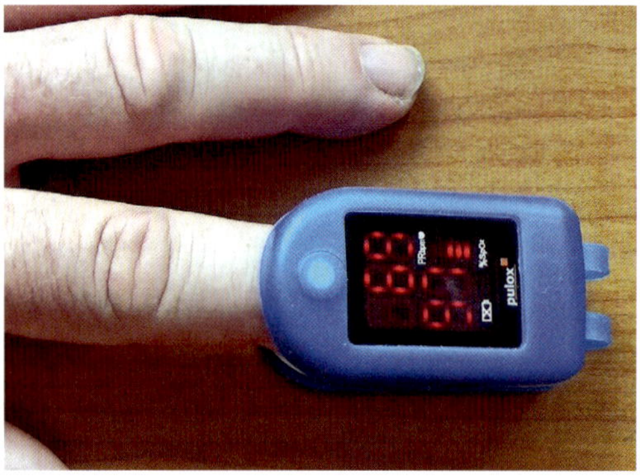

In vielen Fällen ist es ratsam, den Sauerstoffgehalt im Blut zu ermitteln. Auf dem Bild kannst Du eine 97%ige Sauerstoffmessung bei 69 Pulsschlägen/Minute erkennen. 95–99% Sauerstoffgehalt im Blut ist als »normal« anzusehen, 100% ist physikalisch nicht möglich. Sinkt der Sauerstoffgehalt unter 80% so sind dringend Maßnahmen erforderlich. Dies kann durch eine unzureichende Oxygenisierung in den Lungenalveolen, einen zu hohen Kohlenmonoxid- oder Kohlendioxidanteil in der Umgebungsluft, krankheitsbedingt (Herz- oder Ateminsuffizienz) oder zu dünne Luft (in den Bergen), etc. passieren.
Das hier gezeigte Gerät wird mit zwei AAA-Batterien oder Akkus bestückt. AAA-Batterien oder Akkus sind weltweit überall und einfach zu bekommen. Für eine Sauerstoffmessung gibt es kein äquivalentes Gerät, das ohne Batterien oder Akkus auskommt.

Blutdruckmessung

Eine Blutdruckmessung kann sehr viel über den Zustand des Patienten aussagen oder gar vorhersagen. Ein Gerät wie das hier abgebildete wird von den meisten Ärzten und allen Pflegekräften verwendet. Es erfordert allerdings ausreichend Übung um korrekte Werte ermitteln zu können. Das Gerät besteht eigentlich aus zwei kombinierten Geräten. Zum einen aus der Oberarmmanschette mit Blasebalg und Druckmanometer und einem Stethoskop. Zuerst legst Du die Oberarmmanschette so an, dass die Markierung genau auf der Brachialisarterie liegt. Nun schließt Du das Entlüftungsventil am Druckmanometer und gibst über den Blasebalg Druck auf die Manschette. Dies tust Du so lange, bis sich der Zeiger des Druckmanometers nicht mehr bewegt. Nun ist die Arterie abgedrückt. Jetzt steckst Du Dir die Ohrhörer des Stethoskops in die Ohrmuscheln und legst die Hörmembran des Stethoskops genau auf die Arterie in der Armbeuge des Patienten. Nun löst Du ganz vorsichtig die Schraube des Entlüftungsventils und lässt langsam den Druck aus der Armmanschette ab. An irgendeinem Punkt dieses Prozesses beginnst Du die Herzschläge über das Stethoskop deutlich zu hören. Dies ist der obere, der systolische Blutdruck. Merke Dir die Zahl, lasse aber weiterhin langsam den Druck in der Manschette nach. An einem anderen Punkt hörst Du die Herzschläge nicht mehr, nun hast Du den unteren, den diastolischen Wert des Blutdrucks. Sehr, sehr erfahrene Personen im Umgang mit solch einem Instrument können den Blutdruck

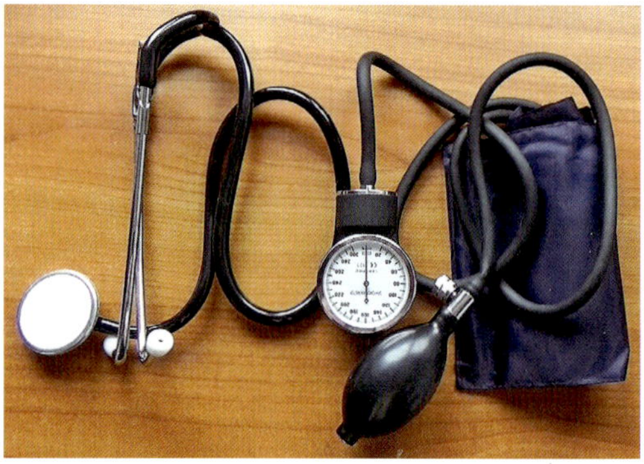

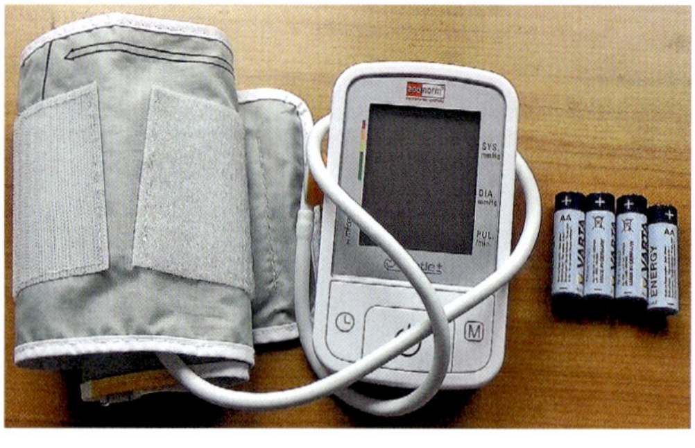

auch ziemlich genau an den ruckartigen Zeigerbewegungen des Druckmanometers ermitteln. Der Vorteil dieser Kombination ist, dass sie zum einen völlig ohne Fremdstrom auskommt und zum anderen das Stethoskop auch zum Abhören des Brustkorbs verwendet werden kann.
Bei dem Blutdruckmessgerät im zweiten Bild sind vier AA-Batterien oder Akkus erforderlich und eine eingebaute Pumpe nimmt Dir die beschriebene Arbeit ab. Das Gerät ermittelt die Werte auch bei ungeübten Personen recht genau. Die Messung muss auch mit diesem Gerät am »Herzarm« und in Herzhöhe stattfinden. Von Geräten die den Blutdruck am Handgelenk messen, kann ich Dir nur abraten, diese sind in der Regel viel zu ungenau, weshalb ich sie eher als lustiges Spielzeug betrachte.

Körperöffnungen

Die folgenden Gerätschaften dienen der Anamnese, können aber ebenso auch zur Behandlung eingesetzt werden.

Klistier

Ein Klistier bekommst Du in den verschiedensten Größen. Warum ich dieses kleine Klistier favorisiere liegt in den universellen Anwendungsmöglichkeiten. Dieses Klistier kannst Du ebenso für einen schonenden Einlauf (auch bei Kindern) wie auch für das Ausspülen des Gehörgangs oder dem Spülen von Wunden einsetzen. Selbstverständlich muss das Klistier nach einem Einlauf entsprechend desinfiziert werden, ich verwende hierfür Chlordioxid, was mir eine ausreichende Sicherheit bei der Hygiene gibt.

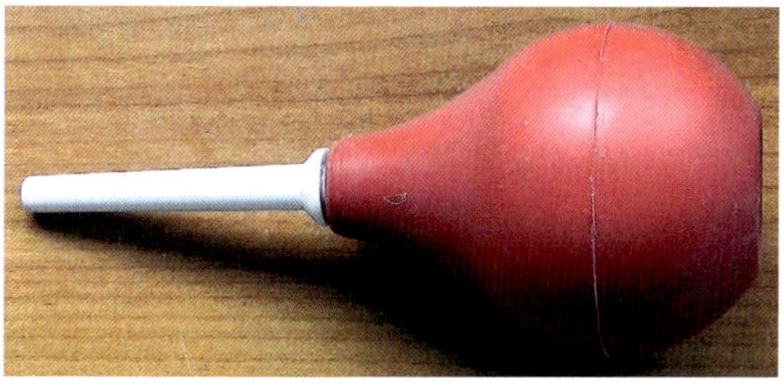

Otoskop

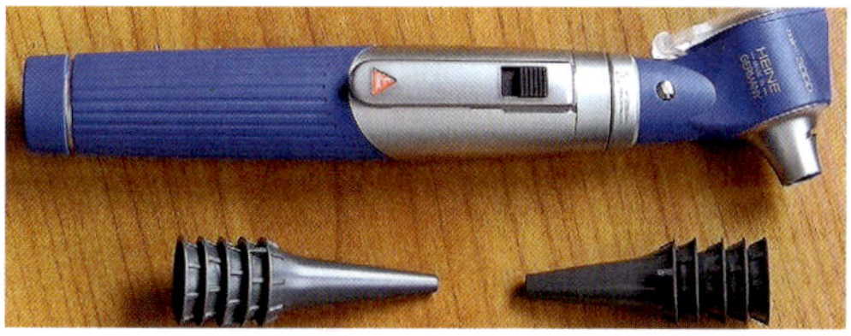

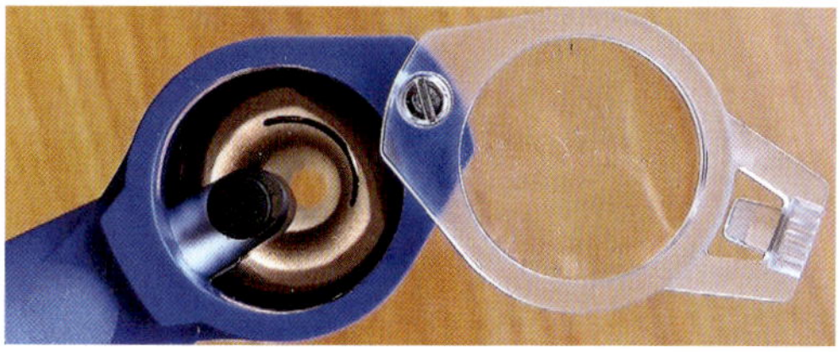

Es gibt in der Natur sehr viele Lebewesen, die sich bevorzugt in engen, dunklen, warmen, trockenen bis leicht feuchten Höhlen aufhalten. Diese Lebewesen machen keinen Unterschied ob es sich dabei um Höhlen in der natürlichen Umgebung oder Körperhöhlen eines anderen Lebewesens handelt. Unsere Gehörgänge stellen für solche Tiere ideale Bedingungen zur Verfügung. Ob Spinnen, Ohrwürmer, Käfer, Kakerlaken, alle suchen nach geeigneten Schutzräumen. Hältst Du Dich permanent im Freien auf, so bist Du mit Deinen Gehörgängen den suchenden Insekten natürlich sehr willkommen. Ein Tier im Ohr kann zu starken Irritationen bis hin zu Ohr- und Kopfschmerzen führen. In diesem Fall hilft es, wenn ein Otoskop, eine Pinzette und ein kleines Klistier oder eine 20 ml-Einmalspritze ohne Kanüle zur Hand sind. Das hier gezeigte Otoskop wird mit zwei AA-Batterien betrieben. Du kannst natürlich auch entsprechende Akkus verwenden. Dadurch ist das Otoskop auch in Krisenzeiten einsatzbereit. Das Gerät besitzt eine eingebaute Ohrleuchte und eine schwenkbare Vergrößerungslinse. Durch wegschwenken der Vergrößerungslinse kannst Du einen der im nächsten Absatz gezeigten Instrumente durch das Otoskop in das Mittelohr einführen und damit vorsichtig agieren. So hast Du auch genügend Licht im Ohr zur Verfügung. Im oberen Bild siehst Du jeweils fünf aufsteckbare Einweg-Ohrtüllen in zwei verschiedenen Größen (2,5 mm und 4 mm), die Tüllen lassen sich jedoch auch

problemlos desinfizieren und wiederverwenden. Die kleinen Ohrtüllen sind für Babys, Kleinkinder und besonders enge Gehörgänge, die großen Tüllen für Tiere und Erwachsene geeignet. Mittels Otoskop erkundest Du zuerst den Gehörgang. Befindet sich ein Insekt darin, so spritzt Du mittels Klistier vorsichtig kaltes Wasser hinein. Die warme, kuschelige Situation ist für das Insekt nun schlagartig zu Ende und es will sich deren entziehen. Das ist der Moment, in dem Du mit der Pinzette am Außenohr lauerst und zugreifst um das Tier zu entfernen.
Auch Ohrenentzündungen, ein gerissenes Trommelfell und andere Dinge lassen sich durch ein Otoskop in Verbindung mit den medizinischen Ohrenreinigern sehr gut eruieren.

Medizinische Ohrenreiniger

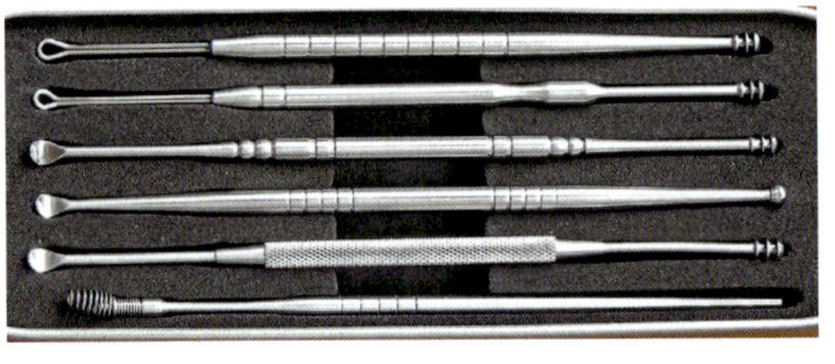

Ein kleiner Satz medizinischer Ohrenreiniger ergänzen die Anamnese- und Behandlungsmöglichkeiten in Verbindung mit dem vorher gezeigten Otoskop. Die Instrumente müssen sehr leicht zu desinfizieren sein und dürfen absolut keine Spitzen oder scharfen Kanten besitzen, denn die Oberfläche des Mittelohres ist sehr empfindlich und kann leicht verletzt werden. Das hier gezeigte Set besteht aus Edelstahl und besitzt mehrere unterschiedliche Löffelchen, Stempel, Ösen und einen gefederten Kopf. Mithilfe dieser Instrumente ist es einfacher eine Anamnese des Mittelohres durchzuführen, Fremdkörper oder Zerumen (Ohrenschmalz) aus dem Gehörgang zu entfernen oder Verletzungen/Entzündungen im Mittelohr mit Pflegeprodukten zu behandeln.

Zahninstrumente

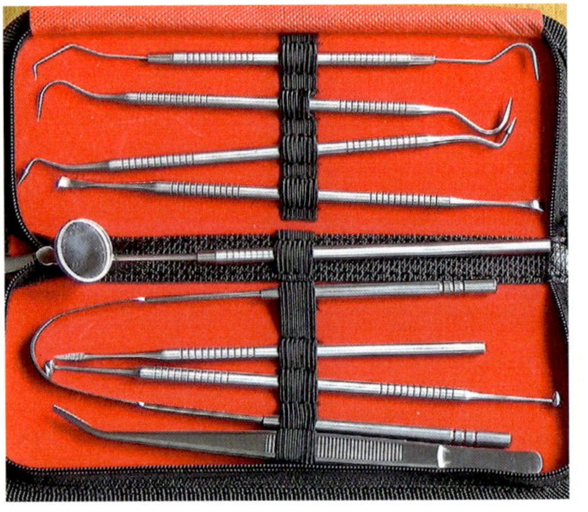

Das Zahn-Kit enthält verschiedene Werkzeuge um den Zustand der Zähne einer genauen Betrachtung zu unterziehen. Im Kit befinden sich unter anderem zwei unterschiedliche Hämmerchen, verschiedene Sonden, ein Spiegel, eine Pinzette und verschiedene Schabewerkzeuge.
Mithilfe der verschiedenen Werkzeuge kann eine ausführliche Untersuchung der Zähne und des Zahnfleischs erfolgen, ebenso kann Plaque entfernt und Zungenbelag abgeschabt werden.
Aufkommende Probleme mit den Zähnen können so frühzeitig erkannt und mit entsprechenden Maßnahmen entgegengesteuert werden.
Es kann zum Beispiel von elementarer Wichtigkeit sein, vor dem eigentlichen Aufbruch in die Natur selbst noch einmal kurz alle Zähne bei den Betroffenen genauestens zu untersuchen. Unter Umständen kann noch schnell ein Zahnarzt konsultiert werden, was später vielleicht nicht mehr oder nicht mehr so leicht möglich ist.

6 RAUS – NUR RAUS

In diesem Buch wird die Fortbewegung zu Fuß oder mit einem Fahrzeug als Marsch bezeichnet und nicht als Fahrt, Wanderung oder Spaziergang. Eine Wanderung oder ein Spaziergang ist zum Beispiel etwas das jemand aus Spaß und Liebe zur Natur durchführt. Das Ziel ist die Wanderung oder der Spaziergang an sich oder vielleicht ein gemütliches Vesper auf einer entlegenen Berghütte – einem lockeren Gespräch mit anderen Wanderern, die man unterwegs trifft, nicht abgeneigt. Im Gegensatz dazu wird ein Marsch gezwungenermaßen durchgeführt um ein bestimmtes geografisches Ziel zu erreichen, er dient nicht hauptsächlich dem Genuss an der Natur und wird in der Regel auch nicht gemütlich durchgeführt. Kontakte mit anderen Menschen oder Menschengruppen werden je nachdem absolut vermieden. Sich bei Bedarf möglichst »unsichtbar« durch die Natur bewegen zu können gehört zu den wichtigen Marschkriterien.

Zu beachten gibt es natürlich auch einige Dinge, wenn Du durch die Umstände genötigt wirst, mit Deiner Notfallausrüstung hinaus in die Natur zu gehen: Da es dringend erforderlich ist, Dein Heim zu verlassen kannst Du davon ausgehen, dass es anderen Menschen auch so ergeht. Hinzu kommen die Menschen welche als einzige Option sowieso die Flucht hinaus in die Natur von vorne herein für sich festgelegt hatten. Befindet sich solch eine Person bereits seit einiger Zeit auf Biwaktour, so wird sie nur noch wenige bis gar keine Nahrungsmittel mehr zur Verfügung haben. Auch ihr kommt Dein prall gefüllter Rucksack oder Dein bepacktes Fahrzeug wie ein Geschenk vor. Sie wird unbedingt Deine Ausrüstung und Deine Lebensmittel haben wollen, erforderlichenfalls auch mit Gewalt. Erschwerend kommt hinzu, dass marodierende Gruppen oder Einzeltäter Orte und Straßen auf der Suche nach etwas Verwertbarem unsicher machen.

Stelle Dich besser darauf ein, auch einsame, alleinstehende Gebäude oder Bauten – auf die Du unterwegs triffst – nicht benutzen zu können. Selbst wenn es sich bei diesen Gebäuden um längst verlassene Komplexe oder Gartensiedlungen handelt. Auch andere Personen und Gruppen wissen von diesen Unterkunftsmöglichkeiten, suchen dort vielleicht speziell nach schutzsuchenden Personen, denen sie Ressourcen abnehmen können. Es kann durchaus sein, dass Du bei Annäherung an ein Gebäude in die Abwehrreaktion oder den Kugelhagel der bereits vorhandenen Besetzer kommst.

Je schlechter eine Straße oder ein Weg ausgebaut ist, umso geringer ist die Gefahr eines Zusammentreffens mit motorisierten und/oder organisierten Gruppen. Einer motorisierten Gruppe bist Du zu Fuß schutzlos ausgeliefert, sollte sie Dich entdecken. Eine Flucht wäre so gut wie ausgeschlossen, da Du einem motorisierten Fahrzeug in der Geschwindigkeit deutlich unterlegen bist. Einer organisierten Gruppe bist Du ebenso fast hilflos ausgeliefert, eine Hetzjagd/Treibjagd ist in so einem Fall wahrscheinlich. Eine für Dich wichtige Tatsache ist, dass Gruppen von Plünderern normalerweise nicht ohne Grund Wiesen- und Waldwege ablaufen. Sie sind auf maximalen und schnellen Erfolg aus, nicht auf gemütliche Wanderungen durch die Natur. Etwas anderes ist es, wenn sie auf reiche Beute hoffen, (siehe Abschnitte »Lagerplatz« und »Feuer«). Im Abschnitt »Vorsicht an folgenden Orten« erfährst Du welche Situationen Du unbedingt meiden solltest.

Sicherlich ist der permanent getarnte Marsch bei Dunkelheit die sicherste Variante. Sinken werden aber dann auf der anderen Seite eventuell das Sicherheitslevel für Deine Person und die täglich maximal mögliche Marschstrecke. Mit dem Sinken des Sicherheitslevels für Dich ist gemeint, dass das Verletzungsrisiko bei einem Nachtmarsch für Dich deutlich höher ist. Nachts bist Du zudem durch den Einsatz von Wärmebildkameras leichter aufzuklären, da sich Körper- und

Fahrzeugtemperatur deutlich von der nun um einige Grad kälteren Umgebung abheben.

Obendrein ist Deine Orientierung bei Nacht extrem eingeschränkt und eine gute Kompassnavigation oder die Navigation mit einem Handnavigationsgerät ist unbedingt erforderlich. Die Bilder zeigen einen für Nachtmärsche geeigneten Kompass. Er leuchtet an den wichtigen Stellen deutlich nach, wenn diese vorher durch den Lichtstrahl Deiner Lampe »aufgeladen« wurden. Du siehst hier den Marschzahlring und die Nordspitze auf dem Kompassteller nachleuchten. Der Nachleuchteffekt hält eine ganze Zeit lang an und kann jederzeit und unbegrenzt wiederholt werden. Wenn Du aber vorher keine einschlägigen Erfahrungen sammeln konntest, dann solltest Du besser nicht bei Nacht marschieren. In dem Fall sind die für Dich als sicherer anzusehenden Marschzeiten jeweils die Morgen- und Abenddämmerung. Dadurch verkürzt sich Deine täglich zur Verfügung stehende Marschzeit auf etwa zwei bis vier Stunden pro Tag. Somit ist eine tägliche maximal zu bewältigende Strecke zwischen zwei und 20 Kilometern zu Fuß oder zwischen zehn und 80 Kilometern mit einem Fahrzeug möglich. Das ist nicht gerade sehr viel. Zwei Kilometer zu Fuß oder zehn Kilometer mit einem Fahrzeug bei schwierigem Gelände, 20 Kilometer zu Fuß oder 80 Kilometer mit einem Fahrzeug bei geradem und barrierefreiem Gelände.

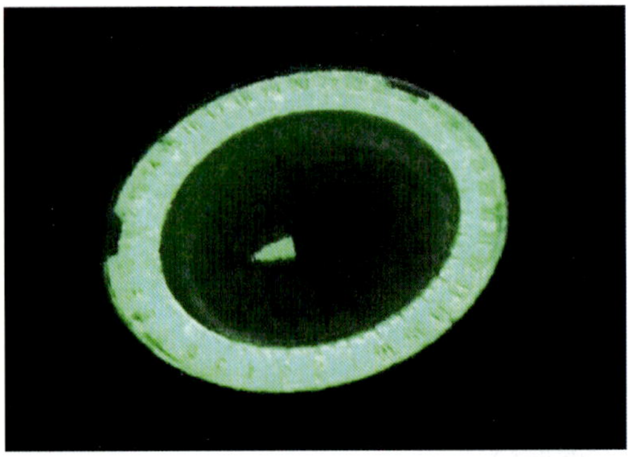

Musst Du zu Fuß unterwegs sein, so wäge gut ab, ob es Dir das Risiko wert ist, Dich durch unwegsames Gelände zu quälen. Die Verletzungsgefahr ist mindestens ebenso hoch wie wenn Du versuchst, an einem sehr steilen, rutschigen Schräghang entlang zu gehen. Sicherlich kann es für ein kurzes Stück erforderlich sein das sichere Terrain zu verlassen, in der Regel solltest Du aber die Verletzungsmöglichkeiten auf ein absolutes Mindestmaß begrenzen. Bedenke, dass Du keinen Doktor zur Verfügung hast, der Dich zusammenflickt.

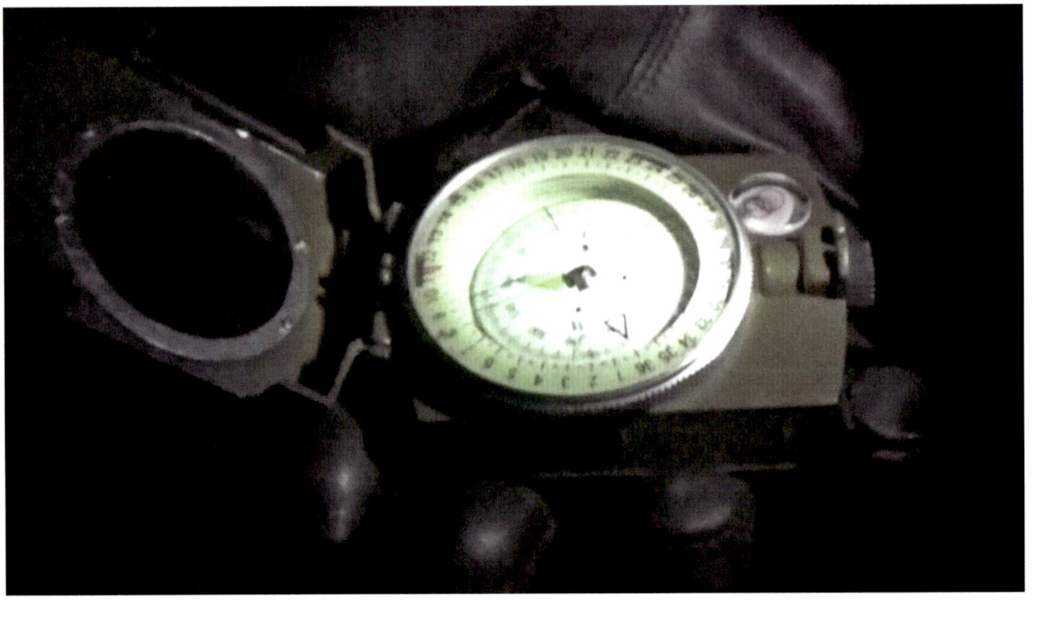

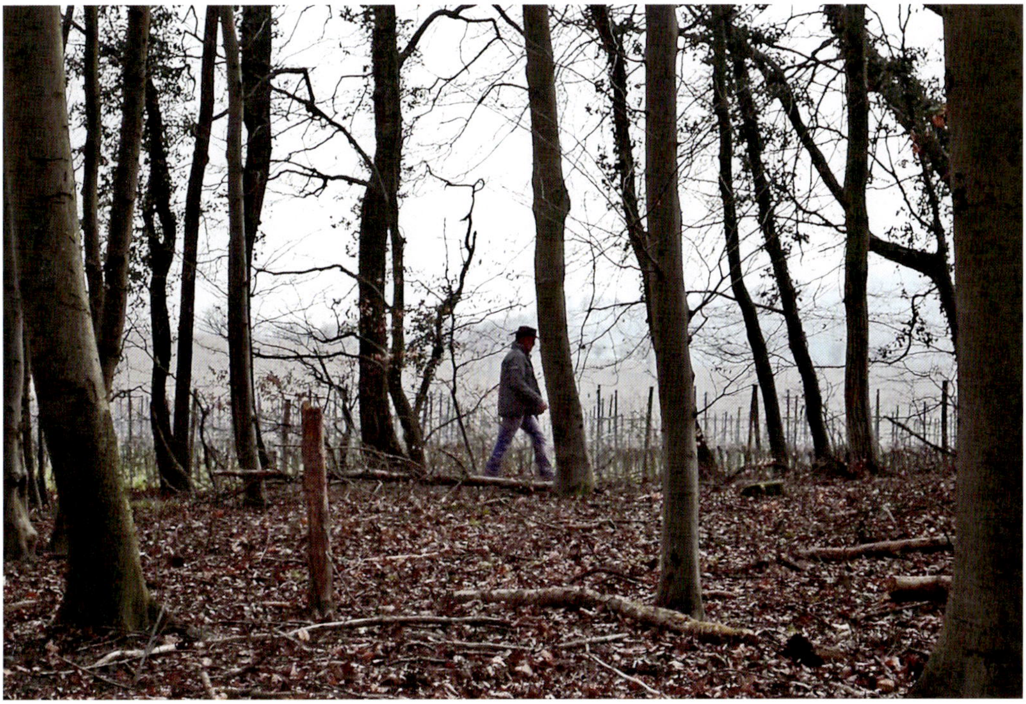

Das Schlimmste, was Dir unterwegs passieren kann (außer Plünderung oder Kampf auf Leben und Tod), ist eine Verletzung, wodurch Bakterien in Deinen Körper gelangen können. Auf das Thema Bakterien gehe ich im Abschnitt »Hygiene« noch etwas genauer ein.

Vermeide es, auf Deinem Marsch eine Silhouette abzugeben. Bewege Dich nicht auf Gebäudedächern, Bergkämmen oder Anhöhen, halte Dich in urbanem oder bewohntem Gelände strikt an die USR (Urban Survival Rules) aus meinem Buch »Urban Prepper«. Vermeide es ebenso, an Waldrändern entlang zu marschieren. Diese Situationen zeigen einem eventuellen Beobachter Deine genauen Umrisse und bieten ein perfektes Ziel für Schützen. Während Du in den ersteren Fällen von allen Seiten gut gesehen werden kannst, so kannst Du am Waldrand entlang von einem im Wald versteckten Angreifer gegen den hellen Hintergrund sehr leicht als Ziel identifiziert werden. Kannst Du eine solche Strecke nicht vermeiden, so überwinde diese entweder bei Nacht, in tiefst möglicher Gangart um die Silhouette aufzulösen oder sehr schnell. Selbst wenn dies bedeuten würde, dass Du Dich über den Boden kriechend oder kurzzeitig sprintend fortbewegen musst. Die eigene Silhouette aufzulösen ist im Abschnitt »Tarnung« beschrieben.

Bringe im erforderlichen Fall in kürzestmöglicher Zeit eine akzeptable Distanz zwischen Dich und andere Menschen. Musstest Du dein Heim verlassen, so ist jeder andere Mensch als potenzieller Feind und Angreifer zu betrachten. Mach Dir nichts vor, je nach Umfang und Zustand der Krise kannst Du wenig bis gar keine Menschlichkeit von Deinem Gegenüber einfordern. Im Endeffekt ist sich jeder selbst der Nächste und Du hast die Aufgabe Dich – als Deinen Nächsten – zu versorgen und am Leben zu erhalten. Am Leben zu erhalten, ohne dass Du in ein Geschäft gehen kannst, um Dich mit allerlei schönen Dingen zu umgeben, oder in die nächste Apotheke, um Medizin zu kaufen.

Um Dein Ziel zu erreichen, kann es durchaus sein, dass Du auf dem Weg dahin für eine bestimmte Zeit in Deckung gehen musst (siehe hierzu unbedingt die Informationen im Abschnitt »Tarnung«).

6.1 Stealth Marsch Regeln

1. **Grundlagen**

- Gesetze einhalten, soweit möglich
- Verbote beachten
- keine Gebiete wie große Lichtungen, Truppenübungsplätze, Flugplätze, etc. überqueren
- Durchführung alleine oder in möglichst kleinen Gruppen
- Tarnbewusstes Verhalten
- Tarndisziplin einhalten
- kenne den Weg
- kenne die Verstecke
- habe einen Plan für eine schnelle Flucht
- lass Dich nicht erwischen
- umgehe einen vermutlichen Hinterhalt

2. **Marsch**

- in der Dämmerung oder nachts, da sind meist wenige andere Menschen unterwegs
- nutze Schatten, nutze Dunkelheit
- bewältige Deine Angst in der Nacht, die Gewöhnung kommt mit der Zeit
- kein Licht (nur minimal), beachte hierzu auch die Informationen »Lichtfarbe und Täuschung« wie im Abschnitt »Stealth Camp Regeln« erläutert
- verwende Lampentarnschirme
- kein Feuer
- keine Essenszubereitung
- keine eingeschaltete Elektronik
- nutze festen und harten Untergrund, Bachläufe, Kanäle oder Flüsse – falls möglich
- verwische Deine Spuren
- freie Flächen zuerst beobachten, dann überqueren
- nutze denselben Weg nicht zweimal hintereinander oder auf eine längere Strecke
- alles Auffällige meiden
- Geräusche vermeiden oder absolut minimieren
- maximal Flüsterkommunikation, besser Handzeichen
- Geländedeckungen nutzen
- Tarnschutz nutzen (Wetter, Sicht, Gebäude, Geländeformation, Pflanzen)
- Überwachungskameras beachten

3. **Kleidung, Fahrzeug**

- braun, grün, beige, Erdfarben
- nutze Tarnkleidung, wenn Du Dich im Tarnmodus befindest
- verwende Tarnnetze
- vermeide große Farbflächen
- keine reflektierenden Dinge (Kleidung, Ausrüstung, Fahrzeug)
- Konturen verwischen
- klimpernde Dinge abkleben

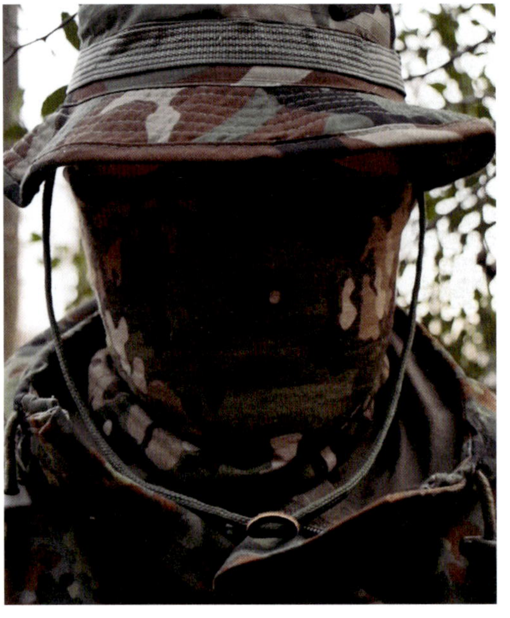

4. **Körper**

- löse Dein Augen-Nasen-Kreuz auf
- Tarnschirm(e) verwenden

5. **Bei Kontakt**

- verhalte Dich nicht verdächtig
- erkläre offen Dein Vorhaben, wenn Du angesprochen wirst, aber nicht die Wahrheit
- verlasse das Gebiet, wenn Du dazu vom Besitzer aufgefordert wirst
- sei sehr aufmerksam und bereit

6. **Meide möglichst:**

- Jagdsaison
- Wildtiergebiete
- Stadtparks, etc.
- Straßen (nur queren)
- Brücken
- Plätze an denen Kinder spielen
- Konfrontation mit Personen
- Schlamm/Morast (Spuren)
- Hell erleuchtete Wege/Gebiete
- Unterführungen/Tunnels
- Bergkämme
- Silhouettenbildung
- Hinterhalt

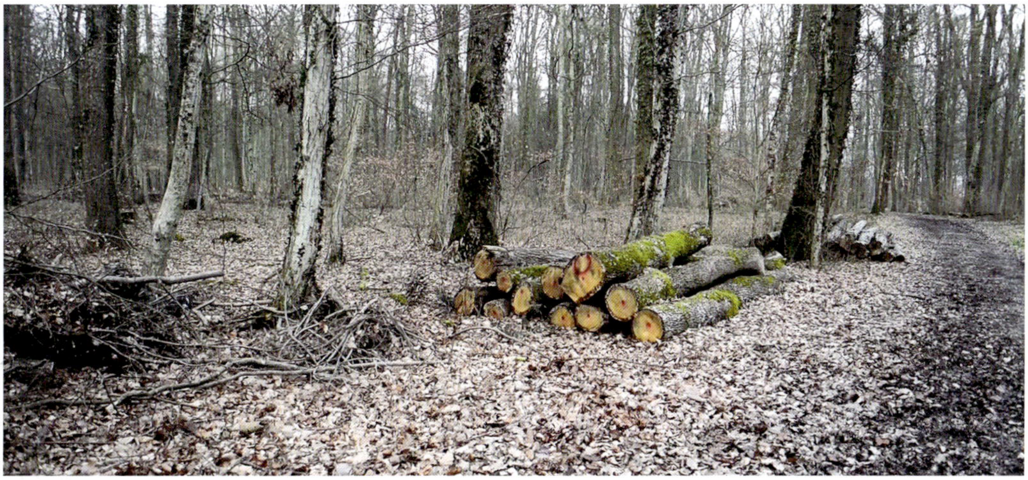

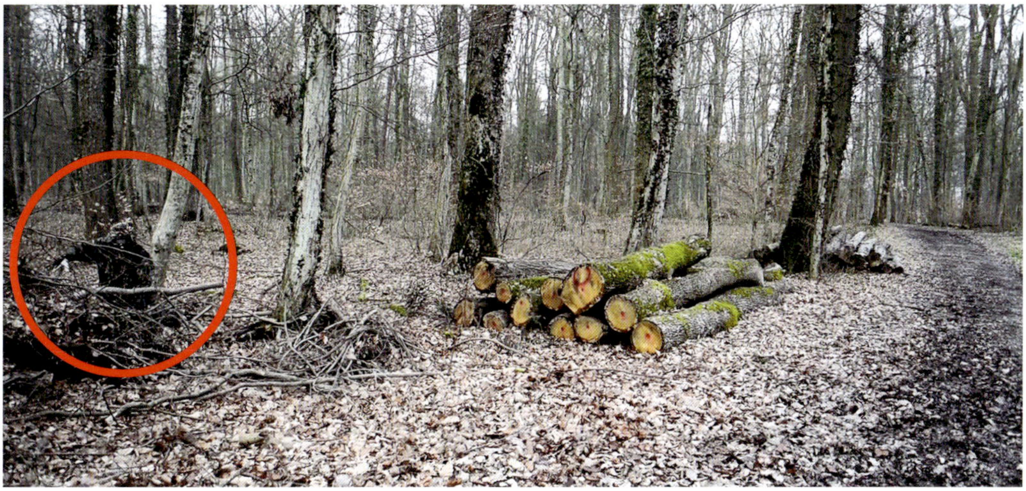

7. **Sicherheit**

Sorge immer für maximale Sicherheit!

Wenn Du kein gutes Gefühl mehr hast, suche sofort Deckung und beobachte die Gegend. Im oberen Bild siehst Du eine getarnte und dadurch »unsichtbare« Person, im unteren Bild gibt sie sich zu erkennen (linke Seite). Dies könnte auch ein Hinterhalt gewesen sein. Du bist der Einzige, der Dich retten kann.

Im Notfall Telefon verwenden und Signale geben.

6.2 Hinterhalt

Gehe bei einer unsicheren Situation immer von einem möglichen Hinterhalt aus. Ein Hinterhalt hat zu allererst einmal eines – einen Grund. Es legt sich keine Person auf einen Weg und simuliert eine Verletzung, ohne zu wissen, ob nicht die nächste Zeit jemand diesen Weg langgeht. Ebenso stellt sich niemand lauernd hinter eine Mauer und wartet dort Tage und Wochen, bis endlich jemand vorbeikommt, um dann diese Person zu überfallen. Das bedeutet also, dass Du im Fall eines Hinterhalts bisher schon schwerwiegende Fehler in Sachen Tarnung und Verhalten begangen hast. Mache jetzt nicht noch mehr Fehler. Laufe nicht auch noch in die gestellte Falle hinein. Es ist sehr unwahrscheinlich, dass Du einen Waldweg entlang läufst und mit einem Mal liegt eine offensichtlich bewusstlose, verletzte oder gar schwer verletzte Person vor Dir. Derselbe Ablauf, anderes Szenario: Du kommst auf ein Fahrzeug zu, die Fahrertür steht weit auf, hinter dem Fahrersitz befindet sich eine in sich zusammengesunkene Person, die Füße aus dem Fahrzeug hängend. Von weitem sieht die Person bewusstlos aus, oder bittet Dich sogar um Hilfe. Ein weiteres Beispiel: Du fährst eine Straße entlang und siehst ein offensichtlich vor kurzem verunfalltes Fahrzeug, der oder die Insasse(n) liegen neben dem Fahrzeug, bewusstlos. Anstatt des Fahrzeugs kannst Du auch eine gestürzte Fahrradfahrerin auf oder neben der Straße annehmen.

Das Dümmste, was Du in solch einer Situation machen kannst, ist sofort Dein »Hilfe-Gen« zu aktivieren und zu der Person hinzulaufen. Es bieten sich folgende Szenarien:

1. Die »verletzte« oder »bewusstlose« Person zieht eine Waffe und bedroht Dich damit, sobald Du bei ihr ankommst. Sie zwingt Dich, alle Deine Sachen herzugeben.
2. Die »verletzte« oder »bewusstlose« Person zieht eine Waffe und erschießt oder ersticht Dich, sobald Du bei ihr ankommst. Sie nimmt Dir alle Deine Sachen ab.
3. Sobald Du Dich bei der »verletzten« oder »bewusstlosen« Person befindest, umzingeln Dich seine vorher in der Nähe versteckten Kumpane. Sie zwingen Dich alle, Deine Sachen herzugeben.
4. Sobald Du Dich bei der »verletzten« oder »bewusstlosen« Person befindest, erschießen oder erstechen Dich seine vorher in der Nähe versteckten Kumpane. Sie nehmen Dir alle Deine Sachen ab.
5. Es handelt sich wirklich um eine verletzte Person. Du versuchst ihr zu helfen und wirst dadurch daran gehindert, Deinen Weg fortzusetzen. Die Pflege eines Verletzten ist aufwendig, verbraucht Ressourcen und verzögert das Weiterkommen enorm. Du kannst durch andere Personen leichter aufgespürt werden und Du setzt Dich einem sehr hohen Risiko aus. Geht es der Person etwas besser, so wird sie Dich im Schlaf überrumpeln und Deine Ausrüstung stehlen. Wenn Du Glück hast, dann wird sie Dich aus Dankbarkeit am Leben lassen.
6. Die Person ist wirklich schwer verletzt und stirbt kurz nachdem Du sie gefunden hast.

Nun entscheide selbst, welcher der möglichen Ausgänge von Vorteil für Dich sein könnte, Dich weiterbringt oder Dich stärker macht.

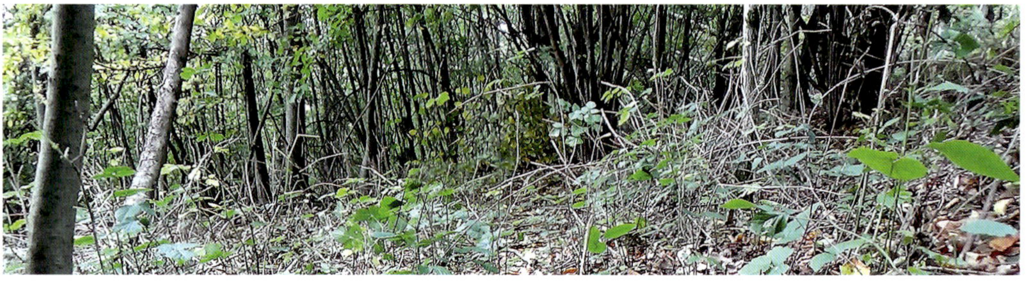

Das soll nun nicht heißen, dass Du offensichtlich verletzte oder wehrlose Personen generell »links liegen« lässt und alle Deine moralischen Bedenken über den Haufen werfen solltest. Willst Du Dich unbedingt einer solchen Person nähern, so tue dies nur unter äußerster Vorsicht. Bist Du alleine, so rate ich in jedem Fall dazu, Dich langsam und umsichtig von der »Situation« zu entfernen. Bist Du nicht alleine, dann solltest Du Dich erst nach ausführlicher Aufklärung und nur unter größter Vorsicht dem Verletzten nähern. Die anderen Gruppenmitglieder beobachten in höchster Alarmbereitschaft aus der Deckung heraus und mit den Waffen im Anschlag das Geschehen und die nähere Umgebung sehr genau. Ist die Person bei Bewusstsein, so lasse Dir unbedingt permanent beide leeren Hände zeigen, bevor Du Dich sehr nahe an die Person heranbegibst. Ist die Person offensichtlich bewusstlos, so nähere Dich von deren Rücken her und behalte beide Arme/Hände der Person ständig im Blick, sofern sich diese nicht unter der Person befinden. Bei der Person angekommen, stellst Du eines Deiner Knie in deren Rücken und sicherst beide Hände/Arme. So fixiert kann die Person keine überraschende Aktion gegen Dich starten. Überprüfe nun die Vitalfunktionen der Person. Stellst Du deren Tod fest, so lasse sie genau so liegen, wie Du sie vorgefunden hast. Eine Positionsveränderung des toten Körpers kann für andere Personen ein Hinweis auf Dich sein, wenn diese zurückkommen. Obendrein (Kriegslist) kann der Körper vermint sein. Bewegst Du den Körper, so löst Du die Sprengfalle aus, die Dich mit sehr hoher Wahrscheinlichkeit tötet.
Triffst Du unterwegs auf eine Situation, welche die ungehinderte Fortsetzung Deines Weges behindert, so drehe sofort um und umgehe/umfahre die Stelle. Gehe oder fahre in keinem Fall direkt zu dem Hindernis und untersuche es. Die Möglichkeit, dass es sich um ein natürlich oder zufällig entstandenes Hindernis handelt, ist gegeben, die Möglichkeit, dass es sich um eine absichtliche Weg- oder Straßensperre inklusive Hinterhalt handelt, aber auch. Für Dich ist es in jedem Fall besser, wenn Du von einem möglichen Hinterhalt ausgehst und die entsprechenden Entscheidungen triffst.

6.3 Hinterhalt auf dem Marsch

Um einem Hinterhalt auf dem Marsch vorzubeugen, ist es in jedem Fall sinnvoll, einen Spähtrupp vorauszuschicken. Teile die Gruppe je nach Größe auf in

1. **Spähtrupp**
   erkundet in einer vorher abgesprochenen Entfernung den vorausliegenden Weg nach möglichem Feindkontakt, Ressourcen und Unterkünften. Er hält Kontakt zur Hauptgruppe (siehe hierzu den Abschnitt »Aufklärung«).
2. **Hauptgruppe**
   führt den Großteil der mitzunehmenden Ausrüstung sowie Alte, Kranke, Kinder, Gehbehinderte und Verletzte mit sich und hält Kontakt zum Spähtrupp sowie zur Nachhut.
3. **Nachhut**
   nimmt zurückfallende Gruppenmitglieder auf und repariert oder wartet (wenn möglich) liegengebliebene Gruppenfahrzeuge, damit die Hauptgruppe ohne Verzögerung ihren Weg fortsetzen kann. Zudem sichert sie die Hauptgruppe gegen Verfolger. Die Nachhut hält Kontakt zur Hauptgruppe.

Sollten Spähtrupp und Hauptgruppe überfallen worden sein, so ist es die Aufgabe der Nachhut, die feindliche Gruppe zu beobachten und befreundete Gruppen zur Hilfe herbeizurufen. Ist eine Hilfe durch andere Gruppen nicht möglich, so ist es die Aufgabe der Nachhut, per Hinterhalt in der feindlichen Gruppe für Verwirrung zu sorgen und eine Flucht der eigenen Gruppenmitglieder zu ermöglichen.
In diesem Buch gehe ich zwar nicht auf Kampftechniken ein, aber solltest Du einer anderen Gruppe einen Hinterhalt legen müssen, so bedenke immer, dass diese ebenso die Struktur Spähtrupp/Hauptgruppe/Nachhut haben kann.

7 FLUCHTFAHRZEUG

Fast nichts wird unter Preppern so heiß diskutiert wie die Frage nach dem idealen Fluchtfahrzeug. Viele Prepper glauben, sie werfen sich bei beginnender Krise ihren Rucksack, wie auch immer der konfiguriert sein mag, auf den Rücken und marschieren in Clint Eastwoods Dirty-Harry-Manier in die freie Natur hinaus, um dort ihr Leben in Glück und Vollkommenheit zu leben. Die Realität sieht leider ganz anders aus. Mit einem schweren Rucksack auf dem Rücken läuft der Durchschnittsbürger nicht sehr weit, ohne sich zu verletzen, einem Kampf auszuweichen oder ihn gar zu führen ist fast völlig unmöglich.

Hast Du aber absolut keine Möglichkeiten, Dir ein sogenanntes Fluchtfahrzeug zuzulegen, dann bleibt Dir tatsächlich nur Dein Rücken, um alle Materialien von Ort-A nach Ort-B zu bringen. Bist Du in einer solchen Situation, solltest Du die vielen Tipps in Sachen Depots in diesem und auch im Buch »Urban Prepper« (Pietsch Verlag, 2017), sowie die Infos zu den vier Linien im »Prepper Handbuch« (Pietsch Verlag, 2016) peinlichst genau umsetzen.

Es ist ein Trugschluss zu glauben, Du könntest für längere Zeit in freier Natur überleben, alleine mit der Ausrüstung, die Du auf Deinem Rücken tragen kannst. Frei sein wie die Siedler im Wilden Westen der USA, denkt sich dabei so mancher. Dass diese Leute frei und unbekümmert ihr Leben genießen konnten, darfst Du getrost in den Bereich der Fabeln abtun. Sie mussten täglich neu um ihr Überleben kämpfen und es sind unverhältnismäßig viele Menschen dabei gestorben.

Die Siedler mussten in Gemeinschaften (Karawanen) reisen, um sich gegenseitig etwas mehr Schutz geben zu können. Sie wären ohne ihre üblichen Planwagen den Naturgewalten schutzlos ausgeliefert gewesen und kein Mensch wäre damals auf die Idee gekommen, nur mit einem Rucksack voller Dinge und ohne Zugriff auf die Zivilisation längere Zeit überleben zu wollen. Die Familien mit Planwagen bildeten eine Gruppe, so kamen Karawanen mit bis zu 100 Planwagen zusammen, die miteinander große Strecken bewältigten. Oft hatte eine Familie zwischen einem und fünf Rinder dabei. Die Rinder wurden in einer einzigen Herde mitgetrieben. Denn obwohl es zu der Zeit noch mindestens die hundertfache Menge an Wildtieren gab, brauchte es auch damals viel Zeit, um bei der Jagd erfolgreich zu sein. Durch ihre eigenen Rinder hatten die Siedler auf dem Trail immer frisches Fleisch, das nicht mit der Zeit verdarb, so wie totes Fleisch, das manche dennoch mit sich führten. Aber nicht jede Karawane hatte Vieh dabei, so führte zum Beispiel ein zu früher Wintereinbruch nicht selten zu Kannibalismus unter den Siedlern. Und dies, obwohl sie eigentlich sehr viel an Ausrüstung und Lebensmitteln mit sich führten. Sie taten einfach alles, um überleben zu können. Doch schauen wir uns einmal an, was die früheren Siedler an Ausrüstung dabei hatten, um autark überleben zu können. In einem Planwagen konnte etwa eine Tonne Material transportiert werden. So konnte auch ein schwerer Ofen – manchmal auch ein Küchenherd – und die ganzen Werkzeuge transportiert werden, die benötigt wurden, um Land zu bestellen, wie zum Beispiel auch einen Pflug. Oft wurde sogar ein Amboss im Wagen verstaut. An Nahrungsmitteln waren dabei: Zwei 25 kg Säcke Mehl, fünf kg Tee, ein 25 kg Sack Salz, ein 25 kg Sack Zucker, ein 25 kg Sack Kaffee, 20 kg Speck, 50 kg getrocknete Früchte, zwei 25 kg Säcke Bohnen, ein 20 bis 30 Liter Fass Essig, ein 20 bis 30 Liter Fass eingelegtes Gemüse, 15 kg getrocknetes Rindfleisch, 150 Liter Wasser, Musketen (Gewehre gab es noch keine), Schwarzpulver und Bleikugeln. Durch den Planwagen hatten sie immer schnell ihr Shelter zur Hand, wenn es erforderlich war.

Da es zu der damaligen Zeit noch eine Unmenge an Wildtieren gab, konnten sich die in ihrem Zielgebiet

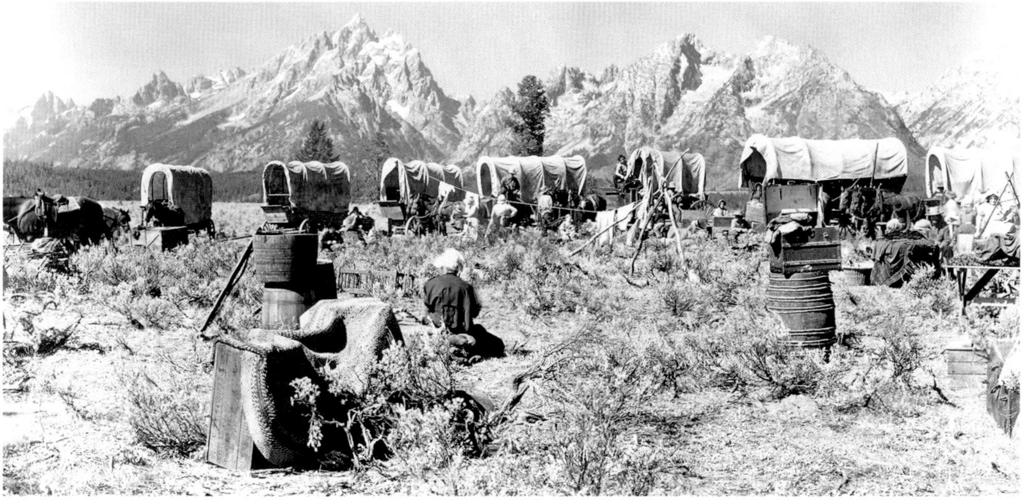

angekommenen Siedler durch Jagd und Ackerbau oft gerade so über die Runden bringen. Heutzutage sind Wildtiere extrem dezimiert, Haus- und Nutztiere wie Kühe, Schweine, Gänse, Hühner, Ziegen, Schafe, Pferde etc. gibt es dagegen im Überfluss. Derzeit besteht in Deutschland ein Bestand von gerade mal etwa zwei Millionen Rehen und Hirschen. Bringst Du diese Zahl mit 82 Millionen Menschen in demselben Gebiet in Relation, so erkennst Du das Ungleichgewicht. Das bringt den Prepper auf der Flucht in arge Bedrängnis, wenn er sein Fleisch »erarbeiten« will. In meinem nächsten Buch gehe ich speziell auch auf die Themen Fallenbau, Falleneinsatz, Jagd und Jagdtechniken ein. Da Haus- und Nutztiere in der Regel einen Besitzer haben, verstößt es gegen die geltenden Gesetze, wenn Du Dich eines dieser Tiere bemächtigst oder es erlegst. Dann giltst Du demzufolge als Viehdieb und dies wird in manchen Gegenden mit dem Tod bestraft. Auch wenn die derzeitige Rechtslage in Mitteleuropa solch eine Strafe noch nicht vorsieht, ist sehr gut vorstellbar, dass sich dies so entwickeln wird, wenn die Not extrem zunimmt. Jeder Tierbesitzer wird seinen Besitz verteidigen, mit allem was ihm zur Verfügung steht. Das Erlegen von Haus- oder Nutztieren solltest Du Dir also sehr genau überlegen ob es das Risiko wert ist? Aus dieser Situation ergibt sich für Dich, dass Du fast alles was Du für Deine Ernährung benötigst, für die geplante Zeit mit Dir mitführen oder deponiert haben musst. Du kannst Dich zwar einiger Wildpflanzen für Deine Ernährung bedienen, ausreichen wird dies aber in keinem Fall. Du solltest Dir bei der Planung für einen langandauernden Aufenthalt in der Wildnis ein Beispiel an unseren Vorfahren nehmen, diese hatten grundlegende Erfahrung für solche Situationen. Dennoch ist Deine Situation auf der Flucht anders zu bewerten als die der Siedler. Sie mussten sich zwar teilweise gegen die vorhandenen Ureinwohner wehren, waren aber nur Vorreiter für die nachziehende Zivilisation. Obendrein hatten sie in einiger Entfernung auch Destinationen, die sie immer wieder anlaufen konnten um sich neu zu versorgen. Du jedoch willst gerne eine möglichst große Distanz zwischen Dir und der Zivilisation (sofern vorhanden) haben. Damals trafen die Siedler auf eine fast unberührte Natur, soweit das Auge reichte. Heute gibt es solche Gegenden in Mitteleuropa nicht mehr.

Ein Planwagen mit Pferden oder anderen Zugtieren dürfte heutzutage kaum mehr zur Verfügung stehen, aber keine Frage, im Bedarfsfall ist genau das Dein Fluchtfahrzeug, welches Dir in dem entsprechenden Moment zur Verfügung steht, selbst wenn es ein Fiat 500 ist (wobei dies nicht bedeuten soll, dass ich einen Fiat 500 für ein schlechtes Auto halte, es geht mir lediglich um ein Beispiel).

Hast Du allerdings die Möglichkeit – auch finanziell – Dir DEIN Fluchtauto zusammenzustellen so solltest Du verschiedene Punkte in dieser Richtung unbedingt berücksichtigen.

Die Punkte im Einzelnen:

- wie viele Personen sollen mitfahren
- welches Transportvolumen wird benötigt
- welches Transportgewicht kommt zusammen
- Sicherheitseinrichtungen an Bord (Feuerlöscher, Abwehrverstärker, Alarmanlage)
- welcher Kraftstoff wird benötigt
- ist weiterer Kraftstoff leicht zu beschaffen
- wie weit soll gefahren werden (mitzunehmende Kraftstoffreserve, Ersatzteile)
- Kriterien für das Fahrzeug:
  - gering im Kraftstoffverbrauch
  - sehr geländegängig (möglichst 4 × 4)
  - Möglichkeit, Lampentarnschirme anzubauen
  - unauffällig
  - auch in zivilen (normalen) Zeiten gut nutzbar
  - wenig störanfällig
  - wenig Elektronik
  - kein Analysestecker erforderlich
  - leicht zu reparieren (Ersatzteile, Technik)
  - leicht zu tarnen

Bezieht Dein Plan ein Kraftfahrzeug mit ein, so ist auch eine ausreichende Menge an Kraftstoff als minimale Grundlage anzusehen. Wie bereits erwähnt sollte es vorzugsweise ein 4 × 4-Fahrzeug sein. 4 × 4-Fahrzeuge verbrauchen zwar etwas mehr Kraftstoff als ein »normales« Fahrzeug, es muss aber auch nicht gerade ein Dodge Ram oder ein Hammer sein. Hast Du kein 4 × 4-Fahrzeug zur Verfügung, so musst Du nehmen was da ist. Vielerorts erfährst Du, dass Dieselfahrzeuge Benzinfahrzeugen vorzuziehen wären. Mitteldestillate wie Heizöl EL oder Dieselkraftstoff sind auf Dauer nicht stabil, sie emulgieren unter Einwirkung von UV-Strahlen, Wärme, Wasser, Sauerstoffeintrag und Buntmetallen. Bei längerer Lagerung von Heizöl EL bzw. Dieselkraftstoff können durch katalytische Prozesse unlösliche Alterungsprodukte in Form von Sedimenten entstehen. Diese Sedimente führen zwangsläufig zu einer Erhöhung der Gesamtverschmutzung, die wiederum zu weiteren Störungen führen können. Der inzwischen obligatorische Bio-Anteil in Verbindung mit dem im Diesel vorhandenen Wasseranteil gibt Mikroorganismen beste Voraussetzungen um sich zu vermehren. Da Diesel nach einiger Zeit zu Dieselpest emulgiert, kann er nicht mehr in den Leitungen fließen. Eine schwarze, klebrige, Leitungen und Filter verstopfende Masse ist das Endresultat. Diesel ist auch je nach Außentemperatur ohne spezielle Additive nicht mehr zu verwenden. Die Ausscheidungsprodukte der dieselzersetzenden Mikroorganismen greifen Metalle (Leitungen und Motorenteile) korrosiv an und können sie dauerhaft schädigen. Meiner Meinung nach geht nichts über Benzinmotoren, falls es Dein Fluchtfahrzeug in Benzinausführung gibt. Benzin ist – in Metallkanistern gelagert – fast unkaputtbar und temperaturunabhängig einsetzbar. Für Dein Mindest-Kraftstofflager kannst Du die geplante Strecke × 2 rechnen. Dann hast Du noch ausreichend Reserve für Notfälle. Mehr zu lagern geht immer, weniger sollte es jedoch in keinem Fall sein. Nicht überall darfst Du mehr als 200 Liter Kraftstoff lagern. Mancherorts ist es ohne spezielle Genehmigung möglich auch sehr große Mengen zu lagern, sofern sich der Kraftstoff jeweils in 20-Liter Kanistern befindet. Dein Landratsamt kann Dir sagen, unter welchen Umständen und aus bis zu wieviel Litern Dein Lager bestehen darf, ohne spezielle Vorkehrungen treffen zu müssen. Beachte aber, dass Deine Kraftstoffbehälter in einer Wanne gelagert werden, die evtl. auslaufenden Kraftstoff sicher auffangen kann. Hast Du zum Beispiel fünf 20-Liter Kanister mit Kraftstoff gefüllt, so sollte die Wanne ein Auffangvolumen von mindestens 100 Litern besitzen.

7.1 Das ideale Fluchtfahrzeug

Die Frage nach dem idealsten aller Fluchtfahrzeuge, ich nenne es lieber Krisenfahrzeug, kann nicht für alle und nicht für jede Situation gegeben werden. Jeder

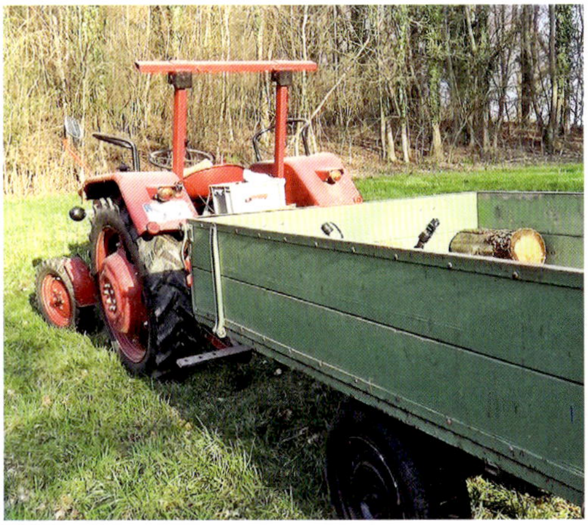

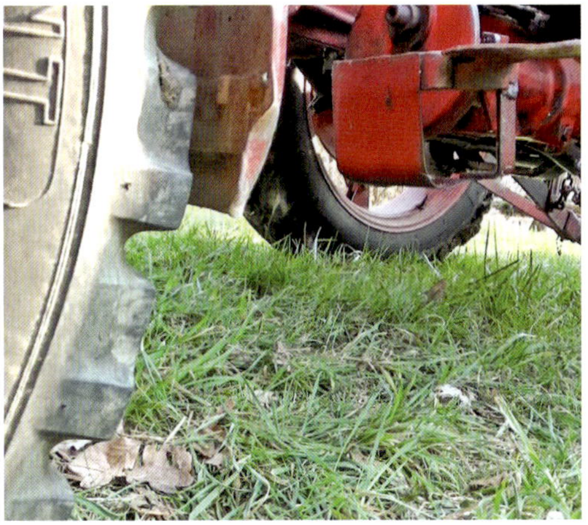

Prepper hat seine Präferenzen. Ich für meine Person halte einen nicht zu großen Traktor mit kleinem Anhänger für die beste aller Alternativen. Dieser kommt den Vorteilen eines wie vorher beschriebenen Planwagen sehr nahe, übertrifft die Vorteile eines solchen aber noch um Längen.

7.2 Traktor

Ein Traktor:

1. ist fast unzerstörbar
2. ist durch jeden leicht zu fahren, auch durch ein Kind, das in der Lage ist die Pedale zu treten
3. verkraftet sehr viel Transportgewicht
4. kommt auch ohne Wege klar
5. kommt auch mit schlimmstem Morast klar
6. ist günstig im Verbrauch
7. fährt auch sehr weite Strecken durch Wald und Flur
8. kann fast überall repariert werden, da es sehr viele entsprechende Werkstätten und Landmaschinenmechaniker gibt
9. fährt mit verschiedenen Ölarten (Dieselöl, Heizöl, Pflanzenöl)
10. kann hervorragend für Auftragsarbeiten und -fahrten eingesetzt werden
11. bietet unter Fahrzeug und Hänger ausreichenden temporären Schutz
12. kann beim Aufbau einer Lebensmittellogistik am Zielort unbezahlbare Dienste leisten
13. ist sehr wichtig beim Hausbau im Zielgebiet

Der hier gezeigte Traktor ist ein Mc Cormick D-324 Standard, Baujahr 1962, 1825 cm^3, 24 PS, sechs Gänge, 1900 UpM, einer Spitzengeschwindigkeit von 18,8 km/h und 4,8 Litern Maximalverbrauch in der Stunde bei Volllast. Ist die Krise noch nicht so schlimm, dass Du Dein Heim verlassen musst, so kannst Du einen Traktor auch sehr gut einsetzen, um anderen Menschen zu helfen, was Dir wiederum Gegenleistungen einbringt. Transportiere für jemand das Holz nach Hause und behalte einen Teil davon für Dich. Hilf mit Deinem Traktor schwere Lasten zu bewegen und erhalte im Gegenzug dafür Lebensmittel oder anderes. Auf der Flucht bist Du mit einem kleinen Traktor mit Hänger an keinerlei Wege gebunden. Straßensperren zu umfahren ist kein Problem, das ist selbst da kein Problem, wo ein 4 x 4-Pkw nicht mehr durchkommt.

Fährst Du Deinen Traktor zur Tarnung in einen unwegsamen Wald, so bist Du auch bei starkem Wind unter Zugfahrzeug und Hänger vor herabfallenden Ästen (Witwenmacher) bestens geschützt.

Im Anhang siehst Du die Checkliste für einen länger andauernden Aufenthalt in der Natur. Aus dieser kannst Du sehen, dass sich zum Beispiel ein Fahrrad als Fluchtfahrzeug in keinem Fall eignet, auch nicht mit Anhänger. Das kleinste Fluchtfahrzeug sollte –

wenn Du keinen Schlepper zur Verfügung hast – idealer Weise mindestens ein 150 PS-Pkw mit Allrad sein. Natürlich ist bei einem solchen Fahrzeug und der sich ergebenden Last der Spritverbrauch ganz enorm, was sich unbedingt in der Kalkulation niederschlagen muss. Ein weiterer wichtiger Punkt ist, dass PKWs nicht für harte Einsätze konzipiert wurden und deren Anfälligkeit nur durch ein engmaschiges Versorgungs- und Werkstattnetz ausgeglichen wird. Es ist mit an Sicherheit grenzender Wahrscheinlichkeit davon auszugehen, dass die genannten Anforderungen in einer schweren Krise nicht anzutreffen sind.

Du siehst bei großen Traktoren, dass diese mindestens ebenso vollgestopft sind mit Dingen und Funktionen die den Umgang im Alltag erleichtern sollen, Schnick-Schnack eben. Alle diese Features werden bei gestörter Versorgungslage nicht aufrecht zu erhalten sein. Zudem sind diese Dinge allesamt überaus anfällig. Deswegen kommen solche »Schnick-Schnack-Traktoren« genauso wenig in Frage wie alle »Schnick-Schnack-PKWs«. Kleine, einfache Traktoren funktionieren gänzlich ohne elektronische Schaltungen und sind nicht von der einwandfreien Funktion der ansonsten überall im Fahrzeug montierten Sensoren abhängig.

Um Dir die Sache mit den Sensoren etwas klarer darzustellen hier ein Beispiel:

Ein guter Bekannter von mir fährt einen Mercedes SL. An und für sich ein sehr schönes Auto, in dem man sich absolut wohl und sicher fühlt. Eines Tages bemerkte er, dass sich der Deckel seines Kofferraums nicht mehr richtig ins Schloss zog. Beim SL ist es so,

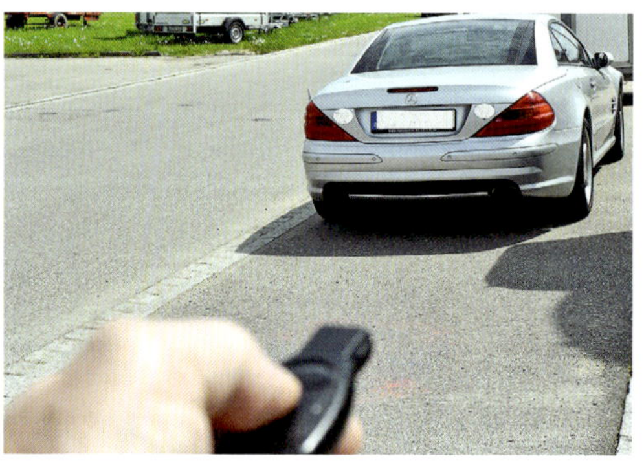

dass der Kofferraumdeckel zwar ins Schloss gedrückt werden kann, direkt im Anschluss wird der Deckel aber durch die verbaute Elektronik und Pneumatik noch weiter ins Schloss hinein gezogen.

Soweit an sich noch kein Problem, leider ist der Deckel aber mit Sensoren versehen. Sensoren, die besagen ob der Deckel ganz geschlossen ist oder nicht. Und zugleich Sensoren, von deren Meldung andere Funktionen am Fahrzeug abhängig sind. So hat sich die Alarmanlage des Fahrzeugs zum Beispiel auch nach dem Abschließen des selbigen nicht mehr eingeschaltet, da die Sensorik einen immer noch geöffneten Kofferraumdeckel meldete. Sein Fahrzeug war damit automatisch nicht mehr alarmgesichert. Dieser Umstand störte meinen Bekannten wenig, ein anderer Umstand störte ihn aber viel mehr. Dadurch, dass der Sensor des Kofferraumdeckels nicht meldete »Deckel sicher verschlossen«, ließ sich das Verdeck am SL nicht mehr öffnen. Viele Dinge an solchen Fahrzeugen sind eng miteinander vernetzt und verwoben. Mein Bekannter fuhr mit dem Pkw in die Werkstatt und bat um eine Reparatur. Dort sagte man ihm, dass wohl die gesamte Pneumatikanlage des Fahrzeugs ausgetauscht werden müsse, allerdings ohne Erfolgsgarantie. Eine Erklärung für den Fehler konnte der Werkstattleiter jedenfalls nicht geben, lediglich dass die Fehlersuche mindestens 1400,– Euro kosten soll. Meinem Bekannten war dies zu vage und er fuhr lieber ohne Alarmanlage und funktionierendem Verdeck weiter, als auf eine solche Aussage hin extrem viel Geld zu bezahlen. Eines Tages dann war mein Bekannter mit seinem Fahrzeug unterwegs, während der Fahrt stellte sich der Motor unvermittelt ab. Mein Bekannter konnte seinen Pkw gerade noch in einer Bucht ausrollen lassen um von der Straße weg zu sein. Der Abschleppdienst wurde gerufen und das Auto in die Werkstatt gebracht – und was war? Laut Auskunft der Werkstatt funktionierte der Sensor auf einer der beiden Nockenwellen des Motors nicht mehr zuverlässig. Aus diesem Grund stellte die Fahrzeugelektronik das Fahrzeug »kalt« und würgte den Motor ab, ohne die Möglichkeit, diese Fehlschaltung zu umgehen. Der Sensor wurde durch die Werkstatt, die zuvor das teure Angebot gemacht hatte, ausgetauscht und das Fahrzeug durch meinen Bekannten nach Hause geholt.

Am nächsten Tag bemerkte er, dass nach Austausch des Nockenwellensensors plötzlich der Kofferraumdeckel wieder einwandfrei ins Schloss hinein gezogen wurde. Die Alarmanlage des Fahrzeugs aktivierte sich nach Abschließen des Pkws und das automatische Verdeck konnte auch wieder ganz normal benutzt werden. Alles war so, als ob nie etwas gewesen wäre. Obendrein hat die Reparatur gerade einmal knappe 200,- Euro gekostet, im Gegensatz zum ersten Angebot über 1400,- Euro nur für die Pneumatik.

Als der Werkstattleiter darauf angesprochen wurde, konnte er sich keinen Reim auf die Situation machen. Er behauptete auch steif und fest, dass der Nockenwellensensor nicht das Geringste mit dem Kofferraumdeckel zu tun hätte und ging von einer »zufälligen Selbstheilung« aus.

Ich vermute eher (ich bin aber kein Automechaniker, meine Vermutung muss also nicht richtig sein), dass sich in der Bordelektronik ein imaginärer Fehler eingeschlichen hatte, der automatisch im Fehlerprotokoll der Bordelektronik abgespeichert wurde. Dieser Fehlereintrag im Protokoll verursachte die Fehlsteuerung durch den Kofferraumdeckelsensor. Nach dem Löschen des Fehlerprotokolls, was nach der Reparatur vermutlich automatisch in der Werkstatt erfolgte, wurde dieser falsche Fehler einfach mit gelöscht und schon funktionierte der ganze »Kram« wieder.

Fahrzeuge und ihre elektronischen Teile sind heutzutage so stark mit- und ineinander vernetzt, dass noch nicht einmal gewiefte Automechaniker alle Vorgänge verstehen. Diese diffizile Struktur wird durch einen EMP (starker, elektromagnetischer Impuls) sehr schnell zerstört (siehe hierzu den Abschnitt »EMP«).

7.3 Lampentarnschirm

Da Du bei dringend erforderlichen Nachtfahrten selbst noch etwas sehen können musst, kannst Du das Fahrzeuglicht während der Fahrt nicht einfach ausmachen. Würdest Du es trotzdem ausmachen, bist Du zwar für einen Beobachter nicht leicht zu entdecken, begibst Dich aber in unnötige Gefahr, weil Du selbst in dunkler Nacht den Weg nicht mehr erkennen kannst und vielleicht mit Deinem Fahrzeug eine Klippe, eine Böschung oder einen Steilhang hinunterstürzt. Für solche Situationen ist der Lampentarnschirm gedacht. Der Lampentarnschirm sollte ebenso leicht zu montieren wie zu demontieren sein. Fährst Du unter Tarnlicht, kannst Du eine zügige Schrittgeschwindigkeit erreichen. Es macht also keinen Sinn für normale Erkundungstouren mit dem Fahrzeug unter Tarnlicht zu fahren, wenn man dieselbe Strecke auch laufen kann. Beim Laufen erzeugst Du – im Gegensatz zum Fahrzeugmotor – keinen Lärm.

Um Dir eine Idee in Sachen Tarnlicht zu geben hier einige Erläuterungen dazu. Tarnlicht bedeutet, alle Scheinwerfer am Fahrzeug so abzudecken, dass sie weder von oben aus der Luft, noch durch direkte Draufsicht von vorne oder der Seite her durch Lichtstrahlen die Position des Fahrzeugs verraten.

Manche Fahrzeuge besitzen Lichter und Rücklichter, die eine Tarnung sehr schwer bis sogar unmöglich machen. Je vertikaler positioniert und je gerader ein Scheinwerferglas ist, umso leichter kannst Du dieses mit einem militärischen Tarnschirm versehen. Einen militärischen Tarnschirm zu bauen ist kein Hexenwerk. Einen temporären Tarnschirm baust Du aus Panzertape und Pappe, soll es ein dauerhafter sein, so ist Blech anstatt Pappe die bessere Wahl. Im Bild zur 1. Position siehst Du den Tarnschirmaufbau in seinen Einzelteilen. Es handelt sich um eine angepasste Platte, die etwas größer als das Scheinwerferglas sein sollte.

In dieser Platte befindet sich ein horizontaler Schlitz, der fast über die gesamte Plattenbreite verläuft. Der Schlitz muss sich unterhalb des Reflektorzentrums der Lampe befinden. Auf diesen Schlitz wird, ähnlich dem Tarnschirm für Deine Taschenlampe, eine an drei Seiten und nach oben hin geschlossene Blende geklebt. Das Licht des Scheinwerfers kommt also ausschließlich durch den schmalen, horizontalen Schlitz,

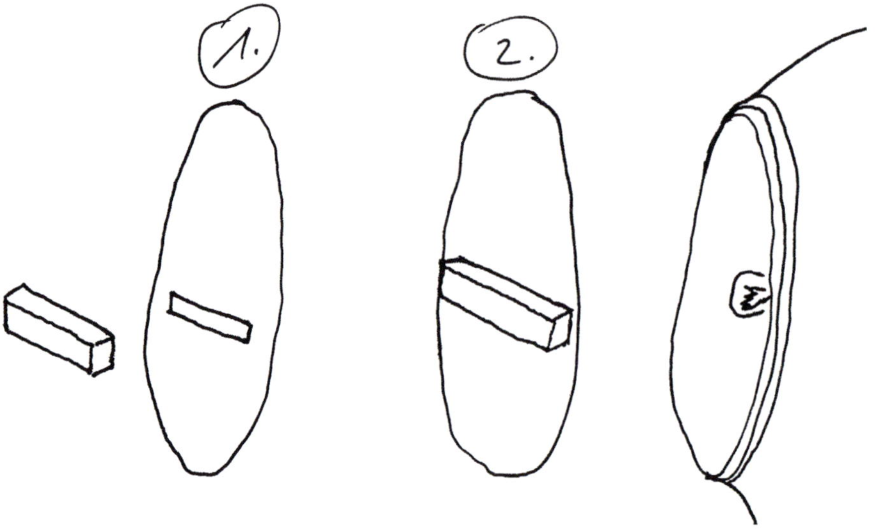

wird durch die Blende umgelenkt und kann nur nach unten hin zum Boden gerichtet austreten. Stelle so lange Versuche mit einem solchen Lampentarnschirm an den Scheinwerfern Deines Fahrzeugs an, bis Du die optimale Position ermittelt hast. Der austretende, schmale Lichtstrahl sollte etwa so weit vor Deinem Fahrzeug den Boden beleuchten wie Du ihn auf dem Fahrersitz sitzend über die Motorhaube hinweg schauend sehen kannst. Der fertige Lampentarnschirm wird mit Panzertape dicht auf das Lampenglas geklebt, so dass rund herum ganz sicher keinerlei Licht durchdringen kann. Teste das ganze System bei Nacht und kontrolliere, ob Dein Lampentarnschirm lichtdicht genug ist.

Fährst Du mit anderen Fahrzeugen in Kolonne, so verfahre fast ebenso mit den Rücklichtern, nur dass hier kein Schlitz mit vorgesetzter Blende, sondern lediglich ein kleines Loch in der Mitte der Tarnplatte verwendet wird, damit der Fahrer des folgenden Fahrzeugs auf Dein Bremslicht aufmerksam werden und entsprechend reagieren kann. Fährst Du alleine, so klebe die Rücklichter komplett zu, Du brauchst sie nicht. Neutralisiere unbedingt die Fahrzeuginnenbeleuchtung, damit Dich diese nicht durch automatische Einschaltprozesse verraten kann. Am sichersten ist es, wenn Du die Leuchtmittel (Glühbirnen) der Innenraumbeleuchtung entfernst.

7.4 Boot/Schiff

Beim Stichwort »Flucht vor Plünderern und Marodeuren« kommt manchen Leuten die Idee, sich im Krisenfall auf ein Boot zurückzuziehen. Ob Hausboot, Kajütboot, Jacht, Fähre, Ausflugsboot oder Frachter sei einmal dahingestellt. Je nach Boot bietet sich genug Stauraum für viele Lebensmittel und Wasser, und je nachdem auch genug Platz für eine entsprechende Anzahl von Personen. Der Hauptvorteil eines Bootes liegt in der Schnelligkeit eines Stellungswechsels.

Je nach Boot/Schiff gibt es also:

- genug Stauraum für viele Lebensmittel und Wasser
- genug Platz für eine entsprechende Anzahl von Personen

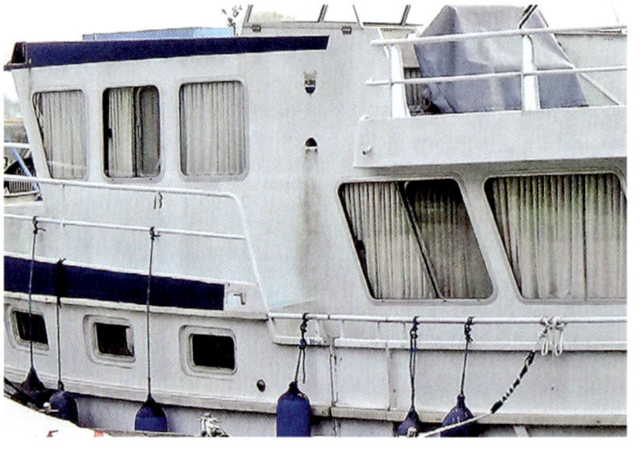

Die Vorteile:

1. kann sofort ablegen
2. entzieht sich schnell dem Zugriff oder Angriff durch andere Personen
3. Möglichkeit sich weit genug vom Ufer weg zu positionieren
4. ein schwimmender Angreifer ist (zumindest tagsüber) leicht auszumachen
5. schwimmende Angreifer sind vom Boot aus leicht zu bekämpfen
6. Möglichkeit das Gebiet schnell zu verlassen, mit dem ganzen Gepäck und allen Personen/Kindern

Die Nachteile:

1. kein Sichtschutz, außer auf hoher See, oder falls man in einer versteckten Bucht (Seitenarm) ankert
2. das Ziel ist für einen Kundschafter leicht zu fixieren
3. wenn das Boot bewegt wird, ist dies von allen Seiten her gut zu beobachten
4. ein Boot ist vom Ufer aus leicht zu verfolgen
5. marodierende Banden und Plünderer bemächtigen sich schneller Boote zum Entern
6. ein Boot kann durch einige Schüsse dicht unter die Wasserlinie schnell sinken
7. die Treibstoffversorgung, wenn das Boot/Schiff in Bewegung gehalten werden soll
8. um auf große Fahrt gehen zu können ist eine Mindestgröße erforderlich
   a. ein maschinengetriebenes Schiff benötigt eine riesige Menge an Treibstoff
   b. ein größeres Segelschiff benötigt erfahrenes Bedienpersonal
   c. die Anschaffung kostet ein mittleres bis großes Vermögen
   d. Unterhalts- und Liegegebühren sind erheblich

Ein Dieselgenerator benötigt etwa 180 Gramm Diesel/PS in einer Stunde, das sind bei einem kleinen 180 PS Innenborder schon über 32 kg Sprit, was bei einer Dichte von etwa 0,83 so ziemlich genau 39 Liter Diesel entspricht. Auf halber Kraft gehen immer noch 20 Liter pro Stunde durch den Auspuff und dies bei einem sehr

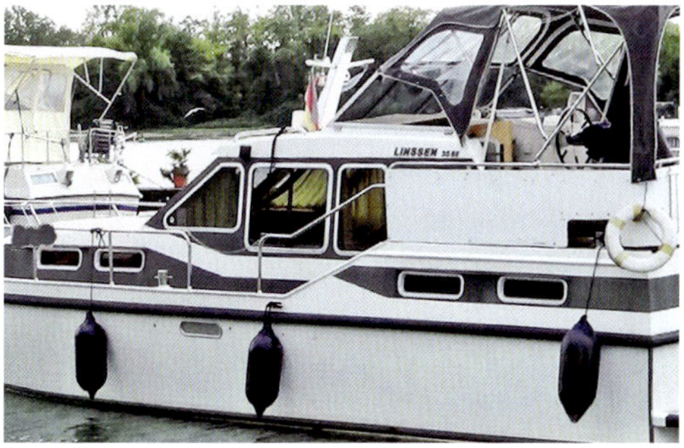

kleinen Boot für maximal zwei Personen. Je nach Boots-/Schiffsgröße oder -bauart kann der Verbrauch leicht auf 200 Liter/Stunde steigen. Dies gilt natürlich speziell auf Binnengewässer, soll die Reise »über den großen Teich« gehen, dann gelten andere Bedingungen/Anforderungen.

Ein Boot kann auf sehr weite Distanz und von allen Seiten her leicht entdeckt werden. Der Gegner muss für seinen Angriff nur auf den passenden Zeitpunkt und günstige Umständen warten. Sogar von Land aus kann Dein Boot durch einige Schüsse dicht unter der Wasserlinie schnell zum Sinken gebracht werden.

Eine Überseefahrt mit kleinen Booten ist wegen der oft herrschenden Umweltbedingungen in meinen Augen als nicht sicher zu bewerten.

Solltest Du die finanziellen Mittel für Anschaffung, Unterhalt, Mitarbeiterlöhne und Liegegebühren für ein großes Schiff haben, dann bist Du mit anderen Lösungen eventuell besser dran – zumindest wesentlich kostengünstiger.

7.5 EMP (elektromagnetischer Impuls, englisch: <u>e</u>lectro<u>m</u>agnetic <u>p</u>ulse)

Schnick-Schnack, Sensoren oder elektronische Schaltungen können ebenso wie Zündspulen durch einen EMP – von welcher Quelle auch immer ausgehend – zerstört werden. Mit Schnick-Schnack sind die vielen elektronischen Unterstützungen und Helferlein im und am Fahrzeug gemeint. Ein EMP kann auf natürliche als auch auf unnatürliche Weise entstehen. Du hast in Deinem Leben bestimmt schon des Öfteren einen EMP erleben dürfen. Jeder Blitz stellt einen EMP dar, immer wenn es »funkt«, wenn Du ein Metallteil anfassen willst findet ein EMP statt, ein Sonnensturm kann einen sehr starken EMP auslösen, ebenso wie viele Relais und Schalter in und an Geräten einen EMP erzeugen. Es gibt heutzutage bereits von Menschen gebaute tragbare Waffen in Aktenkoffergröße, die in der Lage sind, durch einen künstlich erzeugten EMP, die Einbruchselektronik eines Gebäudes oder eines Autos zu zerstören. Einen sehr starken EMP kann eine in großer Höhe über der Atmosphäre gezündete A-Bombe erzeugen.

1962 wurde von den USA im Südpazifik eine A-Bombe von einer Thor Rakete in 1100 Kilometer Höhe getragen und in einer Höhe von 390 Kilometern gezündet. Die Sprengkraft von 1,44 Megatonnen TNT hat damals weite Gebiete beeinflusst.

Auch auf dem 1445 Kilometer entfernten Hawaii gingen knapp 300 Straßenlaternen aus. Ihre Elektronik wurde schlichtweg überlastet.

Damals gab es noch nicht so empfindliche elektronische Schaltungen wie heutzutage. Handys, Computer, Alarmanlagen in Autos und Häusern sowie viele andere Dinge waren noch lange nicht in Sicht. Heutzutage hätte ein solches Vorgehen gravierende Folgen für die gesamte Wirtschaft im weiten Umkreis.

Theoretisch besteht die Möglichkeit, dass Terroristen eine A-Bombe in großer Höhe zünden. Ein solcher Plan ist jedoch sehr aufwendig und materialintensiv, zudem können entsprechende Vorbereitungen frühzeitig das Vorhaben verraten. Aber dennoch: Möglich wäre es.

Da ein starker EMP alle elektronischen Schaltungen sowie Transformatoren »grillt«, werden Geräte und Fahrzeuge, deren Funktion von elektronischen Schaltungen abhängig sind, irreversibel unbrauchbar.

Computer, elektronische Einspritzung, elektronische Wegfahrsperre, elektronische Zündung, etc. etc. etc. – alles fällt einem starken EMP zum Opfer und kann nicht mehr repariert werden.

Beachte hierzu auch die Informationen in Bezug auf Sensoren im vorherigen Abschnitt. Die Anfälligkeit einer Anlage/eines Gerätes entfällt, je einfacher der Aufbau ist.

Solltest Du Dich während eines EMP in der Nähe eines Kernkraftwerkes oder anderer empfindlicher Industrieanlagen befinden, so verlasse die Gegend so schnell Du kannst. Ausfallende Steuerelektronik kann dazu führen, dass es zu unkontrollierbaren Unfällen wie einem GAU oder zu schweren Explosionen kommt.

Vor einem EMP schützen kannst Du Deine elektronischen Geräte, indem Du ihnen einen Faraday'schen Käfig verpasst. Sie müssen von einem Metallmantel komplett umgeben sein, ohne dass sie diesen an der Innenseite berühren. Dies kann sowohl ein Überseecontainer als auch eine Metallkiste (Aluminium, etc.) sein. Bei etwas schlauer Anwendung kannst Du auch aus mehreren Schichten ALU-Folie einen Faraday'schen Käfig bauen. Je nachdem wieviel Erde, Beton, Stahl, etc. sich zwischen der EMP-Quelle und dem zu schützenden Ausrüstungsteil befindet, ist ein Käfig nicht unbedingt erforderlich, allerdings musst Du dann dafür sorgen, dass sich der EMP nicht über ein Kabel oder andere metallische Gegenstände bis zum schützenden Ausrüstungsteil ausbreiten kann.

Bei Gefahr eines Atomschlages

Besteht die Gefahr eines Atomschlages, so stehen bestimmte Ziele immer im Fokus des Aggressors. Halte Dich in diesem Fall ausreichend weit entfernt von folgenden Objekten:

- Flughäfen mit Landebahnen über drei Kilometer Länge
- Militärische Stützpunkte
- Raketensilos
- U-Boot-Standorte
- kommerzielle Häfen
- große Industriegebiete
- Städte mit hoher Einwohnerzahl
- Regierungsgebäude

8 DIE NATUR »FRISST« DICH

Du hast bestimmt auch schon Sätze wie »Im Einklang mit der Natur«, »Eins sein mit der Natur«, »Die Natur und Du«, »Die Natur gibt uns alles«, »Natur bedeutet Leben«, oder, oder, oder, gehört. Dies sind teilweise unüberlegte Aussagen, über deren Sinn sich die Sprecher anscheinend wenig Gedanken gemacht haben. Leeres Geschwafel, das etwas heroisiert, was uns eigentlich nur »fressen« will – die Natur.

Ich will auch gern erläutern warum dies so ist. Zuerst müssen wir dazu aber betrachten, was diese Natur eigentlich ist. Wenn Du tagsüber mit einer Tasse Kaffee oder Tee in der Hand aus dem Fenster Deines gut beheizten und gelüfteten Wohnzimmers hinausschaust, was siehst Du dann in der Regel? Etwa die Natur? Falsch. Du siehst Mineralien, Biomasse und Wasser in verschiedenen Aggregatzuständen. Mineralien, bestehend aus Steinen in unterschiedlichsten Größen, vom gigantischen Felsmassiv bis hin zum feinsten Sedimentkörnchen, Biomasse in Form einer Fülle unterschiedlicher Pflanzen und sich fortbewegender Lebewesen und Wasser in Form von Regen, Bächen, Seen, Flüssen, Meer, Nebel oder Schnee, natürlich auch die uns umgebende Luft, diese ist aber im Moment zweitrangig. Die ersten beiden Faktoren sind nur das Endergebnis dessen was »gebaut« wurde. Gebaut von eben dieser Natur, die ich meine. Natur ist ein sich ständig wechselnder Prozess zwischen Abbau, Umbau und Aufbau. In der Natur geht nichts verloren, es löst sich nichts im Nichts auf, es kann durch normale Vorgehensweisen nichts verbrannt werden, so dass es von der Erde verschwindet. Verbrennst Du zum Beispiel ein Stück Holz, so ist es für Dich anschließend »verschwunden«, außer dem zurückbleibenden kleinen Aschehäufchen. Tatsächlich aber ist es in keinem Fall verschwunden, es wurde lediglich in einige Bestandteile zerlegt. In Bestandteile, aus denen es für sein Wachstum zusammengesetzt wurde. Sämtliche Moleküle, die für den »Bau« des Holzstücks verwendet wurden sind nach dessen Verbrennung immer noch vorhanden, jetzt aber in einer anderen Zusammensetzung oder Erscheinungsform. Mineralien, die vorher vom Baum aus dem Boden entnommen wurden um das Holz wachsen zu lassen, gehen mit der Asche in den Boden zurück. CO_2, das vorher vom Baum aus der Luft entnommen wurde, befindet sich nun wieder dort wo es herkam. Wasser, das vorher im Holz gebunden war, geht wieder zurück in den ewigen Kreislauf. Nichts geht verloren, alles bleibt. Der Prozess von Abbau, Umbau und Aufbau ist ein immerwährender und nie aufhörender Prozess. Das ist Natur. Natürlich geschieht in der Natur alles nach einem anderen Zeitmaßstab als er für uns Menschen üblich ist. Es kann durchaus sein, dass zum Beispiel ein Baum von seinem Beginn als kleines Pflänzchen bis er wieder komplett assimiliert ist, 1000 oder mehr Jahre an Zeit beansprucht. Zeit ist in diesem Fall relativ. Alles was aus der Natur heraus entsteht (auch wir) geht wieder in der Natur auf und wird für neue, andere Prozesse verwendet. Ganz Neues entstehen lassen, können nur unsere Pharma- und Chemielabore. Diese bauen je nachdem Strukturen zusammen, welche es auf der Erde in dieser Form nicht gibt. Oft genug nicht zum Nutzen oder Vorteil für die Natur.

Selbst wir als Menschen werden von Beginn an aus verschiedenen Molekülen zusammengesetzt. Wir verändern uns, wir nehmen Nahrung auf und geben Exkremente ab, unsere Zellen können eine gewisse Zeit bestehen und sich eine Zeit lang immer wieder erneuern. Im menschlichen Körper werden pro Sekunde zwischen 10 Millionen und 50 Millionen Körperzellen abgebaut und durch neue Zellen ersetzt – JEDE SEKUNDE. Irgendwann haben unsere Stammzellen keine Kraft mehr, sie degenerieren und der Körper stirbt mehr und mehr ab. Wenn wir tot sind, werden wir beerdigt (egal auf welche Weise) und die Moleküle unseres Körpers gehen in der allgemeinen Umgebung auf und werden für andere Dinge neu zusammengesetzt. Dies zuerst einmal zu den Grundlagen. Alles an und in der Natur ist einem ständigen Fressen und Gefressenwerden unterworfen. Fressen und Gefressenwerden geschieht nicht nur unter den kleinen und großen Tieren, und bezieht sich auch nicht nur auf den gigantischen Nahrungsmittelkonsum des Menschen. Damit die natürlichen Prozesse von Auf- und Abbau funktionieren können, braucht es unter anderem Bakterien.

8.1 Bakterien

Alles um uns und in uns ist dem Einfluss von Bakterien unterworfen. Bakterien können uns von großem Nutzen sein, können uns aber auch schweren Schaden zufügen oder sogar töten. Ich möchte jetzt keine Abhandlung über Bakterien in unserem Körper verfassen, mir geht es hier um Bakterien die sich außerhalb unseres Körpers aufhalten. Bakterien die uns nicht absichtlich schaden wollen, es aber dennoch durch ihre Anwesenheit tun können. Bakterien wachsen rasend schnell. Hast Du zum Beispiel auf Deiner Hautoberfläche zehn Millionen Bakterien (was sehr wenig wäre) so sind es acht Stunden später bereits 20 Millionen dieser kleinen Dinger. Sie verdoppeln ihre Anzahl innerhalb von acht Stunden, von Tag zu Tag vermehren sie sich demzufolge um den Faktor acht.

Bakterien sind generell auf und in allen Dingen. Sie sind in der Luft, im Wasser, im Boden, auf Pflanzen und Tieren zu finden. Der Mensch hat verschiedene Schutzmechanismen, dass diese Bakterien von außerhalb nicht so leicht in den Körper eindringen können. Da gibt es zum Beispiel Magensäure, Haut und Schleimhäute, durch welche Bakterien in der Regel nicht durchkommen, solange diese Schutzmechanismen intakt sind. Aber auch nur die kleinste Öffnung in dieser Schutzbarriere kann zum Eintritt unerwünschter Bakterien führen. Sind diese dann auch noch in der Lage sich in Deinem Körper zu vermehren, dann hast Du ganz schlechte Karten.

Da Bakterien überall um uns herum sind und rasend schnell wachsen, können wir keine bakterienfreie Zone schaffen, das erreichen noch nicht einmal super gut ausgerüstete Krankenhäuser in ihren »sterilen« OPs. Was wir jedoch schaffen können, das ist zum einen, die Bakterienanzahl zu verringern und zum anderen, unsere körpereigenen Schutzbarrieren aufrecht zu erhalten. Hierzu gehört neben einer schnellen und effizienten Wundversorgung in erster Linie die Hygiene.

Bakterientätigkeit kann man in der Regel sehen und/oder riechen. Eine Wunde die eitert, Lebensmittel, die verderben, eine Achsel- oder Mundhöhle die stinkt, wenn Schleim aus Augen, Nase, Ohren oder einfach den Hals hinunter fließt – dies alles sind Anzeichen für Bakterienaktivität.

Bakterien sind also überall. Ihre Aufgabe ist es, bestimmte Materialien zu zersetzen und zur weiteren Verarbeitung/Verwendung verfügbar zu machen. Um unseren Körper als Einheit möglichst lange vor der bakteriellen Zersetzungsgewalt zu bewahren, haben wir Menschen verschiedene Strategien wie Hygiene, Sterilisation und Desinfektion entwickelt. Zudem haben wir gelernt, uns möglichst von der Natur abzugrenzen, sofern das überhaupt geht. Zumindest von dem abzugrenzen, was allgemein als Natur verstanden wird. Wir bauen Unterkünfte in Form von luftdichten Häusern und erzeugen innerhalb dieser Häuser mittels aufwendiger Technik ein eigenes und uns angenehmes Klima. Wir reparieren Schäden an Körper und Organen durch Chemikalien, Apparaturen und spezielle Instrumente. Diese und ähnliche Strategien erlauben es uns, deutlich länger der Natur zu trotzen und dadurch unsere Lebenszeit um einiges zu verlängern. Immerhin wurden unsere archaischen Vorfahren im Durchschnitt 29 Jahre alt, nur 14 % wurden älter als 40 Jahre. Betrachten wir dagegen unser heutiges Durchschnittsalter von über 80 Jahren, so ist das ein immenser Unterschied, auch im Hinblick auf unsere über 100-jährigen Mitmenschen.

Nach dieser kurzen Erläuterung der Bakterien-Sachlage nun zurück zum Prepper auf dem Marsch. Du befindest Dich schließlich nicht auf einem Sonntagspaziergang, sondern musst Dich längere Zeit gezwungenermaßen in freier Umwelt (in der die Natur lauert) aufhalten. Somit stehen Dir viele der gewohnten lebensverlängernden Gegebenheiten nicht oder nur bedingt zur Verfügung. Du musst auf ein festes Gebäude verzichten und den leidigen Schutz eines selbstgebauten Dachs, eines Tarp oder Zelts nutzen. Die Hygiene ist nicht so leicht und schnell aufrecht zu erhalten wie zu Hause im komfortablen Badezimmer und wenn Du Dich verletzt, dann steht kein Arzt oder gar das Krankenhaus zur Verfügung. Die Witterungs- und Umgebungsbedingungen belasten Deine Immun- und Abwehrsysteme, die Wahrscheinlichkeit zu erkranken steigt exorbitant, wenn Du nicht aktiv dagegen steuerst.

Die Natur ist also nicht Dein Freund und Du kannst auch niemals »Eins mit der Natur« sein, außer Du bist tot, denn dann bist Du wirklich irgendwann »Eins mit der Natur«. Die Natur gibt Dir auch nicht alles was Du brauchst, Du musst es ihr unter großem Aufwand abtrotzen. Legst Du Dich zum Beispiel für zehn Tage einfach zwischen die natürlich wachsenden Pflanzen, so wirst Du sehr schnell feststellen, dass Dich die Natur auf keinen Fall ernähren wird. Entweder Du hast lange vorher schon Deinen Plan, dort weiterhin zu liegen, aufgegeben oder Du bist nach zehn Tagen tatsächlich schon »Eins mit der Natur«, nämlich tot und bereits teilweise zersetzt. Ich bitte meine harten Worte zu entschuldigen, diese sind aber erforderlich, um Dir den Ernst der Lage klar vor Augen zu halten.

Die Umwelt, besser die Natur, bringt Pflanzen und Tiere hervor die wir als Lebensmittel oder sogar als Heilmittel verwenden können, sie bringt aber auch jede Menge Pflanzen und Tiere hervor deren Verzehr uns Schaden zufügt oder uns sogar tötet. Auch hier muss ein intensives Studium oder extrem vorsichtiges Vorgehen erfolgen. (In meinem nächsten Buch gibt es hierzu einen 6-stufigen-Giftcheck, damit Du nutzbare Pflanzen von giftigen ganz sicher unterscheiden kannst.)

Die Natur ist deswegen nicht schlecht, Du musst einfach viele Dinge berücksichtigen, um Dir die zur Verfügung gestellten Kräfte verfügbar zu machen und Schaden abzuhalten. Nutze die Natur, aber betrachte sie nicht als »Deinen Freund«, sie ist es nämlich nicht.

Was die Umwelt in jedem Fall ist – sie ist faszinierend. Ihre Entwicklung, ihre Vielfalt, ihre Wandelbarkeit, ihre Kraft (auch die zerstörerische), ihre Präsenz, alles an ihr ist faszinierend. Es ist auch schön zu wissen irgendwann einmal in ihr komplett aufzugehen, dieser Zeitpunkt darf aber gerne noch sehr weit hinausgezögert werden. Dein gezwungener Aufenthalt in der freien Umwelt dient also einzig und alleine dem Umstand, lebensverkürzende Gegebenheiten von Dir fernzuhalten.

Du musst Folgendes von Dir fernhalten, soweit dies möglich ist:

- gefährliche Tiere
- Verletzungen
- schädliche Bakterien
- extreme Umweltbedingungen
- Gift
- Krankheiten

Das hört sich einfacher an als es tatsächlich ist. Als ein im Bushcraften Untrainierter musst Du deswegen sehr umsichtig und mit Bedacht vorgehen. Sei nicht zu großzügig, wenn es darum geht, Deinen Körper vor Hitze, Kälte, Nässe oder Verletzungen zu schützen. Agiere sehr konservativ, nur Du kannst Dir helfen. Baue rechtzeitig Dein Lager, nicht erst wenn es dunkel ist. Nutze frühzeitig einen Nässeschutz, nicht erst wenn Du durchnässt bist. Sorge für ein wärmendes Feuer, lange bevor Deine Glieder vor Kälte fast steif sind und organisiere ausreichenden Schatten, lange bevor die Sonne Deine Haut verbrannt hat. Vernachlässige in keinem Fall die Hygiene. Beachte hierzu auch das entsprechende Kapitel in diesem Buch.

Arbeite oder agiere nicht gegen die Natur, Du würdest immer den Kürzeren ziehen. Bei richtiger Vorgehensweise kannst Du sehr gut und zu Deinem Vorteil mit der Natur interagieren, Dich aus ihr bedienen und Dein Aussehen dem ihren angleichen. Dieses Vorgehen nennt man Tarnung (siehe hierzu den Abschnitt »Die 4U-Tarnung«).

9 DEPOTS

Da Du Deine Ziele schon rechtzeitig festgelegt hast, ist es leicht, einiges von der erforderlichen Ausrüstung und Nahrung über die Strecke verteilt zu deponieren, falls Du kein Fahrzeug zur Verfügung hast. Depots ermöglichen es Dir, bei einem geordneten Rückzug aus Deinem Heim nicht unbedingt gleich vom ersten Schritt an mit allen für die Strecke erforderlichen Dingen belastet zu sein. Hast Du beim Verlassen Deines Heims zumindest Dein Überlebens-Kit und Survival-Kit von Beginn an bei Dir, so bist Du nur wenig belastet und kannst entsprechend reagieren. Zudem ermüdest Du nicht so schnell, da sich das geringe Gewicht leicht tragen lässt. Du kannst also in der gleichen Zeit eine deutlich größere Strecke schaffen, als wenn Du den gesamten Notfallrucksack permanent mit Dir herumschleppen musst. Hast Du zum Beispiel ganz sicher ein Fahrrad für Deine geplante Tour zur Verfügung, so wird alles leichter und die Anzahl der Depots kann deutlich reduziert werden. Per Fahrrad ist auf jeden Fall mehr als die doppelte Tagesstreckenleistung möglich. Allerdings bedeutet ein Fahrrad auch eine Mehrbelastung, wenn Du gezwungen wirst, durch unwegsames Gelände zu gehen. Hast Du die Menge der Depots auf die maximale Nutzung eines Fahrrades berechnet und dieses fällt aus welchen Gründen auch immer aus, dann erschwert dies Deine Aktion unnötig. Besser ist es also die Planung auf die langsamste zur Verfügung stehende Fortbewegungsart – Deine Füße – aufzubauen.

Beachte hierzu die ausführlichen Informationen aus dem »Prepper Handbuch« in Sachen »Fluchtplan« und die Informationen aus dem Buch »Urban Prepper« in Sachen »Depots«.

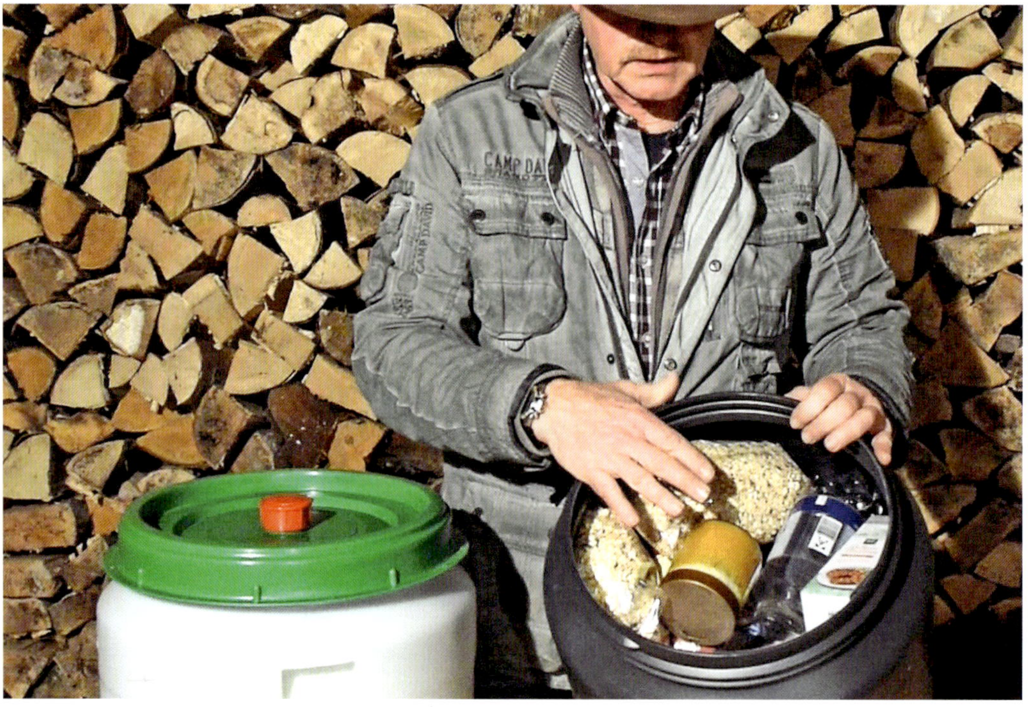

10 MIT FRAU(EN) UNTERWEGS

Eine unumstößliche Tatsache ist, dass Frauen und Kinder (siehe hierzu den nächsten Abschnitt) gern gesehene Ziele von allen möglichen bösen Buben darstellen. Von beiden geht in der Regel deutlich weniger Abwehr und Power aus als von Männern. Ein weiterer wichtiger Punkt ist, dass Frauen je nachdem sofort als Vergewaltigungsziel in den Fokus geraten. Aus diesen Gründen ist gerade der Tarnung von Frauen ganz besonderes Augenmerk zu schenken. Schminke und adrette Kleidungsstücke sind ebenso absolut tabu wie typische Accessoires für Frauen (BH, Haarspangen, Kopftücher, etc.). Weder Röcke noch lange Haare sollten für einen Beobachter oder Späher zu sehen sein. Eine Frau mit größerer Oberweite ist gut beraten, diese mittels eines Schals oder anderer Tücher optisch abzuflachen. Aus den genannten Gründen werden Frauen normalerweise keinem Spähtrupp zugeordnet. Eine gute Idee ist es auch, mittels Schmutz an/in Haaren, Händen und Gesicht, schlechter Kleidung und abstoßenden Gerüchen von der Person Frau abzulenken. Frauen benötigen bis zu einem gewissen Alter auch Dinge wie Binden oder Tampons. Sorge dafür, dass niemals weder gebrauchte noch ungebrauchte Dinge dieser Art durch dritte erkannt werden können. Gebrauchte Binden/Tampons müssen sofort verbrannt oder, wenn das nicht geht, tief genug vergraben werden. Allerdings sollten diese dann so tief vergraben werden, dass Tiere mit extrem feiner Nase, die auf blutende Lebewesen trainiert sind, keine Spur mehr aufnehmen können.

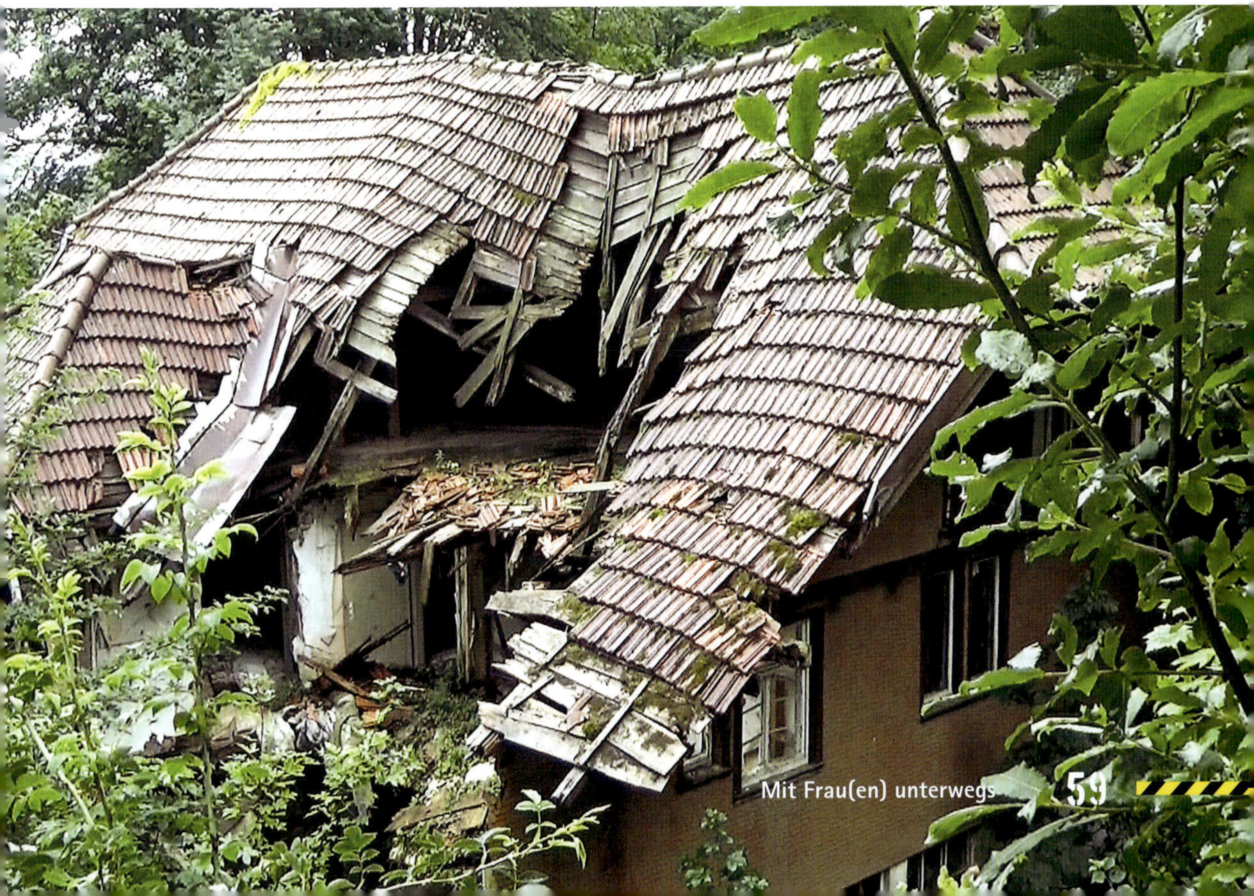

11 MIT KIND(ERN) UNTERWEGS

Es ist schon sehr anspruchsvoll für Dich, alleine und nur auf Dich selbst bezogen die Anforderungen eines erzwungenen Naturaufenthaltes über längere Zeit zu bewältigen, mit Kindern ist es jedoch noch um vieles schwieriger. In erster Linie kommt es auf drei Dinge in Bezug auf Kinder an:

1. wie steht's um den Gesundheitszustand des Kindes
2. wie alt ist das Kind
3. wie viele Kinder befinden sich in der Gruppe

Ist es Erwachsenen noch möglich, eine temporäre Unterversorgung des Körpers oder größere Beeinträchtigungen zu kompensieren, so geht dies bei Kindern in keinem Fall. Ob Baby, Kleinkind oder Kind, sorge in jedem Fall dafür, dass Kinder noch vor Beginn eines Marsches ausgeschlafen, trocken, sauber, satt und der Witterung entsprechend gekleidet sind. Ist ein Kind mit im Spiel, so sollte die Zeit ohne festen Unterstand/ geschlossenes Gebäude auf das allernotwendigste Mindestmaß begrenzt werden. Kinder sind nur wenig belastbar im Vergleich zu Erwachsenen und haben auch noch nicht ausreichend Abwehrkräfte entwickelt. Betrachte sie in keinem Fall nur als »noch zu kleine Erwachsene«. Sie haben noch nicht gelernt, sich ausreichend früh zu melden, wenn sie zum Beispiel kalte oder nasse Füße haben oder ihr Körper ansonsten übermäßig belastet wird. Je nach Alter des Kindes musst Du auf einem Marsch sehr genau dessen Zustand überwachen und frühzeitig reagieren. Ansonsten wird das Kind öfter krank sein als Dir lieb ist, und ein Weiterkommen dadurch deutlich erschweren. Kinder (je jünger umso eher) können eine nicht mit einer Impfung abzufangende Vireninfektion mit dem Namen Hand-Fuß-Mundkrankheit bekommen, (siehe »Erste Hilfe«). Aber auch wenn Du peinlichst auf das Wohl des Kindes achtest, wird es immer mal wieder krank sein. Kindern fehlen noch Abwehrbarrieren gegen viele Bakterienarten. Die deutlich geringere Leistungsfähigkeit des Kindes und dessen Anfälligkeit sorgen also in jedem Fall dafür, dass Dein Vorankommen stark eingeschränkt sein wird. Kannst Du alleine in der Dämmerung eine tägliche Strecke von bis zu 20 Kilometer zu Fuß bewältigen, so rechne mit Kind eine etwa 50%ige bis 75%ige Reduktion der maximal möglichen Strecke. Befinden sich mehrere Kinder in der Gruppe, so sorge dafür, dass sie nicht zusammen marschieren. Kinder können ihr Handeln noch nicht richtig abschätzen und verhalten sich unbewusst oft nicht nach den Stealth-Regeln. Die Wahrscheinlichkeit einer Entdeckung durch zufällige Beobachter ist sehr hoch. Frühzeitige, regelmäßige Pausen gehören zum unbedingten Muss bei Märschen mit Kindern. Nutze dann jeweils die Gelegenheit die Kinder auf Verletzungen, Belastung, Müdigkeit, Nässe, Kälte, Hunger und Durst zu überprüfen und bei Erfordernis den weiteren Ablaufplan darauf abzustimmen.

Abgesehen von dem Mehr an Ausrüstung und Nahrung, die pro mitgenommenem Kind erforderlich sind, ist die Gefahr von Entdeckung durch falsches Verhalten der Kinder deutlich höher. Kinder sind lauter, unbedarfter, weniger sorgfältig, unbekümmerter und sehen die große Gefahr nicht. Auch können sich Kinder an den für sie bisher unbekannten Pflanzen leicht selbst vergiften. Informiere das Kind unbedingt ausführlich über den richtigen Umgang mit Pflanzen und Tieren.

Säuglings- und Kleinkindnahrung

Bei sehr kleinen Kindern muss die erforderliche Ernährung, ausschließlich bestehend aus Trockenprodukten (siehe hierzu »Notnahrung«), für den gesamten geplanten Zeitraum mitgeführt werden, oder zumindest so lange wie das Kind per Flasche aufgezogen wird, das ist eine nicht zu vernachlässigende zusätzliche Last. Kinder im ersten Lebensjahr benötigen durchschnittlich 500 – 600 Kalorien täglich. Je älter das Kind wird, umso höher ist der durchschnittliche Kalorienbedarf. Bis etwa zum 15. Lebensjahr steigt der Kalorienbedarf eines Kindes kontinuierlich, um anschließend wieder etwas abzunehmen. Du kannst mit einem jährlichen Zuwachs von 150 Tageskalorien rechnen. Jugendliche im Alter von 15 bis 20 Jahren haben also bei normalem Tagesablauf und durchschnittlicher Anstrengung einen Bedarf von etwa 2500 Kcal/Tag. Achte genau darauf, dass beim Kind die tägliche Aufnahme von mindestens 1500 Kcal in keinem Fall unterschritten wird, in seltenen Fällen vielleicht einmal 1000 Kcal. Erwachsenen ohne extreme Anstrengung reichen in der Regel etwa 1000 Kcal/Tag sogar über längere Zeit aus, Menschen ab etwa 60 Jahren auch etwas weniger. Bedenke, je höher die körperliche Belastung, umso mehr Energie braucht und verbraucht der Körper.

Windeln

Verwende in keinem Fall Einwegwindeln, sondern ausschließlich Baumwolltücher (Mullwindeln). Einwegwindeln benötigen sehr viel Transportvolumen und sind nur schwer unsichtbar zu entsorgen. Beachte aber, dass das Mikroklima in einer Windel feucht und warm ist, es besteht die Gefahr von Hefepilz-Befall. Bei Einwegwindeln wurde durch entsprechende Inhaltsstoffe vorgesorgt, um dieses Risiko zu minimieren. Diese Inhaltstoffe hast Du bei Verwendung von wiederverwendbaren Windeln nicht. Achte also hier ganz speziell auf frühzeitige und zuverlässige Wechselintervalle, im anderen Fall drohen Windeldermatitis und offene Wundstellen. Ein andauernd schreiendes Kind wünschst Du Dir auf Deinem Weg sicherlich nicht. Gebrauchte Windeln müssen in kochendem Wasser desinfiziert werden. Mit zwei bis drei Jahren sind die meisten Kinder in der Lage, ihre Ausscheidungen im Griff zu halten. Sie brauchen dann in der Regel keine Windel mehr. Du kannst aber schon deutlich früher mit sogenannten Schlitzhosen arbeiten. Dies sind Kinderhosen die im Schritt offen sind. So kann das Kind seiner noch schlecht kontrollierbaren Notdurft ohne große Kleidungsprobleme nachkommen. Schneide hierzu eine normale Kinderhose im Schritt jeweils zwei Zentimeter links und rechts der Naht von vorne bis fast zum Steißbein auf. Zeige dem Kind, wie es bei Bedarf mit dieser Möglichkeit umgehen kann. Auf diese Art kannst Du den Windeleinsatz auf die Nachtzeiten reduzieren und die Gefahr einer Entzündung im Pobereich des Kindes dadurch stark reduzieren.

Alleine der Materialumfang für Kindernahrung und Windeln erfordert ein Fahrzeug, das über die Transportfähigkeit eines Fahrrades deutlich hinausgeht. Hinzu kommen aber noch die notwendigen Schutzmöglichkeiten für Stopps und Übernachtungen in freier Natur. Ohne Kraftfahrzeug ist eine Tour mit Kindern unter fünf Jahren bei akzeptabler Qualität nicht zu bewältigen. Bezieht Dein Plan also die Mitnahme eines kleinen Kindes mit ein, so ist ein Fahrzeug mit ausreichend Kraftstoff als minimale Grundlage anzusehen, (siehe hierzu den Abschnitt »Fluchtfahrzeug«). Auch und gerade in Bezug auf ein Kind ist es wichtig einen geplanten Zielpunkt zu haben. Ob Du am Zielpunkt ein festes Gebäude vorfindest oder ein solches erst bauen musst ist dabei zweitrangig. Wichtig ist, dass es ein fester Bau ist. Der feste Bau kann durchaus auch aus Baumstämmen bestehen, es muss nicht zwangsläufig ein Steingebäude sein. Das Gebäude muss nur so dicht sein, dass die gravierendsten Umwelteinflüsse draußen gehalten werden.

12 MIT HUND(EN) UNTERWEGS

Eine immer wieder aufkommende Frage ist »Was mache ich mit meinem Hund, wenn ich flüchten muss?« Diese Frage mit einer einfachen Antwort zu beantworten ist auf keinen Fall möglich. Als Tierbesitzer bricht es Dir vermutlich das Herz, wenn ich sage »Auf Deiner Flucht geht es ums nackte Überleben für Dich und evtl. noch Deine Begleiter, ein Tier muss da außen vor bleiben!«. In vielen Fällen sind Tierbesitzer besser beraten, sie trennen sich sofort bei Beginn der Flucht von ihren Haustieren. Haustiere werden eines ganz sicher – Dich verraten. Während bellende Hunde im Garten eine abschreckende Wirkung für Übeltäter haben können, sind sie in freier Natur höchstwahrscheinlich Dein Untergang. Ein Hund, der wegen jedem kleinen Geräusch anfängt zu bellen, wird dadurch Dein Lager verraten. Das Gebell des Hundes mag zwar auf der einen Seite eine prima Alarmanlage sein, dieses Gebell ist aber je nachdem auch (gerade nachts) über mehrere Kilometer zu hören und zeigt dem bösen Buben die Richtung, in der er nach Ressourcen suchen muss. Geht Dein Hund gerne alleine auf Achse und verfolgen Plünderer Deinen streunenden Hund, so führt er diese auf direktem Weg zu Deinem Lager.

Eine ganz andere Sache ist die Ernährung. Auch wenn Du Deinem Hund nur Deine Essensreste überlässt, so braucht er dennoch eine bestimmte Menge an Nahrung. Diese Menge und das für den Hund erforderliche Wasser musst Du zusätzlich mitnehmen, sofern er unterwegs nichts finden kann. Solange Du Dich nur von Ort A nach Ort B bewegst und nicht in Gefahr bist, mag die Mitnahme eines Haustieres noch in Ordnung sein, ebenso wenn das Haustier sehr gut erzogen ist und aufs Wort gehorcht. Haustiere erkennen die Notwendigkeit der Tarnung nicht, sind laut, bewegen sich unbekümmert in ihrer Umgebung, koten dahin wo es ihnen gefällt, scheuen den Menschen nicht (ob gut oder böse) und decken nichts ab (Kot). Ich rede hier noch nicht einmal davon, daß Du auch einen Tierarzt zur Verfügung haben musst. 99,9% der Haustiere sind alles, nur nicht fluchttauglich erzogen. Diese Erziehung erst nach Beginn der Flucht zu starten, kann Dich und Deine Begleiter ganz schnell in Lebensgefahr bringen. So bleibt mir in diesem Punkt nur eines zu sagen: Entweder Du trainierst Dein Haustier schon lange vor der Flucht, wie es sich auf einer solchen zu verhalten hat oder Du solltest Dich spätestens bei Fluchtbeginn sofort von dem Tier trennen, mag es auch noch so schmerzen. Du musst die Entscheidung treffen was Dir lieber ist, Dein Hund oder Dein Leben und das Deiner Lieben.

Sei Dir dessen bewusst, dass viele Leute in einer Krise ihre Haustiere deren eigenem Schicksal überlassen. Da sich die Tierbesitzer nicht trauen, das Tier in den Speiseplan mit aufzunehmen oder es wenigstens zu erlösen, entledigen sie sich ihrer, indem sie es aussetzen und laufen lassen. Auf Hunde bezogen kann dieser Umstand zu einem echten Problem für den Prepper unterwegs werden. Hunde sind Rudeltiere und schließen sich recht bald zusammen, wenn sie auf sich alleine gestellt sind. Bei genügend Aggressionspotenzial greift eine hungrige Meute auch einen einzelnen Wanderer an. Du alleine hast gegen eine Hundemeute mit 20 großen und aggressiven Tieren keine Chance, wenn Du Dich nicht vor ihnen in Sicherheit bringen kannst. Der weitaus positivere Teil in Sachen freilaufendem Hund ist die Tatsache, dass Hundefleisch eine sehr gute Proteinquelle für Dich darstellt. Diese Tatsache in Verbindung mit der geringen Scheu des Hundes vor dem Menschen kann Dir Jagdglück bringen. So gesehen können bellende Hunde ein Fluch sein (wenn sie zu Dir gehören), oder ein Segen, wenn sie nicht zu Dir gehören und Du dringend Nahrung brauchst.

Bedenke auch, dass so gut wie alle Haustiere für uns Menschen essbar sind: Vögel, Hunde, Katzen, Schlangen, Ratten, Mäuse, Hühner, Kaninchen, Meerschweinchen, Schildkröten, Frettchen, etc., etc.

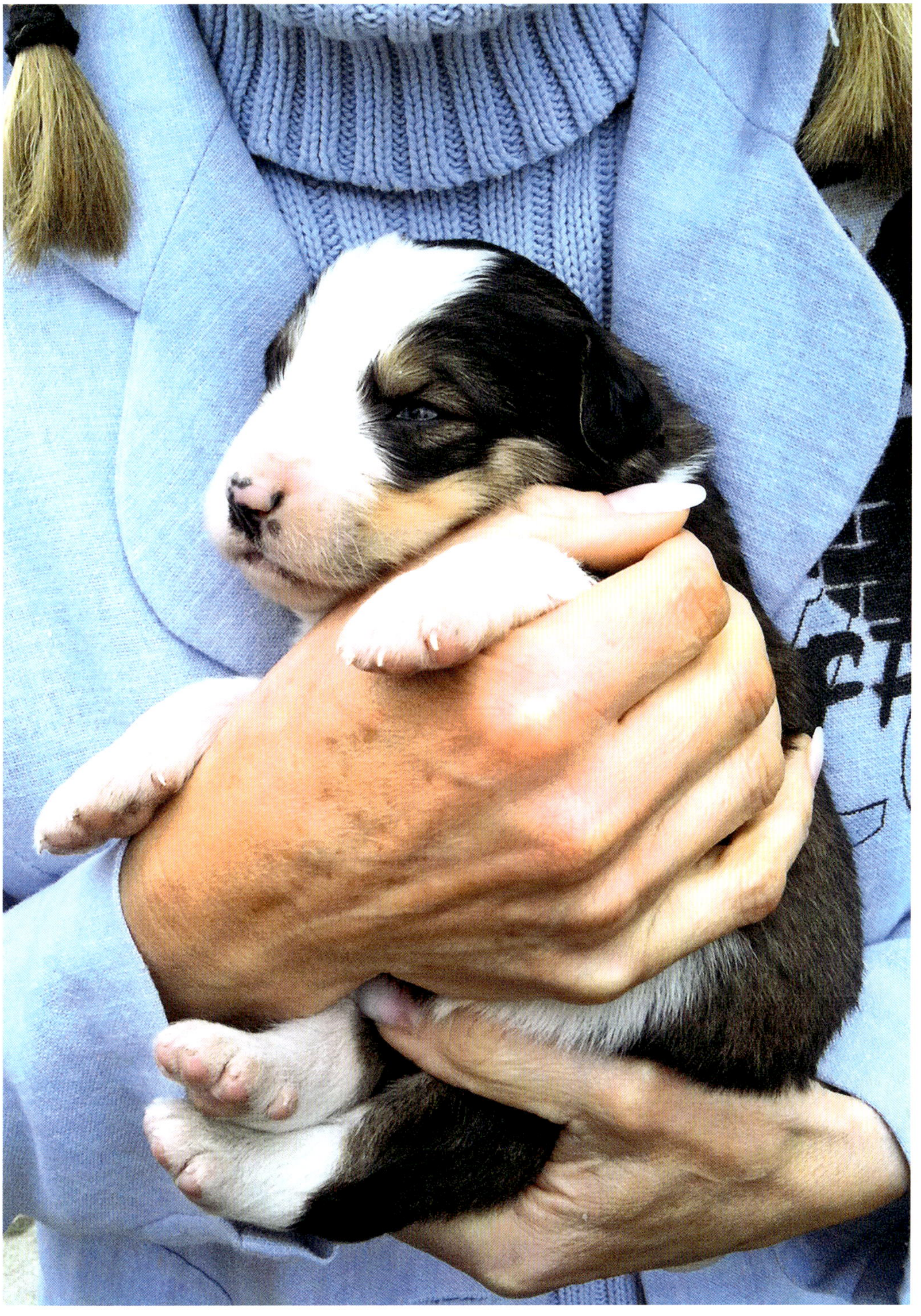

13 DIE SWS-SURVIVALREGEL

Ein Mensch, der sich in der Weite der Natur hoffnungslos verirrt hat, ist gut beraten sich streng an die SWS-Survivalregel zu halten. Die SWS-Survivalregel ist eine Abkürzung und besagt

»Schutz-Wasser-Signal«

Obgleich Du Dich als Prepper auf der Flucht nicht in derselben »verlorenen« Situation wie eine verirrte Person befindest, gelten diese SWS-Survivalregeln für Dich genauso, lediglich der letzte Punkt ist in Deinem Fall etwas anders umzusetzen.

1. **Schutz**
   Hiermit ist der gesamte Bereich gemeint, um Deinen Körper vor extremen Einflüssen zu schützen. Ohne Schutz vor extremen Bedingungen kann es laut den Prepper-Dreierregeln (siehe »Prepper Handbuch«) sein, dass Du nach drei Stunden (oder sogar schon nach drei Minuten) tot bist. Schutz kann bedeuten, dass Du ein Dach bauen musst gegen den fallenden Regen oder Schnee, ebenso aber auch eine geeignete Schutzschicht gegen die Bodennässe. Der Schutz vor Nässe also. Weiterhin bezieht sich dieser Punkt auch auf den Temperaturschutz, egal ob Kälte oder Hitze. Gegen Hitze kann ein Dach oder der kühlende Schatten einer Höhle dienen. Gegen Kälte eventuell ein Supershelter, auf das ich in meinem nächsten Buch genau eingehen werde. Der Schutz vor Kälte bezieht auch eine wärmende Quelle wie zum Beispiel ein Feuer mit ein, (siehe hierzu Abschnitt »Feuer«).
2. **Wasser**
   Schutz ist zwar sehr wichtig, da Du ohne Schutz im schlimmsten Fall nach wenigen Stunden tot sein kannst, direkt danach kommt aber schon die Wasserversorgung. Ohne Wasser bist Du auch bei gutem Schutz recht schnell verloren. Wasser ist unser Lebenselixier und kommt lange vor der Nahrung. Hast Du kein Wasser zur Verfügung, so wird Dein Körper schon nach kurzer Zeit vertrocknen und vergiften. Die Zeit bis Du einen schweren Schaden durch Wassermangel erfährst ist abhängig von den Umgebungsbedingungen. Die Prepper-Regeln besagen maximal drei Tage, mehr als fünf Tage solltest Du aber nicht ohne Wasser sein. Dich für Deinen Lagerbau an vorhandenen natürlichen Wasserstellen zu orientieren kann also kein Fehler sein.
3. **Signal**
   Während der »Verlorene« dringend weit sichtbare Signale für seine Auffindung produzieren muss, darfst Du Signale in keinem Fall geben. Du musst alle Anstrengungen unternehmen, damit keinerlei Rückschlüsse auf Deine Person oder Deinen Standort/Lagerort gezogen werden können. Dazu kommen Dir die Regeln der 4U-Tarnung sehr zunutze. Für Dich gilt es also alles was ein Signal für andere Personen oder Gruppen darstellen könnte zu eliminieren, auch unbeabsichtigte Signale die durch Deine Bewegung oder Deine Ausrüstung gegeben werden können.

14 DIE 4U-TARNUNG

Besser als einen Kampf zu gewinnen ist immer, einen Kampf zu vermeiden. Bei einem Messerkampf gibt es zum Beispiel in der Regel am Ende einen Toten und einen Schwerverletzten. Ich möchte in einer Krise keiner von beiden sein. Ein Schwerverletzter wird ohne dringend erforderliche Versorgung nicht lange überleben. 4U-Tarnung bedeutet einen oder mehrere der vier folgenden Merkmale zu erfüllen:

1. Unsichtbar
2. Untergehend
3. Unscheinbar
4. Unterschätzbar

Der erste Punkt – unsichtbar – ist die beste Art von Tarnung, kann aber nicht immer leicht eingerichtet und aufrechterhalten werden. Der zweite Punkt – untergehend – ist mit dem ersten Punkt recht dicht verwoben. Zum Beispiel unsichtbar durch untergehen in der Umgebung. Nicht immer ist jedoch durch untergehen in der Umgebung auch absolute Unsichtbarkeit realisierbar. Untergehen als Person in einer Menschenmenge kannst Du durch Anpassung in Körpergröße, Gangart, Verhalten und Kleidung. Unsichtbar in der Umgebung wirst Du dadurch, dass Du Dich der Farbgebung um Dich herum anpasst, keine zu helle oder zu dunkle Kleidung, keine auffäligen Merkmale, nichts blinkendes/glitzerndes und keine weit sichtbaren Embleme an Deiner Kleidung trägst. Kannst Du die ersten beiden Punkte der 4U-Tarnung nicht realisieren so sorge dafür, dass Dein Erscheinungsbild zumindest unscheinbar wirkt. Du solltest also keine Dinge präsentieren die ein Gegenüber vielleicht gerne haben möchte. Dies bezieht sich auch auf Deine Kleidung und Deine Ausrüstung. Auf Dein Lager bezogen sollte sich niemals all Dein Hab und Gut offen sichtbar im Lager befinden. Mach Dein Lager klein und unscheinbar, vielleicht sogar heruntergekommen, also uninteressant für Besucher und heimliche Beobachter. Zum vierten Punkt der 4U-Tarnung sei gesagt, dass Du nicht aggressiv auftreten sollst. Gib Deinem Gegenüber das Gefühl, er wäre Dir überlegen, hab' jedoch keine Angst vor einer Konfrontation. Zum Punkt Unterschätzbar gehört auch, dass Du keinerlei sichtbare Waffen bei oder an Dir trägst. Diese trägst/deponierst Du für einen sofortigen Einsatz griffbereit aber verdeckt. Beachte hierzu auch die »Urban Survival Rules« in meinem Buch »Urban Prepper«. In Deinem Lager sollen durch einen versteckten Beobachter oder zufälligen Besucher keine Waffen erkennbar sein. Waffen und Abwehrsysteme müssen gut verdeckt aber sofort einsatzbereit gehalten werden.

14.1 Der Ort

Regel 1: Die beste Tarnung

Die beste Tarnung ist der ausreichende Abstand zu anderen Lebewesen (Mensch, Hund, etc.). Je weniger Du diese Regel einhalten kannst umso besser muss Deine sonstige Tarnung sein.

Regel 2: Imitiere die Umgebung

Es kann durchaus sein, dass Du auch unterwegs schnell und für eine bestimmte Zeit in Deckung gehen musst. Ob diese Deckung in einem Gebäude, unter einer Brücke, in einem Gebüsch, in einem Loch oder auf einem Baum sein wird ist hierbei nicht wichtig. Die Qualität der Deckung ist entscheidend. Anhand dieser Bilder siehst Du ein schon prima platziertes Tarp. Manchmal reicht aber die natürliche Deckung nicht aus um perfekt vor der Sicht durch andere Personen geschützt zu sein. Auch ein Tarp in Tarnfarbe muss getarnt werden um die geraden und

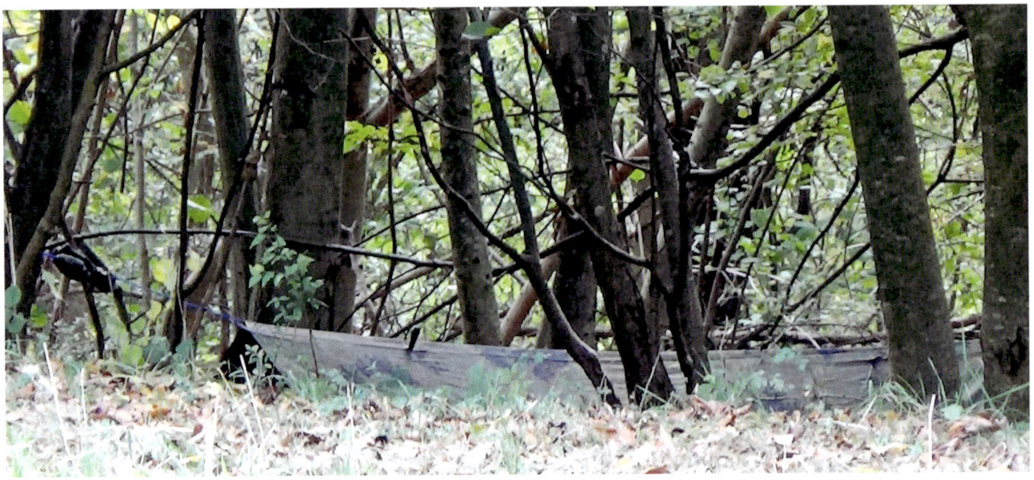

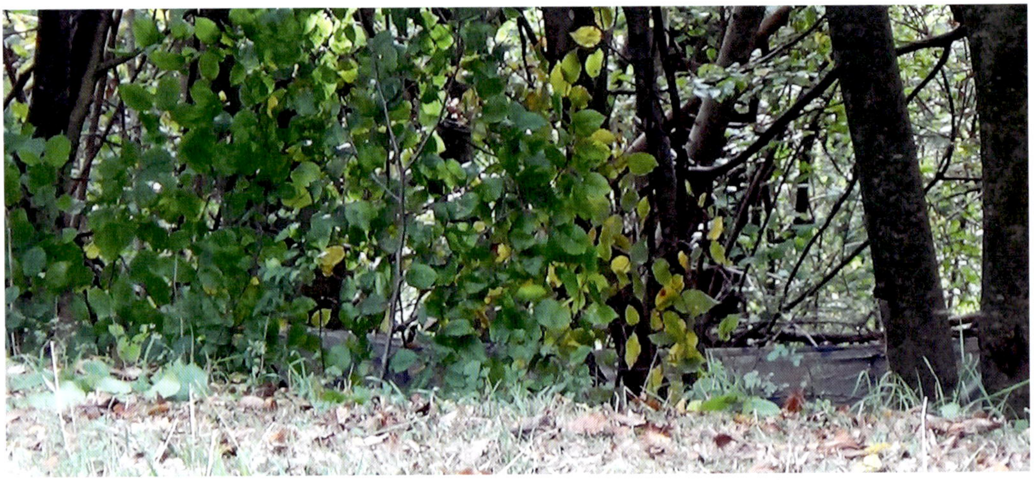

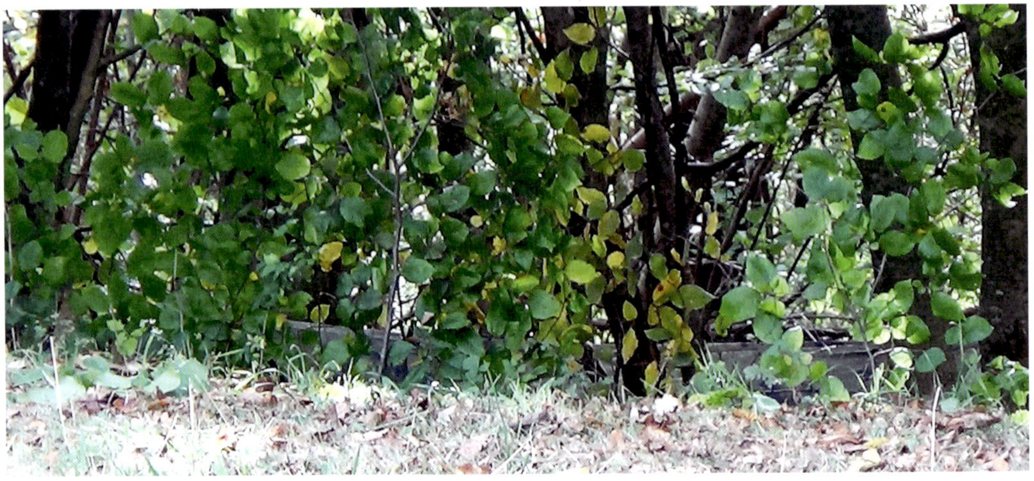

geometrischen Linien aufzubrechen. Du kannst nun Dein Tarp mit allerlei natürlichen Materialien bedecken, dies behindert Dich jedoch, wenn Du sehr schnell Dein Camp abbauen musst. Besser ist es, Du steckst in einigem Abstand zu Deinem Lager Zweige in den Boden. Natürlich sollten die Zweige von Bäumen und Büschen aus der direkten/nächsten Umgebung sein und sich dadurch nicht von den anderen Zweigen unterscheiden. Im rechten Bild oben wird speziell der Blick auf den Eingang versperrt, im dritten Bild ist das ganze Tarp getarnt. Deine Deckung soll immer so unscheinbar und angepasst wie möglich sein. Unsichtbar werden durch untergehen in der Umgebung, ist das Zauberwort. Spannst Du zum Beispiel in einer leeren Lagerhalle Dein Tarnmuster-Tarp auf, so kannst Du nicht von Deckung reden. Ein Stapel Paletten oder zwei Schränke hingegen können in dieser Situation eine prima Sichtdeckung darstellen. Dreh den Spieß um; wie kämen Dir zwei Schränke oder ein Stapel Paletten mitten in der Natur oder im Wald vor? Doch eher merkwürdig und interessant genug, es zu untersuchen. Hingegen ein recht flach über dem Boden aufgespanntes Tarp hinter einem Gebüsch oder hinter Zweigen wird niemandem auffallen. Passe also unbedingt Deine Tarnung der Umgebung an. Eine Plane im Tarnfleckmuster geht natürlich nur in der Umgebung unter, wenn diese Umgebung in etwa dieselbe Farbgebung und Fleckenmuster aufweist. Du wirst trotz Tarntarp je nach Musterung sofort auffallen, wenn Du dieses auf einer saftigen grünen Wiese, auf einer Schneefläche oder auf einer trockenen, hellen Fläche aufbaust. Selbst wenn Du es sehr bodennah aufbaust wird sich das Tarp durch seine Farbe in solchen Umgebungen immer vom Untergrund ganz deutlich abheben, wenn Du es nicht durch weitere Maßnahmen tarnst. Es mag vielleicht komisch klingen, aber auch ein Tarntarp muss getarnt werden, wenn es die Situation erfordert.

Weitere wichtige Informationen zur Tarnung wie zum Beispiel Tarnschirm, etc. erhältst Du im »Prepper Handbuch«.

Regel 3: Vermeide Spuren

Sorge dafür, dass sich keine Pfade von oder zu Deinem Camp bilden, weil Du immer wieder denselben Weg gehst. Diese Gefahr besteht in erster Linie, wenn Du Dein Lager für mehr als nur eine Nacht an einem bestimmten Platz aufschlägst. Umgedrehtes feuchtes Laub, niedergetretenes Gras, abgeknickte Zweige, Spuren im Sand oder Morast, all dies sind gut verfolgbare Spuren, die ungebetene Besucher schnell zu Deinem Camp führen können. Erzeuge um Dein Camp herum keine Spuren, die auf Menschen schließen lassen. Lass weder Müll, noch Essensreste oder Fäkalien in der Umgebung für jedermann frei zugänglich und sichtbar herumliegen. Stößt jemand auf diese Hinweise so wird er der nahen Umgebung ganz besondere Aufmerksamkeit schenken und diese genauestens absuchen.

Regel 4: Vermeide optische, akustische und Geruchs-Signale

Befindest Du Dich in Deinem Camp, so sei absolut ruhig und leise. Bewegungsgeräusche und Unterhaltungen sind noch in 150 m Entfernung durch einen Feind gut wahrzunehmen, Geflüster immerhin noch bis zu 20 m Entfernung. Eine normale Unterhaltung erzeugt einen Schalldruck von 70 dB, auf 100 m Entfernung reduziert sich der Schalldruck aber lediglich um 32 dB, ist also noch gut zu vernehmen. Befinden sich mehrere Personen im Camp, so sind Gespräche auf ein Mindestmaß an Lautstärke und das Notwendigste zu begrenzen. Die Benutzung eines Radios um Nachrichten abzuhören verbietet sich in einem offenen Camp automatisch, außer es werden Ohrhörer verwendet. Bes-

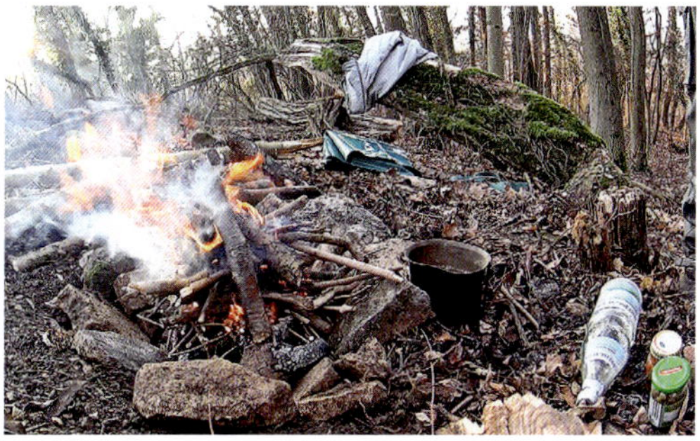

ser ist in jedem Fall, Du verwendest elektronische Geräte nicht im Camp, sondern deutlich abseits. Kein Ausrüstungsteil das Du bei Dir trägst sollte Geräusche erzeugen. Umwickle klappernde Gefäße mit Lappen und klebe klimpernde Schnallen ab. Durch das Abkleben der Metallschnallen verhinderst Du auch gleichzeitig, dass sie einen verräterischen Aufblitzer zeigen, wenn sich Licht in ihnen spiegelt. Trainiere täglich, wie Du Dich möglichst geräuschlos durch die Natur bewegst und verbessere diese Fertigkeit bis zur Perfektion. Diese Fertigkeit kannst Du auch später sehr gut für die eventuell erforderliche Jagd einsetzen. Keinerlei Lampenschein darf das Camp verlassen. Wenn es unerlässlich ist, mit Licht im Camp zu arbeiten, so orientiere Dich an den Farben, wie im nächsten Abschnitt »Stealth Camp Regeln« erläutert, um einen eventuellen Beobachter zu täuschen. Lagerfeuer und/oder Essenszubereitung im Camp schließen sich automatisch aus, wenn Du nicht absolut sicher sein kannst auf weiter Flur alleine zu sein. Ein Feuer erzeugt Rauch, Gerüche, Geräusche und Lichtschein. Dies lockt Leute an, die Du vielleicht lieber nicht im Camp hast. Vermeide es also bei Dunkelheit ein ungeschütztes Feuer, egal wie groß oder klein es ist, ob innerhalb oder außerhalb Deines Camps zu entfachen. Du würdest für den Beobachter oder Schützen aus der Dunkelheit heraus ein wunderbares Ziel abgeben. Die Essenszubereitung erzeugt Gerüche, auch wenn Du mit einem sehr leisen Spirituskocher arbeitest, außer Du bereitest das Essen kalt zu. In einer nicht sicheren Umgebung solltest Du Nahrung ausschließlich kalt zu Dir nehmen. Entferne Dich für Deine Toilettengänge etwa 100 m vom Camp und dies immer wieder in eine andere Richtung.

Es ist sehr wichtig, Dein Camp gut versteckt zu halten, so dass es nur äußerst schwer zu entdecken ist. Liegt hoher Schnee, so hast Du mit der Spurentarnung Probleme. Lege in dem Fall viele verschiedene falsche Spuren, um die Lage Deines Camps besser zu tarnen. Alle Aktivitäten sind weit weg vom Camp durchzuführen, die Rückkehr zum Camp muss immer äußerst misstrauisch erfolgen. Schau Dir hierzu die Technik einer Amsel an, wenn sie zu ihrem Nest zurückkehren will, um ihre Jungen zu füttern. Sie fliegt nicht mit dem Futter im Schnabel direkt in ihr Nest hinein. Sie landet zuerst in größerem Abstand zum Nest auf dem Zweig eines Baumes. Nun schreit und hüpft sie herum um eventuell lauernde Feinde aus ihrer Deckung zu locken um sie anzugreifen. Sie schreit und pfeift obwohl sie den Schnabel voll gesammelter Würmer hat. Nachdem sich nichts Verdächtiges in der Umgebung getan hat, fliegt sie anschließend etwas näher an ihr Nest heran, aber immer noch nicht hinein. Nun hüpft sie noch etwas in der Gegend herum. Wenn sie nicht mehr weit weg vom Nest ist und nichts Verdächtiges bemerkt, dann hüpft sie schnell hinein und verschwindet im Nest und mit einem Mal ist alles ruhig. Wenn sie ihr Nest verlässt macht sie das schnell und fliegt auch sofort weg, so lockt sie keine Fressfeinde für ihre Jungen an. Mach Dir dieses Verhalten zu eigen, dann wird Dein Camp lange Zeit unentdeckt bleiben.

Regel 5: Markiere Dein Camp sichtbar unsichtbar

Bei einem wirklich gut getarnten Camp ist es gar nicht so unwahrscheinlich, dass Du es selbst nicht mehr findest. Das kann gravierende bis tödliche Folgen haben. Kommst Du zum Beispiel nach einem dringend erforderlichen Toilettengang zurück und kannst bei bereits fortgeschrittener Dämmerung Dein Camp nicht mehr finden, so wird Dir die einbrechende Nacht und Temperaturen um die -7 °C wohl den Garaus machen, wenn Du nicht in Survivaltechniken sehr gut ausgebildet bist. Eine »unsichtbare« Markierung kannst Du auf verschiedene Arten realisieren, zwei der Arten möchte ich Dir hier aufzeigen. Nimm Deinen Kompass zur Hand und gehe von Deinem Camp aus ganz exakt hundert Schritte in eine bestimmte Himmelsrichtung. Das kann Nord, Süd, West oder Ost sein. Verwende keine Zwischenwerte, sondern nur eine der Haupthimmelsrichtungen und behalte während der ganzen Zeit unbedingt Deinen Kompass und die korrekte Richtung im Auge. Nach exakt 100 Schritten befestigst Du in Augenhöhe an einem Baum rund herum eine Markierung. Hat die Markierung einen Rückstrahleffekt (Trassierband), dann ist es umso besser. Dann lässt sie sich auch noch im sehr schwa-

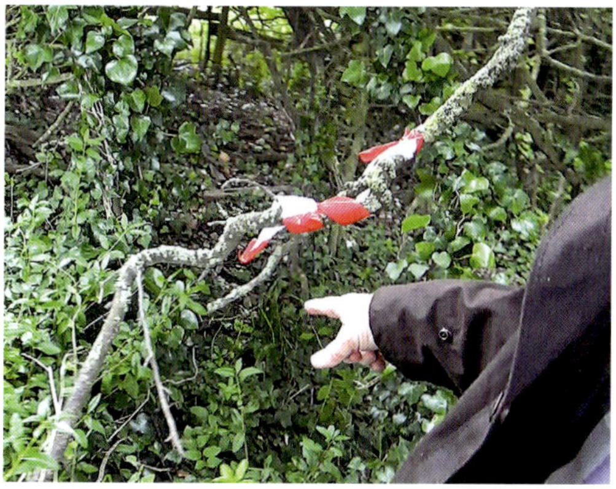

chen Taschenlampenlicht ausmachen. Ist kein Baum vorhanden, dann kannst Du auch stattdessen einen Stock in den Boden rammen. Eine andere Möglichkeit ist das Aufhängen einer eingeschalteten Lampe, die nur nach unten leuchtet. Diese Lampe ist tagsüber – wenn überhaupt – äußerst schwer auszumachen, wird es jedoch dunkel so kannst Du sie gut erkennen. Auf diese Art vermeidest Du, das Camp nicht zu finden und dadurch in eisig-kalter Nacht zu erfrieren. An der Markierung angekommen, verwendest Du Deinen Kompass, um die 180°-Umkehrrichtung zu bestimmen und gehst, den Kompass stur beachtend, ganz genau 100 Schritte in die vorgegebene Richtung. Siehst Du nach 100 Schritten dennoch Dein Camp nicht, so renne nicht wie ein aufgescheuchtes Huhn in der Gegend herum, das würde nur Deine Ausgangssituation verschlechtern. Markiere sofort Deinen momentanen Standort, so dass Du ihn von allen Seiten her sehr gut siehst. Nun kannst Du zum Beispiel per Kreissuchmuster – einem schneckenförmigen Muster, das immer größere Bereiche erfasst, nach Deinem Camp suchen.

Stealth Camp Regeln

1. Grundlagen

Stealth bedeutet unsichtbar. Nun kannst Du Dich, Dein Camp oder Deine Ausrüstung nicht einfach unsichtbar machen. Deswegen lautet die Devise »so unsichtbar, unhörbar, unspürbar, unriechbar wie möglich«. Diese Fertigkeiten sind uns Menschen nicht in die Wiege gelegt, diese müssen durch intensives Training erworben werden. Arbeite unermüdlich daran, um möglichst schnell den Idealzustand zu erreichen.

2. Licht

Die Checkliste im Anhang zeigt Dir die wichtigen Schritte wann, wo, bis wann, wo nicht und unter welchen Voraussetzungen Du ein Camp errichten kannst, wenn Du so gut wie unsichtbar bleiben musst.

Licht ist immer wieder ein wichtiges Thema in Verbindung mit einem Camp. Da wir Menschen keine so empfindlichen Augen wie eine Katze oder gar eine Schleiereule haben, ist der Sehbereich gerade während einer mondlosen Nacht so gut wie nicht vorhanden. Nun gut, wozu sind Lampen erfunden worden, könntest Du Dich jetzt fragen. Was Du aber in einer kritischen Situation niemals machen solltest ist, in der Dunkelheit mit Licht um Dich zu werfen. Jeder Plünderer im Umkreis kann Dich auf kilometerweite Distanz sofort lokalisieren. Musst Du dennoch unbedingt mit einer Lichtquelle arbeiten, so bedenke die optische Täuschung durch die verwendete Lichtfarbe:

Licht wird wahrgenommen:

- rot und gelb erscheint einem Beobachter näher dran, als es tatsächlich ist
- grün und weiß erscheint einem Beobachter wie die tatsächliche Entfernung
- blau und violett erscheint einem Beobachter weiter weg als tatsächlich

Vielleicht kannst Du Lampentarnschirme verwenden wie im »Prepper Handbuch« aufgezeigt.

3. Bei Kontakt

- verhalte Dich nicht sonderbar
- erkläre Deine schlechte Lage
- sei auf einen Angriff gefasst, es geht um Dein Leben
- setze bei Bedarf alle Gewalt ein
- verlasse den Platz, wenn Du dazu aufgefordert wirst

4. **Sicherheit**
   - sorge immer für maximale Sicherheit
   - wenn Du unsicher bist, brich sofort das Camp ab und verschwinde
   - du bist der Einzige, der Dich retten kann
   - im Notfall Telefon verwenden und/oder Signale geben

Dein Camp ist entdeckt

Gehe immer davon aus, dass Dein Camp entdeckt werden kann. Verstecke bestimmte Dinge und Waffen auch außerhalb des Camps und sorge dafür, dass Du das Camp jederzeit in wenigen Sekunden räumen kannst. Dies erfordert ständige Bereitschaft. Siehst Du, dass Personen die Gegend um Dein Camp absuchen, so gehe davon aus, dass sie zumindest eine ungefähre Idee haben, wo sich Dein Camp befindet. Nimm sofort alle Ausrüstung an Dich, die Du schnell greifen kannst und entferne Dich unerkannt. Auch wenn Du einen Teil Deiner Ausrüstung und Tarps zurück lassen musst, bringe zuerst eine größere Distanz zwischen Dich und Dein Camp. Beobachte dann aus sicherer Entfernung, ob Dein Camp tatsächlich entdeckt wird. Ist dies der Fall so gib die zurückgelassene Ausrüstung endgültig auf. Sie ist es nicht wert, einen Kampf zu riskieren. Bleibt Dein Camp unentdeckt, so verharre in Deinem neuen Versteck mindestens so lange bis Du wieder alleine bist. Vergewissere Dich jedoch, dass die Personen tatsächlich den Ort verlassen haben und Dir nicht auflauern können. Verstecke anschließend an Deinem momentanen Versteck alle Deine gerettete Ausrüstung sehr gut. Wenn die Umgebung sicher ist, gehst Du zum Camp zurück und birgst die restliche Ausrüstung. Hole die zwischengelagerte Ausrüstung dazu und verlasse schnellstmöglich die Gegend. Die feindlichen Personen werden höchstwahrscheinlich mit Verstärkung zurückkommen und erneut nach Dir und Deinem Camp, suchen. Du solltest nun mindestens 20 Kilometer zwischen Dich und Deinen alten Campplatz bringen. Eine strenge Marschzeit von vier bis sechs Stunden ist in dem Fall also vorprogrammiert.

Stehen unvermittelt andere Personen direkt vor Deinem Camp während Du Dich gerade darin befindest, so hast Du viele Fehler gemacht.

Sei Dir bewusst, dass Du jetzt Dein Leben verlieren kannst. Entsprechend sollte Dein Vorgehen gewählt werden. Zeit für Diskussionen gibt es nicht, es herrscht Krise und jeder ist sich selbst der Nächste. Deine Gegner fühlen sich stärker, da sie in der Überzahl sind. Sie rechnen nicht mit brutaler Gewalt, also nutze die Gelegenheit bevor sie Dich handlungsunfähig machen. Du hast nichts zu verlieren, was sie Dir nicht eh gleich abnehmen werden, wenn Du nichts tust. Sollte Gewaltanwendung unausweichlich sein, so versuche den Anführer der feindlichen Gruppe auszumachen und schalte ihn zuerst aus. Mit etwas Glück werden die anderen Gruppenmitglieder dadurch demotiviert und lassen von Dir ab.

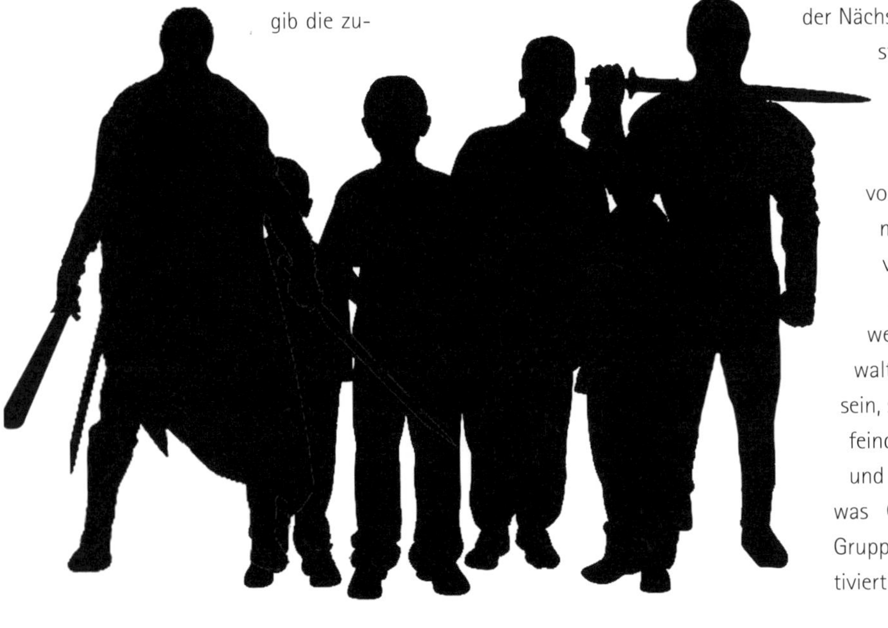

Kontaktaufnahme

Handelt es sich wider Erwarten nicht um eine feindliche Übernahme durch die vor Deinem Camp stehenden Personen, so sei dennoch sehr vorsichtig. Es ist durchaus möglich, dass die Personen zuerst Dein Vertrauen erschleichen, Dich aushorchen und dann zuschlagen wollen. Halte Dich auch hier an die Regeln der Informationsdürre und Fehlinformationen, wie im weiter unten folgenden Abschnitt »Du nimmst Kontakt auf« erläutert. Erwähne, dass weitere Gruppenmitglieder gleich eintreffen werden, das gibt vielleicht Respekt und Zurückhaltung. Die Personen haben nun mal Dein Camp entdeckt, daran kannst Du nichts mehr ändern. Dies bedeutet nun aber nicht gleich, dass Du den Personen alles anvertrauen solltest. Vielleicht haben Sie Dich vorher nicht lange genug ausgespäht und keine Ahnung von Deiner Bewaffnung und Ausrüstung. Halte die Personen auf Abstand und sorge dafür, dass Du nicht überrumpelt werden kannst. Vielleicht ist das für Dich eine gute Möglichkeit, mit diesen Personen zusammen eine Gruppe zu bilden. Eine Gruppe ist dem Einzelkämpfer in fast allen Bereichen überlegen, wie weiter oben bereits geschildert.

14.2 Personen

Regel 1: Die beste Tarnung ...
... ist der ausreichende Abstand zu anderen Lebewesen (Mensch, Hund, etc.).

Regel 2: Imitiere Deine Umgebung
Bist Du in der Natur unterwegs, so imitiere diese. Ob das so weit gehen muss, dass Du Dir einen Ghillie-Anzug anziehst, wie er von Scharf- und Heckenschützen genutzt wird, bleibt Deiner Fantasie überlassen. Solange Du aber kein bestimmtes Ziel anschleichen und angreifen möchtest, macht solch ein oft schwerer Anzug, unter dem man leicht ins Schwitzen kommen kann, in meinen Augen keinen Sinn. Sehr viel Sinn macht es hingegen Dein Lager farbkonform mit der Natur zu tarnen. Dies gilt auch für Deine Person, wenn Du Dich nicht oder kaum vom Fleck wegbegibst. Eine Person im Flecktarnanzug ist im Gebüsch sitzend schlechter zu erkennen als eine Person in normaler Straßenbekleidung oder in einfarbigen Kleidungsstücken. Auch gedeckte Farben lassen die Tarnung durch die große einheitliche Farbfläche eher auffliegen als gefleckte Kleidung. Gefleckte Kleidung ist aber nur dann nützlich, wenn Du Dich nicht oder nur sehr langsam bewegst. Schnelle Bewegungen können auf bis zu 1000 Meter Entfernung durch einen Beobachter erkannt werden. Achte bei der Tarnung darauf, daß Du Deine menschlichen Körperumrisse und das Augen-Nase-Kreuz optisch verwischst. Wenn Du für andere Beobachter nicht mehr von der Dich umgebenden Umwelt zu unterscheiden bist, dann hast Du Dein Ziel erreicht. Tarnkleidung bietet Dir zwar den Vorteil, dass Du leichter »in der Natur untergehst«, stellt Dich für Beobachter ungefragt aber auf die Seite der zu bekämpfenden Ziele (Militär, Partisane, Kombattant). Gerade teilweise militärisch aussehende Ausrüstung bringt Dich optisch sofort in den Bereich »Partisane«, der sofort zerstört werden muss. Nach dem Völkerrecht dürfen Zivilpersonen nicht zum Ziel militärischer Aktionen werden. Dein Schutz in ziviler Kleidung ist also deutlich höher als in Tarnkleidung, solltest Du auf Militär stoßen. Natürlich nutzt Dir die zivile Kleidung gar nichts, wenn Du selbst auf Partisanen oder Marodeure triffst. Diese Gruppierungen haben keinerlei Verpflichtung das Völkerrecht einzuhalten. Mache nicht den Fehler, eine Schreckschusswaffe (SSW) mit Dir zu führen oder gar zu zeigen. Dein Gegenüber hält diese vielleicht für eine scharfe Waffe und kontert mit Sicherheit ebenso mit Waffengewalt. Was glaubst Du wer in einem Schusswechsel gewinnt? Die Person mit der SSW oder die Person mit der scharfen Waffe? Zudem ist eine SSW trotz ihrer Nutzlosigkeit recht schwer und belastet Dein maximal tolerables Tragegewicht negativ. Zur Tierabwehr oder um Signalkugeln zu verschießen taugt eine SSW aber in jedem Fall. Hast Du ein Transportfahrzeug zur Verfügung, so ist das Mehrgewicht durch SSW und Munition nicht relevant.

Regel 3: Vermeide verfolgbare Spuren

- brich keine Zweige ab
- schlurfe nicht mit den Füßen das Laub am Boden durcheinander
- laufe nicht auf weichen Böden, auf denen Du Spuren hinterlässt, wenn Du es vermeiden kannst
- auf Untergründen wie Steinen, Fels oder im Wasser zu laufen verhindert effektiv die Entstehung von sichtbaren und leicht verfolgbaren Spuren
- lasse Deine Spuren nicht über längere Zeit sichtbar zurück
- verwische immer wieder Deine Spuren oder mache sie unkenntlich
- verwende möglichst Schuhe mit »Allerweltsprofil«
- gehe nicht durch Räume mit dicker Staubschicht am Boden (Lost Places)

Regel 4: Vermeide optische und akustische Signale

Bewegst Du Dich durch die Natur, so passe Dich der Farbgebung an. Doch Vorsicht, beachte bei Tarnkleidung das vorher beschriebene. Kleidung in gedeckten Farben wie dunkelgrün, dunkelbeige, dunkelbraun etc. sind leuchtenden Farben oder hellbeige und schwarz vorzuziehen. Vermeide Geklimper in und an Deiner Ausrüstung. Klebe alle klimpernden Teile ab oder verpacke sie in Stoffmaterialien. Glänzende oder reflektierende Ausrüstungsteile klebst Du mit dem Tape aus der Ausrüstung zuverlässig ab. Leuchtende Embleme, Schriftzüge oder Zeichen auf und an Deiner Ausrüstung kannst Du übermalen oder abkleben. Der normale Mensch hat etwa einen Sehradius von 120° vor sich, auch wenn er den Kopf nur geradeaus hält. Er sieht also auch vieles, was sich seitlich von ihm bewegt, quasi in seinen Augenwinkeln. Durch leuchtende, blinkende oder auffallende Zeichen wird ein Beobachter in jedem Fall genauso auf Dich aufmerksam wie durch metallisches Geklimper von Schnallen oder Geschirr. Bedenke, dass Bewegungen in bis zu 1000 Meter Entfernung, Umrisse in bis zu 500 Meter, ein heller Fleck in bis zu 250 Meter, Trittgeräusche auf Asphalt bis zu 150 Meter und Trittgeräusche auf Kies immerhin noch bis in 100 Meter Entfernung wahrgenommen werden können. Musst Du eine freie Fläche unbedingt bei Tag überqueren, so tue dies in möglichst tiefer Gangart und rasch. Achte darauf, keine Silhouette abzugeben oder diese maximal zu minimieren.

Regel 5: Beobachte Deine Umgebung und achte auf Verfolger

In freier Natur achtest Du auf alles, was nicht direkt der Natur zuzuordnen ist. Jede noch so geringe Änderung oder Veränderung muss Deine gesamte Aufmerksamkeit erhalten. Die vorher genannten Regeln und Merkmale kannst Du allesamt auf die Erkennung und Entdeckung anderer Personen anwenden. Ist jemand unvorsichtig, so wirst Du ihn entdecken. Was danach geschieht, liegt in Deinem Ermessen. Es ist sehr wichtig gerade bei Kontakt mit anderen Menschen die Kontrolle aufrecht halten zu können. Ist dies nicht zu 100% gewährleistet so gilt für Dich die sofortige Umsetzung der Regel 6.

Regel 6: Jederzeit zum Untertauchen bereit

In freier Natur begibst Du Dich auf kürzestem Weg zu Brücken, Geländefalten, Durchgängen, Höhlen, Abwasserrohren, Büschen oder Waldstücken. Sobald Du außer Sichtweite bist, änderst Du sofort die Fluchtrichtung und erhöhst die Geschwindigkeit. Bist Du weit genug weg, dann ändere Deine Aufenthaltshöhe und warte mindestens zwei Stunden ab. Dies kann ein Versteck in einer Baumkrone oder unter einem Gebüsch sein. Hast Du Dein Versteck bezogen, so setze sofort Regel 2 in die Tat um. Setzen Deine Verfolger IR-Geräte für die Suche ein, so nutze die IR-Schildfunktion Deiner Rettungsdecken.

Unfreiwilliger Kontakt

Nehmen wir an, alle getroffenen Vorsichtsmaßnahmen konnten nicht verhindern, dass Du mit anderen Personen/Gruppen Kontakt bekommst. Falls Du also jemand siehst, so halte sofort inne und bleibe zuerst einmal bewegungslos stehen, richte das Gesicht zu Boden, beobachte aber weiter (ein helles Gesichtsfeld mit Augen-Nase-Kreuz wird leichter erkannt). Haben Dich Deine Gegenüber noch nicht entdeckt, so lasse Dich ganz langsam zu Boden oder ziehe Dich ganz langsam hinter eine Deckung zurück. Schnelle Bewegungen sind wie ein Augenanker und lassen alle Blicke genau in diese Richtung gehen. Kannst Du Dich unbemerkt zurückziehen ist alles wieder gut. Ist dies nicht möglich, so bereite Dich auf eine maximale Eskalation vor. Deinem Gegenüber ist Dein Leben keinen Pfifferling wert, seines möchte er aber in jedem Fall erhalten und dazu braucht er Ausrüstung und Nahrung. Er wird also alles daransetzen, um an Deine Sachen zu kommen. Vergiss Techniken wie »komm wir teilen, ich brauche doch auch etwas«. Geh davon aus, dass Du in keinem Fall auch nur die Spur von Menschlichkeit erwarten kannst, dann kommst Du schon recht nahe an die Situation heran. Würze es anschließend noch mit äußerster Brutalität bis Mordlust und Du siehst die Situation genau richtig. Mache Deine Waffe sofort einsatzbereit und drohe entsprechendes an. Kannst Du dadurch eine Eskalation verhindern und ihr getrennte Wege gehen, so fühle Dich in keinem Fall sicher. Dein Gegner hat Blut geleckt. Ist Dir der Gegner zahlenmäßig überlegen oder hat er stärkere Waffen – Shit happens. Hast Du alle Deine Sachen in einem Rucksack zusammen deponiert, so wirst Du jetzt auch alles hergeben müssen – schon wieder Shit happens. Teilen kommt für Dein Gegenüber nicht in Frage. Hast Du hingegen –wie ich es immer wieder empfehle – die Ausrüstung aufgeteilt, so kannst Du nun den großen Rucksack abwerfen, Deinem Gegenüber etwas ins Gesicht schleudern und schnellstens wegrennen. Mit viel Glück wird er Dich nicht verfolgen da er schon hat was er wollte, ansonsten gelten die im vorherigen Absatz bereits beschriebenen Vorgehensweisen. Du hast zwar jetzt einen Großteil Deiner Ausrüstung verloren, den Tages-BoB mit EH-Ausrüstung und Survival-Kit hast Du aber noch. Wenn Du Deine Ausrüstung nicht hergeben willst, dann bleibt Dir nur noch der Kampf. Aber vertraue mir, ein Kampf mit schwerem Rucksack auf dem Rücken ist so aussichtslos wie sich ein Tropfen Wasser auf einem heißen Stein lange halten kann – gleich Null. Du musst also in jedem Fall zuerst einmal das schwere Gepäck ablegen. Die Stärke und Anzahl Deiner Waffen können jetzt eine entscheidende Rolle spielen. Dir bleibt in jedem Fall nur eine Möglichkeit, mit äußerster Brutalität und Gewalt zu versuchen Deinen Gegner dauerhaft außer Gefecht zu setzen. Eine andere Chance hast Du nicht, denn er könnte Dich töten, sobald sich die Möglichkeit ergibt.

Du nimmst Kontakt auf

Misstrauisch zu sein und zu bleiben kann Dich vor sehr viel Schaden und Verlust bewahren. Dies sollte aber nun nicht auf Dauer in Einsamkeit für Dich enden. Eine der Prepper-Dreierregeln besagt »Nicht länger als drei Monate ohne soziale Kontakte«. Zu alledem komm hinzu, dass Dir nicht alle anderen Menschen automatisch nach Deiner Ausrüstung oder gar Deinem Leben trachten. Hast Du andere Personen entdeckt, so beobachte zuerst einmal aus der Deckung heraus welcher Gesinnung diese sind. Vielleicht ist ihr Verhalten oder Umfeld absolut nicht Dein Ding und Du kämst im Endeffekt mit ihnen eh nicht klar. So hast Du immer noch die Möglichkeit, unentdeckt zu bleiben und weiter zu ziehen. Kannst Du Gemeinsamkeiten und friedliches Auftreten erkennen und möchtest mit der Person oder den Personen in Kontakt treten, so überlege zuerst wie Du das anstellen willst. Es gibt nicht »die eine Regel« der Kontaktaufnahme. Eine gute Möglichkeit möchte ich Dir hier vorstellen. Verstecke zuerst fast all Deine Ausrüstung sehr gut in ausreichender Entfernung, nimm aber ein wenig davon mit, damit Du nicht verdächtig wirkst. Es ist kaum vorstellbar, dass jemand gänzlich ohne Nahrung und ohne jegliche Hilfsmittel unterwegs ist. Mache Dir schon vorher Gedanken und lege Dir eine plausible Erklärung zurecht, woher Du kommst, wohin Du willst, was Du in dieser Gegend suchst und was Du von der Gruppe erwartest. Deine Geschichte sollte – außer der Erwartung in Hinblick auf die Gruppe – nicht mit Deiner tatsächlichen Geschichte übereinstimmen. Niemand soll aus Deinen Erzählungen Rückschlüsse auf Deine Ausrüstung, Ziele, Ressourcen und Möglichkeiten ziehen können. Nähere Dich nun der Gruppe aus einer ganz anderen Richtung. Die Technik, sich aus einer anderen Richtung zu nähern als die in welcher Deine Ausrüstung versteckt liegt hat einen rein praktischen Sinn. Sollte sich die Gruppe nicht so zeigen wie Du erhofft hattest oder sie nimmt Dich gefangen und Du musst alles hergeben, was Du am Körper trägst, so ist nicht Deine ganze Ausrüstung verloren. Die Gruppe will natürlich wissen, ob Du noch mehr Ausrüstung oder Nahrungsmittel mitführst und wo Du diese versteckt hast. Deswegen wird die Gruppe die Strecke in der Richtung aus der Du gekommen bist, sehr genau unter die Lupe nehmen. Versteckte Ausrüstung würde auf diese Weise vielleicht schnell entdeckt werden. Hast Du vorher die Frage nach weiterer Ausrüstung und Lebensmitteln verneint, so hättest Du sehr wahrscheinlich Konsequenzen zu befürchten. Nimm den Kontakt mit der Gruppe mit Bedacht auf und so, dass Du in keinem Fall kämpferisch oder aggressiv wahrgenommen wirst. Gib der Gruppe Gelegenheit, Dich abzuchecken und eventuell auch abzulehnen. Das zeigt nur, dass die Gruppe ein gesundes Misstrauen etabliert hat. Vielleicht kannst Du der Gruppe etwas anbieten oder in Aussicht stellen (Informationen, Ausrüstung, Lebensmittel, Ressourcen), das sie dringend braucht. Auch deswegen ist es besser, die Gruppe vor der ersten Kontaktaufnahme zu beobachten. Egal wie freundlich die Gruppe Dir vorkommt, verrate nicht:

- woher Du wirklich kommst
- wohin Du tatsächlich vor hast zu gehen
- wer zu Dir gehört oder ob Du alleine bist
- wo sich tatsächlich Dein letztes Lager befindet
- wo Du Dein nächstes Lager aufschlagen willst
- was Du an Ausrüstung besitzt
- wo Du Deine Ausrüstung deponiert hast
- welche Waffen Du besitzt
- ob Du über Depots verfügst
- vorhandene Ressourcen in der näheren und weiteren Umgebung

Gib Auskunft, aber falsche. Führe Deine Gegenüber »aufs Glatteis« und sorge dafür, dass sie Dich nicht verfolgen können, falls Du nicht in der Gruppe bleiben möchtest oder abgelehnt wirst. Wende, nachdem Ihr Euch getrennt habt, sofort die Regel 6 »Jederzeit zum Untertauchen bereit« konsequent an.

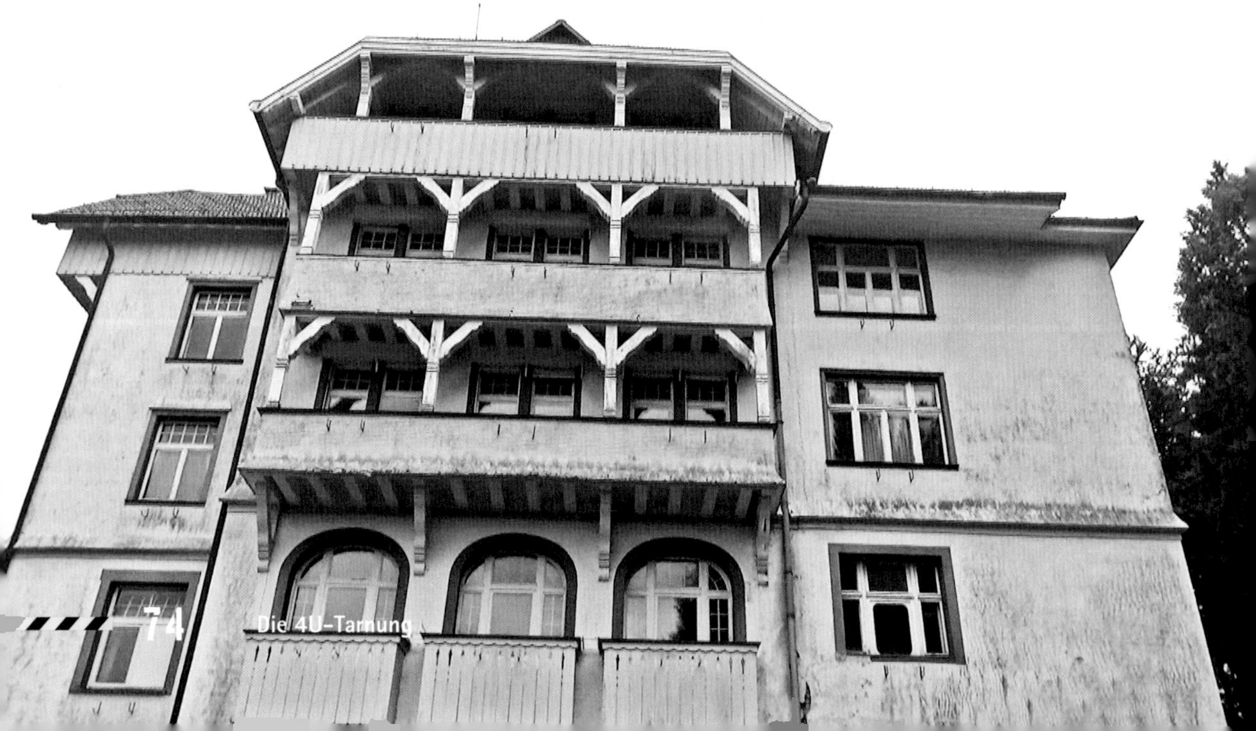

15 AUFKLÄRUNG

Bist Du in einer Gruppe unterwegs, so müssen je nach Gruppengröße ein bis maximal drei Personen (besser zwei) für die Aufklärung und als Vorauskundschafter eingesetzt werden (siehe auch den Abschnitt »Hinterhalt«). Zumindest eine Person geht der Gruppe so weit voraus, dass gerade noch Sichtkontakt besteht. Da Aufklärer je nachdem schnell und wendig sein müssen, übernimmt die restliche Gruppe den Transport der Hauptausrüstung. Die Aufklärer sind bestückt mit Survival-Kit, Tages-BoB (Bereitschaftstasche), Fernglas und leichter, leiser Waffe (Bogen, Armbrust, etc.). Die Kommunikation zwischen Gruppe und Aufklärer geschieht ausschließlich per Handzeichen, wenn kein Funkgerät zur Verfügung steht. Laute Geräusche sind von Aufklärer und Gruppe in jedem Fall zu vermeiden. Die Handzeichen gelten ebenso vom Aufklärer zur Gruppe wie umgekehrt. Damit die Handzeichen von jedem einwandfrei verstanden werden können, müssen sie logisch, leicht zu unterscheiden und nicht zu viele sein.

So wird das Handzeichen »STOP« mit dem horizontal angewinkelten Arm (rechts oder links ist egal) bei senkrecht hochstehendem Unterarm und geballter Faust gegeben. Dieses Zeichen bedeutet sofort stoppen, alle Tätigkeiten einstellen, keinerlei Unterhaltung, warten auf weitere Befehle, alle auf Achtung. Dieses Handzeichen wird gegeben, wenn eine Situation unsicher ist oder nicht in Gänze überblickt werden kann oder ein Feind vermutet wird. Gruppe und Aufklärer sind nach diesem Zeichen in höchster Alarmbereitschaft und hören und schauen die gesamte Umgebung ab.

Ist alles in Ordnung so gibt der Aufklärer das Zeichen »WEITER GEHEN« indem er – den Unterarm senkrecht lassend – den Oberarm nach unten und wieder hoch bewegt. Gerade so als ob er einen Notbremshebel ziehen würde und diesen dann wieder in seine obere Ausgangsposition schiebt. Dies alles bei weiterhin geschlossener Faust. Dieses Zeichen wird erst gegeben, wenn es absolut sicher ist, dass sich kein Feind in der Nähe befindet. Einmal die Faust nach unten gezogen bedeutet »WEITER GEHEN«, zwei- oder mehrmals kurz hintereinander die Faust nach unten gezogen bedeutet »RENNEN«, im Bundeswehrjargon »IM LAUFSCHRITT MARSCH MARSCH«.

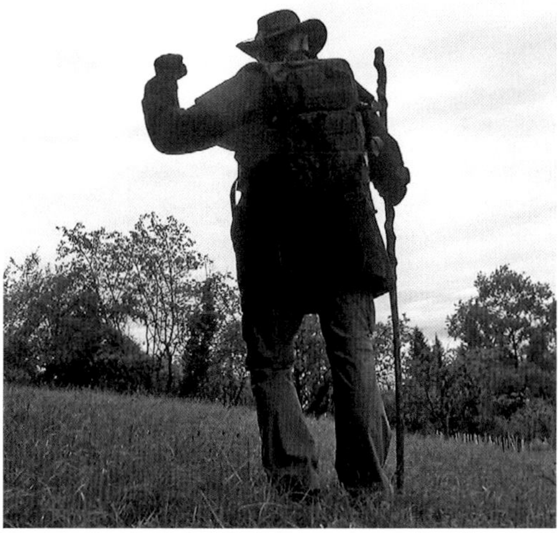

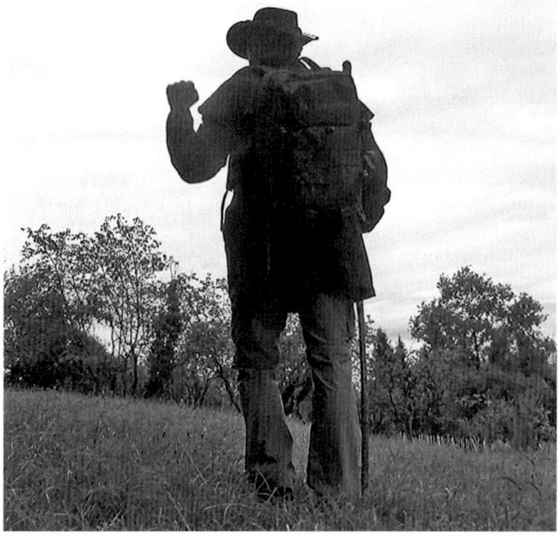

Hält der Aufklärer beide Arme seitlich von sich weg ausgestreckt diagonal nach unten gerichtet, so sagt er damit »GANZE GRUPPE SOFORT LINKS UND RECHTS DES WEGES DECKUNG SUCHEN UND IN STELLUNG GEHEN«. Dieser Befehl kann zum Beispiel kommen, wenn sich ein vermuteter Feind aus der Marschrichtung der Gruppe annähert oder ein Flugzeug/Fahrzeug gesichtet wurde. Bis zur Klärung der Situation muss die ganze Gruppe inklusive des Aufklärers unerkannt und in Deckung bleiben.

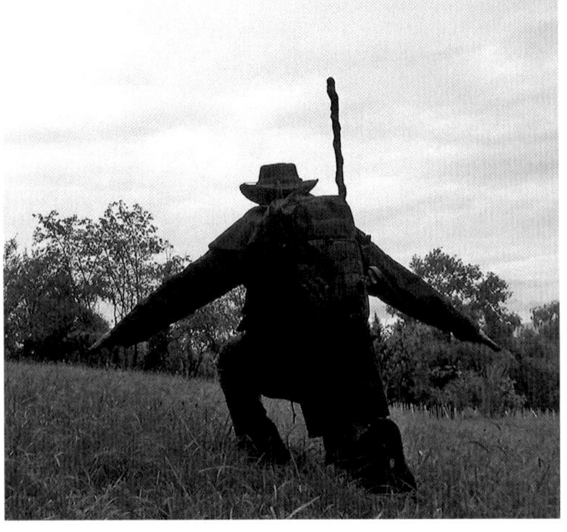

Hält der Aufklärer jedoch beide Arme jeweils seitlich horizontal ausgestreckt, so bedeutet dies »GANZE GRUPPE SOFORT LINKS UND RECHTS DES WEGES WEGFLÜCHTEN, STARKE FEIND-/WAFFENGRUPPE«. Dieser Befehl wird nur gegeben, wenn die Feindgruppe der eigenen Gruppe offensichtlich deutlich überlegen ist und direkte Aggressionen zu erwarten sind. Wird der Späher in dem Moment auch schon vom vermuteten Feind gesehen, so zeigt er diesem durch die ausgestreckten Arme und Hände seine Nicht-Angriffsstimmung, und dass er sich ergeben will. So ist dieses Handzeichen also in beide Richtungen sehr wichtig und veranlasst die betreffende Gruppe entsprechend zu handeln. Jede Person aus der dem Aufklärer zugeordneten Gruppe muss sich nun unabhängig von den anderen Gruppenmitgliedern fluchtartig ins Gelände absetzen und versuchen sich schnell vom Weg zu entfernen und außer Sichtweite zu kommen. Kämpfe oder Gefechte sind zu vermeiden und nur im äußersten Notfall zu führen. Für diesen Fall muss vorher schon vereinbart worden sein, dass die einzelnen Gruppenmitglieder den »1 × 1-Plan« einhalten. Dies bedeutet, maximal einen Kilometer seitlich ins Gelände weg, danach maximal einen Kilometer in die Richtung aus der die Gruppe kam und zuletzt im rechten Winkel wieder zum ursprünglichen Weg zurück. Dabei immer darauf achtend Feindkontakt zu vermeiden, also in erster Linie in Deckung bleiben. Auf diese Weise bleibt die Gruppe innerhalb einer Strecke von maximal einem

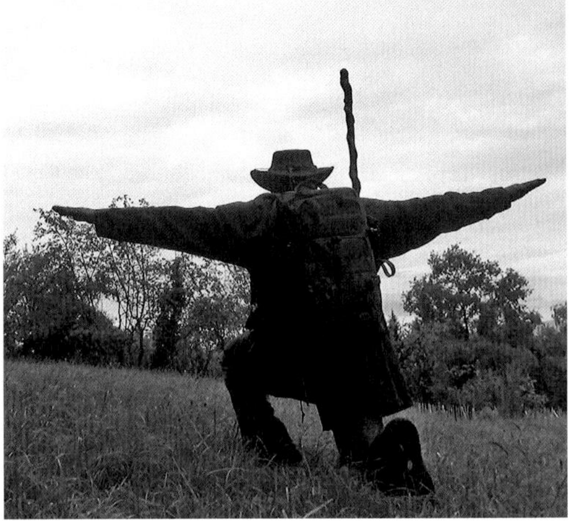

Kilometer, des vorher marschierten Weges, zusammen. Geht der Aufklärer oder die Aufklärergruppe außerhalb des direkten Sichtbereichs voraus um die Situation zu sondieren, so muss sie (sofern keine Funkgeräte zur Verfügung stehen) für die nachfolgende Gruppe Zeichen hinterlassen. Die Zeichen dürfen jedoch nicht leicht und für jeden eindeutig lesbar sein, dennoch müssen sie für die nachfolgende Gruppe schnell und einfach zu erfassen sein. Der Weg gerade aus ist klar, kommen die Aufklärer nicht entgegen, so muss der Weg frei sein oder sie sind in Gefangenschaft geraten. Also auch bei offensichtlich freiem Weg musst Du immer sehr wachsam sein. Die Aufklärer markieren den Weg zumindest an jeder Abzweigung. Markierungen müssen den zu gehenden Weg und den Rückweg (für den Fall der Flucht) klar kommunizieren. Egal für welche Markierungen Du Dich entscheidest, sie müssen eindeutig lesbar und groß genug sein, um sofort erkannt zu werden. Manche verwenden angespitzte Äste die an Kreuzungen in den Boden gesteckt werden. Das mag in Waldgebieten vielleicht, aber nur vielleicht noch gehen, kreuzen die Wege auf Wiesen oder Ackerflächen so sind in den Boden gesteckte Stöcke oder Äste genauso ein Signal für andere Personen, wie auf oder neben den Weg gelegte Hinweis-, oder Richtungspfeile aus Steinen oder Ästen. Eine bessere Alternative stellt die Markierung mittels Steinmustern dar. Steine sind das am häufigsten vorkommende Material auf unserem Planeten Erde.

Ein Beispiel wie hier im Bild stellen immer drei Steine in Reihe dar. Ein zusätzlicher Stein gibt die Richtung an, aus der Nachhut, Hauptgruppe und Spähtrupp kommen. Du siehst im Bild den an der rechten Seite durchlaufenden Weg. Links geht ein Weg ab, den der Spähtrupp voraus gegangen ist. Die Richtung ist markiert durch drei Steine in Folge und zwar quer zur verwendeten Richtung. Der vierte Stein, unter der Dreierreihe, gibt die Richtung an aus der Spähtrupp und Gruppe kommen. Dieser liegt im Bildbeispiel unter dem linken Stein, das bedeutet, dass die Gruppe von unten den Weg hochkommt und nun nach links auf den Nebenweg abbiegen muss. Selbst wenn einem Feind diese Steinformation auffallen sollte, was sehr unwahrscheinlich ist, sieht die Person drei Steine in Folge quer zur zu gehenden Richtung. Ein Strich quer zur Richtung sagt einem Fremden aber eher »hier geht's nicht weiter, Sperre«, so wird diese Person also in die Irre geführt.

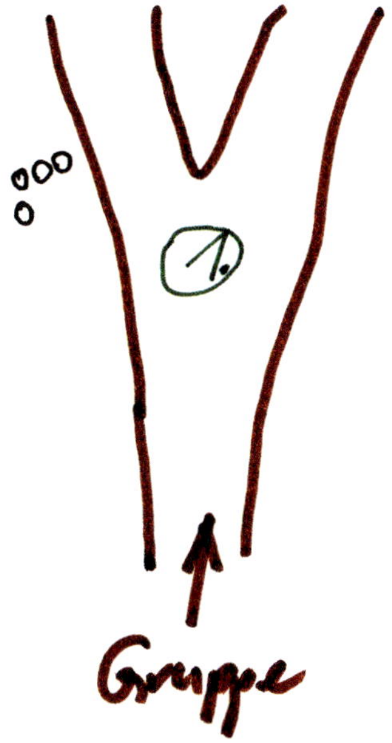

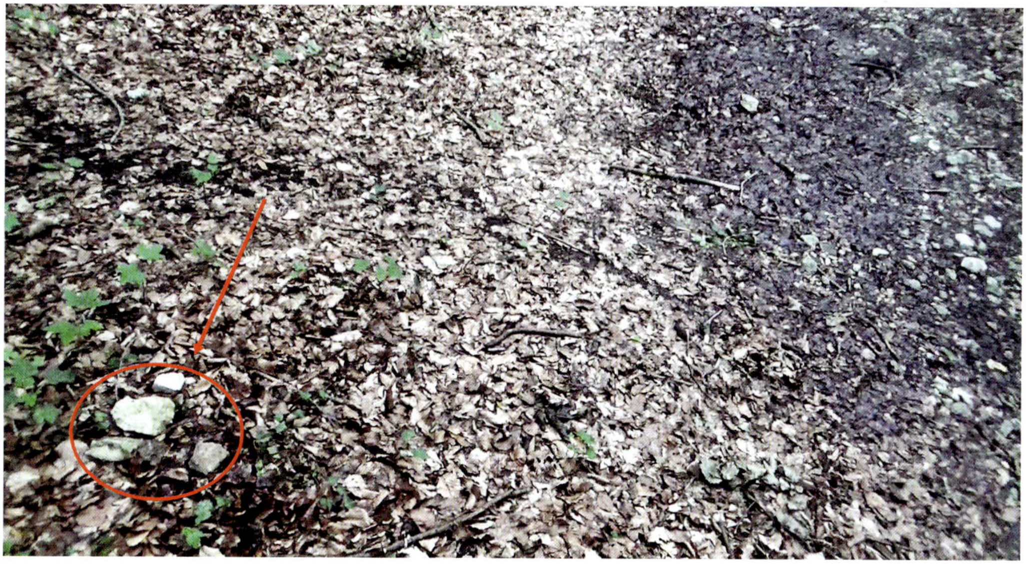

Hier noch einige Beispiele wie Du die Steintechnik für Dich einsetzen kannst. Die Gruppe in Beispiel 1 kommt von unten auf eine Gabelung zu. Die Markierung besagt, dass die Gruppe den linken Weg nehmen muss. Kommt die Gruppe den Weg wieder zurück so zeigt der vierte Stein an, daß der Rückweg geradeaus geht. Würde der Stein unter dem (von hier aus gesehenen) rechten Stein liegen, so würde der Rückweg im spitzem Winkel nach oben verlaufen.

Hier im Beispiel 2 siehst Du dasselbe Beispiel nur von einer anderen Seite. Die Steinmarkierung gibt an, dass die Gruppe den Weg geradeaus gehen muss. Kommt die Gruppe aus welchem Grund auch immer zurück, so zeigt die Position des vierten Steins, aus welcher Richtung sie gekommen sind und es vermutlich sicher ist.

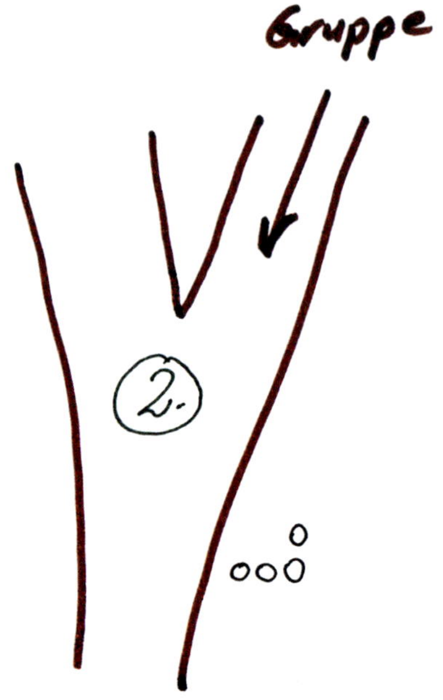

In Beispiel 3 siehst Du eine Kreuzung. Eine besondere Herausforderung für Markierungen. Die Gruppe kommt von rechts, die Markierung besagt, dass sie an der Kreuzung links abbiegen muss. Der vierte Stein markiert den eventuellen Rückweg. Liegt der Stein in der Mitte, so führt der Rückweg gerade aus über die Kreuzung, dem oberen Weg folgend.

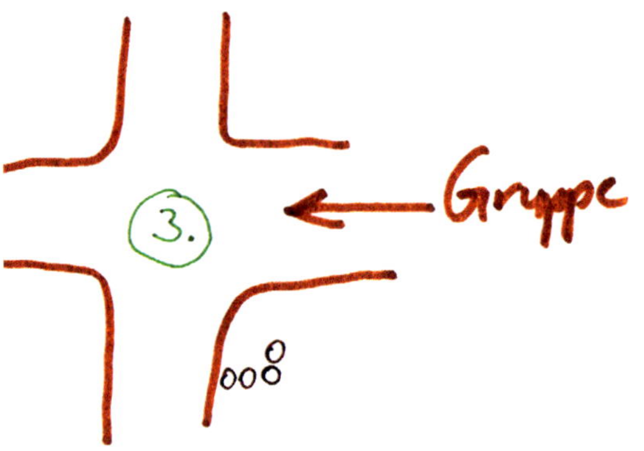

Im Beispiel 4 siehst Du eine solche Situation. Die Steintechnik erlaubt es, Kreuzungen mit bis zu vier abgehenden Wegen zu markieren. Da es sehr unwahrscheinlich ist, dass Du auf eine Kreuzung mit mehr als vier abgehenden Wegen kommst, kann die Steintechnik für die meisten zu bewältigenden Situationen gut verwendet werden. Liegt dennoch eine Kreuzung mit zum Beispiel fünf Abzweigen vor, so muss die Stein-Dreierreihe lediglich um einen Stein erweitert werden.

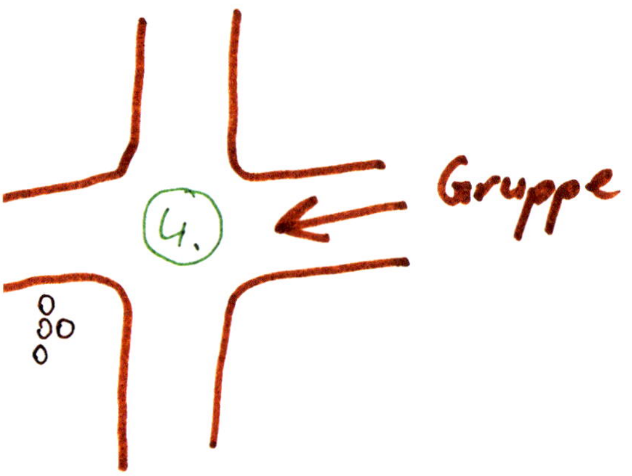

Rauchzeichen

Für den Spähtrupp ohne Funkverbindung gibt es dennoch eine Möglichkeit, Informationen über eine weite Strecke an die nachfolgende Gruppe zu geben. Mittels zwei möglicher Rauchzeichen ist eine einfache Kommunikation möglich. Die durchgehende Rauchsäule eines Feuers sagt der Gruppe »Vorsicht Feind«. Eine durchgehende Rauchsäule kann auch tatsächlich von einem Feuer einer feindlichen Gruppe erzeugt werden. Hier besteht also durch die Zeichengebung keine Verwechslungsgefahr. Sieht ein möglicher Feind die Rauchsäule des Spähtrupps und erkundet den Ursprung, so kann er nichts Verdächtiges sehen, außer dass ein Greenhorn vermutlich ein Feuer entfacht hat und offensichtlich danach weggelaufen ist. Für den potenziellen Feind besteht keinerlei Verdacht, dass es sich bei der Rauchsäule um eine Nachricht für eine in der Gegend umherstreifende Gruppe handelt, demzufolge wird er auch nicht nach ihr suchen. Eine rhythmisch unterbrochene Rauchsäule kann mit unterschiedlichsten Informationen beaufschlagt sein, diese müssen natürlich vorher vereinbart werden.

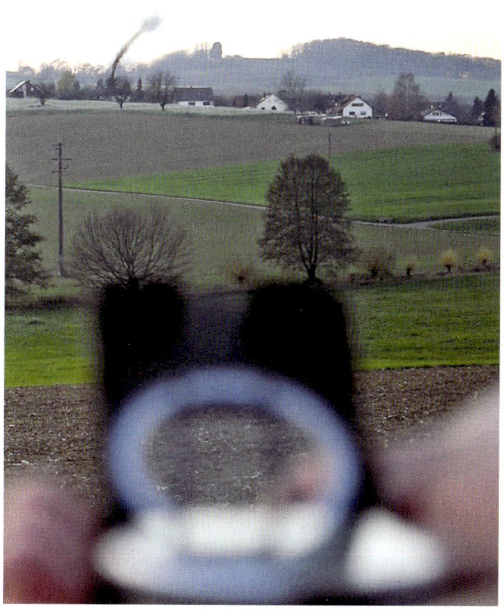

Mögliche Aussagen für eine unterbrochene Rauchsäule:

- Ziel erreicht, Gruppe auf direktem Weg folgen, keine Gefahr
- sofort Sanitäter herschicken
- erfolglos, wir treffen uns auf dem vorher besprochenen Weg zum Weitermarsch, etc.

Bei etwas Erfahrung im Umgang mit Rauchzeichen sind auch Differenzierungen möglich wie zum Beispiel:

- zwei Unterbrechungen, dann lange Rauchsäule = hier geht's nicht weiter
- vier Unterbrechungen, dann lange Rauchsäule = sofort Stopp und in Deckung gehen

Zwei Unterbrechungen, wenn die Mehrbelastung durch Marschzeit und/oder Marschaufwand für die Gruppe reduziert werden muss. Sind Kinder oder schwache Personen in der Gruppe, so kann es sehr relevant sein, die Belastung bei gleicher Effizienz so gering wie möglich zu halten.

Vier Unterbrechungen, wenn der Spähtrupp von einem erhöhten Posten aus sieht, dass die Gruppe beim Weitermarsch auf mögliche Feinde treffen würde.

Die Unterbrechungen der Rauchsäule sollten in Art und Anzahl deutlich auseinander liegen, damit eine Verwechslungsgefahr ausgeschlossen werden kann.

Also zum Beispiel nicht:

- eine Unterbrechung = zügig aufschließen
- zwei Unterbrechungen = hier geht's nicht weiter
- drei Unterbrechungen = Notsignal, brauche schnell Hilfe

Die Verwechslungsgefahr wäre zu hoch. Besser wäre also:

- eine längere Unterbrechung = zügig aufschließen
- drei kurze Unterbrechungen = Notsignal, brauche schnell Hilfe
- vier längere Unterbrechungen = hier geht's nicht weiter

Drei kurze Unterbrechungen stellen das »S« aus dem S-O-S-Morsesignal dar, dreimal kurz – dreimal lang –

dreimal kurz. Rauchzeichen mit gezielten Unterbrechungen sind natürlich nur dann möglich, wenn es fast windstill ist. Aber auch bei normalen Windverhältnissen kannst Du noch mit Rauchsäulen arbeiten, nur vielleicht nicht mehr mit klar abgegrenzten Unterbrechungen. Du hast aber die Möglichkeit entweder ein oder zwei deutlich voneinander getrennte Feuer anzuzünden. Die zwei Feuer sollten natürlich quer zur Marschrichtung der folgenden Gruppe erstellt werden, damit diese von der Gruppe als zwei Rauchsäulen erkannt werden können. So kannst Du zum Beispiel signalisieren:

- Eine Rauchsäule = Feind hier
- Zwei Rauchsäulen = alles in Ordnung, schnell aufschließen (oder anderes, falls abgesprochen)

Du wirst in der freien Natur Mitteleuropas alles andere als sicher und für Dich alleine sein oder bleiben. Wähne Dich nicht in Sicherheit, nur weil Du momentan niemand anderen siehst oder hörst. Es ist in so dicht besiedelten Gebieten nicht möglich, auf Dauer mit sich und der Natur alleine zu sein, wenn es zu einer extremen Krise kommt. Solche Ideen kannst Du vielleicht in den Wäldern Kanadas, der östlichen Tundra, dem brasilianischen Urwald oder ähnlichen Gegenden pflegen, nicht aber in Mitteleuropa. Zu wissen nicht alleine zu sein, aber nicht zu wissen wie viele andere Personen es sind und welche Gesinnung diese haben, schwächt Deine Position ganz enorm. Du solltest mindestens im Umkreis von zehn Kilometern um Deinen Aufenthaltsort genau wissen was, wer, wie viele, wie drauf, wie bewaffnet, mit wem, wann und warum, um einige Kriterien zu nennen. Aufklärung ist also eine der erste Aufgaben noch BEVOR Du einen festen Lagerplatz einrichtest.

Hast Du eine gute Stelle für ein Lager gefunden, so deponiere jetzt zuerst Deine mitgenommene Ausrüstung sicher und tarne diese gut ab. Den komplett bestückten Bereitschaftsgürtel, manche sagen auch Warrior Belt oder Kampfgürtel, trägst Du natürlich ebenso am Mann wie Dein Survival-Kit in den Taschen. Der erste Schritt der Aufklärung beginnt eigentlich noch vor Erreichen des Lagerplatzes. Schon vorher musst Du die nähere Umgebung sehr genau »belauert« haben um eventuelle Aggressoren zu ermitteln. Eine von Dir bestimmte Strecke, seitlich weg von Deinem Ausrüstungsversteck, platzierst Du nun eine von allen Seiten her gut sichtbare aber unauffällige Markierung. Ein Stück um einen Baum gewickeltes Trassierband, einen farblich markanten Lappen im tiefhängenden Zweig eines Baumes, etc. Die Markierung sollte so gewählt werden, dass sie zufällig entstanden sein könnte oder ein Überbleibsel von früheren Tätigkeiten ist. Zum Beispiel ein etwa zwei Meter hohes Dreibein aus Ästen mit einem orangefarbenen Lappen darüber oder ein an einem Stamm angebrachtes frisches Blatt Pa-

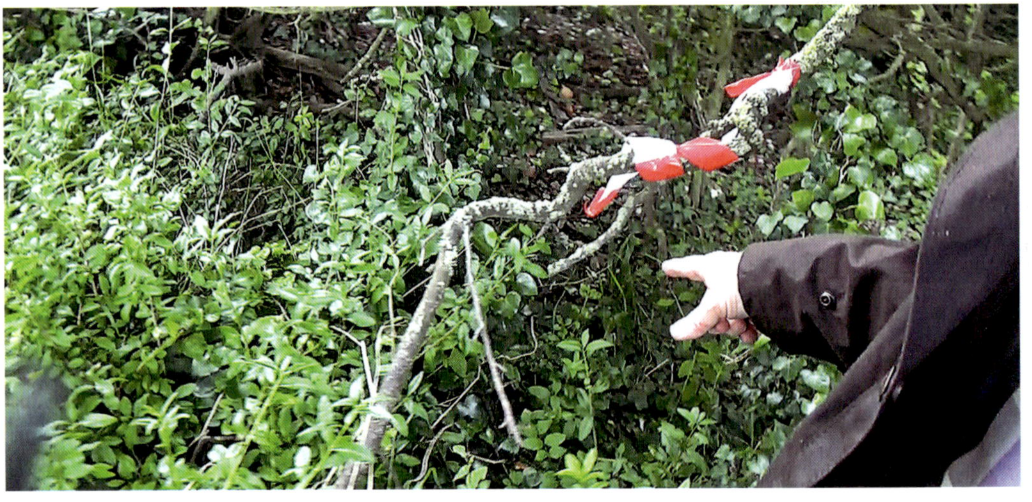

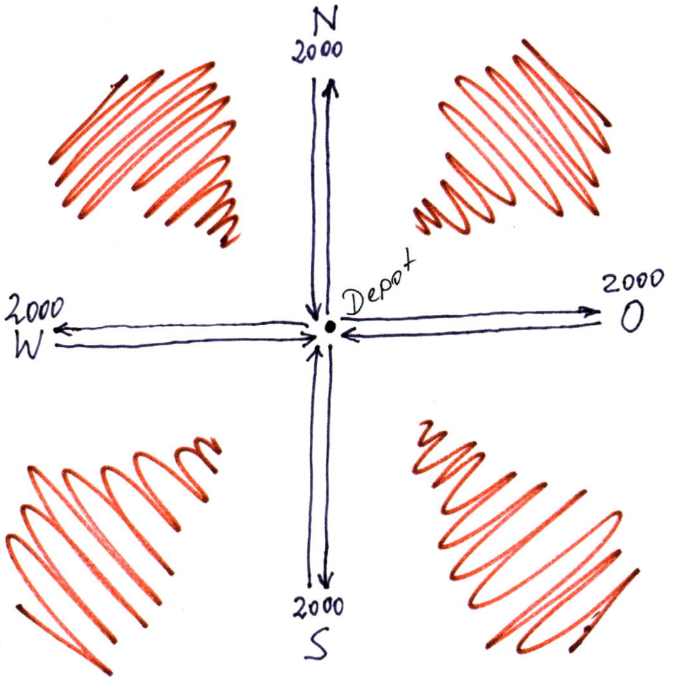

pier lockt Aggressoren eher an. Verstecken sich diese in der Nähe des Zeichens und lauern auf Dein Zurückkommen, so sieht es schlecht für Dich und Deine Ausrüstung aus. Kannst Du Dir den Platz Deines Ausrüstungsverstecks ausschließlich anhand von Topografie und Pflanzen merken, umso besser. Du musst Dir aber ganz sicher sein, dass Du den Platz auch bei schlechter werdenden Bedingungen (Regen, Schnee, Dämmerung, Dunkelheit) sofort wiedererkennen kannst. Deine Aufklärungstour kann länger dauern als geplant. Du wärst nicht der Erste, der seine gut getarnte Ausrüstung nicht wiederfindet und dadurch den oft unbarmherzigen Naturgewalten ausgeliefert ist.

Gehe nun sternförmig und nacheinander in alle vier Hauptthimmelsrichtungen eine festgelegte Strecke ab. Verwende in jedem Fall hierfür Deinen Kompass. Für den Anfang können 2000 Schritt reichen. Auf diese Art erhältst Du einen groben Überblick über Deine Umgebung. Lediglich die sich zwischen den Strecken befindlichen Gebiete – im Bild rot schraffiert – entziehen sich vielleicht noch bis dahin Deiner visuellen Kontrolle. Ab und zu von einem erhöhten Punkt Ausschau zu halten verbessert die Kontrolllage. Dieser Überblick sollte anfangs für Dich reichen. Willst Du Dein Camp für längere Zeit einrichten, so ist es wichtig auf weiteren Aufklärungstouren abzuchecken was sich auf den rot schraffierten Flächen und auch was sich in noch größerer Distanz zum Camp befindet. Ob hier mit Aggressoren zu rechnen ist oder ob es gar Versorgungsmöglichkeiten und Ressourcen gibt. Die Schritte in alle Richtungen müssen hin und zurück exakt ermittelt werden, wenn Du nicht nach einer gewissen Zeit in einer ganz falschen Umgebung ankommen möchtest. Hast Du keinen Schrittzähler zur Hand, dann verwendest Du zur Kontrolle am besten einen selbst gebauten Streckenzähler oder den Steintrick, den ich in meinem nächsten Buch über Bushcraft und Survival erklären werde. Beachte auch die Informationen aus dem Abschnitt »Navigation«.

15.1 Nachtsichtgeräte

Vergewissere Dich unbedingt vor dem Einsatz Deines Nachtsichtgerätes, ob von der Gegenseite nicht ebenso Nachtsichtgeräte zur Beobachtung eingesetzt werden, sie würden den Infrarotstrahler (IR) Deines eigenen Nachtsichtgerätes sofort entdecken. Für diesen Zweck schaltest Du zwar die Nachtsichtfunktion ein, verhinderst dabei aber gleichzeitig, dass Dein eingebauter IR-Scheinwerfer oder die IR-LED's an Deinem auf Nachtsicht gestellten Camcorder aktiv werden können, beziehungsweise dass kein IR-Lichtstrahl das Gehäuse verlässt. Wenn Du nun durch Dein Gerät schaust, siehst Du andere IR-Scheinwerfer so, als ob es sich um ganz normale Lichtstrahlen von starken Lampen handeln würde. Mittels dieses einfachen Tricks kannst Du IR-Scheinwerfer von Nachtsichtgeräten sehr leicht enttarnen. Alle üblichen Scheinwerfer von Nachtsichtgeräten arbeiten oberhalb des für das menschliche Auge sichtbaren Lichtspektrums. Das menschliche Auge sieht lediglich im Bereich von 380 nm bis etwa 780 nm. Du findest in der Regel IR-Scheinwerfer die auf 850 nm oder etwa 940 nm optimiert sind.

Ein 850er Scheinwerfer kann aus sehr naher Distanz noch mit dem menschlichen Auge, durch ein ganz schwaches rötliches bis violettes Glimmen, wahrgenommen werden, wenn man ganz genau von vorne in die Lampe schaut. Aus einigen Metern Entfernung ist dieses Glimmen aber nicht mehr zu erkennen, außer es wird mit der Lampe herum gewedelt. 940er Scheinwerfer sind mit dem bloßen Auge auch aus der Nähe nicht zu erkennen.

Sofern Du eine Wärmebildkamera besitzt, kannst Du diese gut verwenden, da sie keinen aktiven Lichtstrahl aussendet. Hast Du keine zur Hand, so ist es besser Du verwendest kein verräterisches Nachtsichtgerät, sondern einen Restlichtverstärker mit Nachtsichtfunktion. Es gibt in Mitteleuropa nur sehr wenige Nächte mit so gut wie keinem Restlicht inklusive verschiedenen IR-Strahlenspektren. Selbst eine mondlose, wolkenverhangene Nacht auf dem Land bietet noch eine geringe Resthelligkeit. Dadurch kannst Du – ohne durch den IR-Scheinwerfer entdeckt zu werden – in aller Ruhe die Umgebung beobachten und brauchst zudem keine Energie für den IR-Scheinwerfer zu verschwenden. So gesehen hast Du ein passives Sehsystem. Entdeckst Du etwas Verdächtiges und kannst andere IR-Geräte zuverlässig ausschließen, dann kannst Du jetzt immer noch schnell auf den IR-Scheinwerfer umschalten um noch besser sehen zu können. Du schaltest also praktisch vom »passiven« auf ein »aktives« Sehsystem um.

Hast Du »nur« ein Fernglas zur Verfügung, dann musst Du Dich mit deutlichen Einbußen zufriedengeben. Aber: Je größer die Eintrittslinsen Deines Fernglases sind, umso deutlicher kannst Du Dein Zielobjekt erkennen. Ich verwende gerne das Minolta 7-21 × 50, wobei 50 die Größe der Lichteintrittslinsen bezeichnet. Durch die Größe der Lichteintrittslinsen erscheint das Bild bei Dämmerung heller als in Original. Ferngläser oder Monokulare mit kleineren Linsen sind nur bei guten bis sehr guten Lichtverhältnissen sinnvoll einzusetzen.

TIPP: Je größer die Lichteintrittslinsen Deines Restlichtverstärkers oder Fernglases sind, umso mehr Licht kann eingefangen und umgesetzt werden und umso besser kannst Du Details bei wenig Licht erkennen. Eine Lichteintrittslinse von 80 mm ermöglicht zum Beispiel eine deutlich bessere Sicht bei Dunkelheit als eine Lichteintrittslinse von 40 mm oder gar 25 mm.

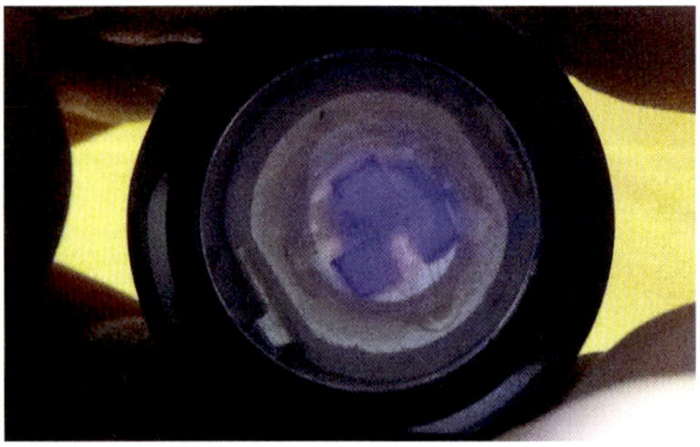

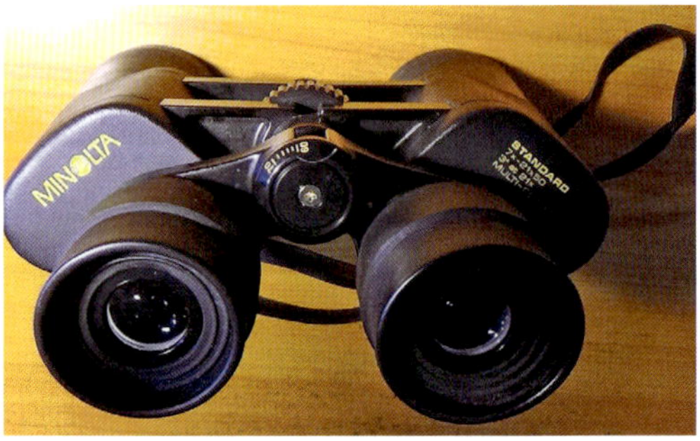

15.2 Vorsicht an folgenden Orten

Beachte hierzu auch die USR (Urban Survival Rules) aus meinem Buch »Urban Prepper«, viele der dort aufgeführten Dinge sind auch für Dich unterwegs sehr wichtig. Bist Du alleine oder in einer sehr kleinen Gruppe unterwegs, so solltest Du bestimmte Orte/Plätze meiden, um keine Verletzung oder gar den Tod zu riskieren. Die genannten Situationen müssen entweder vorher lange genug observiert werden, um Fremdkontakt weitestgehend ausschließen zu können, oder weiträumig umgangen werden. Ist eine Umgehung nicht möglich oder ist es wichtig für Dich, genau diesen Ort aufzusuchen (Schutz/Ressourcen), so nimm Dir ausreichend Zeit, um Dir der Sicherheitslage sehr bewusst zu sein und nichts dem Zufall zu überlassen.

Du hast die Wahl, entweder Observation oder volles Risiko, wäge ab was Dir wichtiger erscheint. Die zu meidenden Orte/Plätze sind:

- bewohnte Gebiete/Urbanisationen
- Gebäude/Scheunen/Hütten
- Gartensiedlungen
- Brücken
- Tunnels, Unterführungen
- Schnellstraßen/Autobahnen
- Gewässer/Ufer
- unübersichtliche Wegbiegungen
- Höhlen/Bunker

Bewohnte Gebiete/Urbanisationen

Musst Du unbedingt solche Gebiete durchfahren oder -laufen, so halte Dich eng an die Urban Survival Rules. In bewohnten Gebieten gibt es sehr viele unsichere

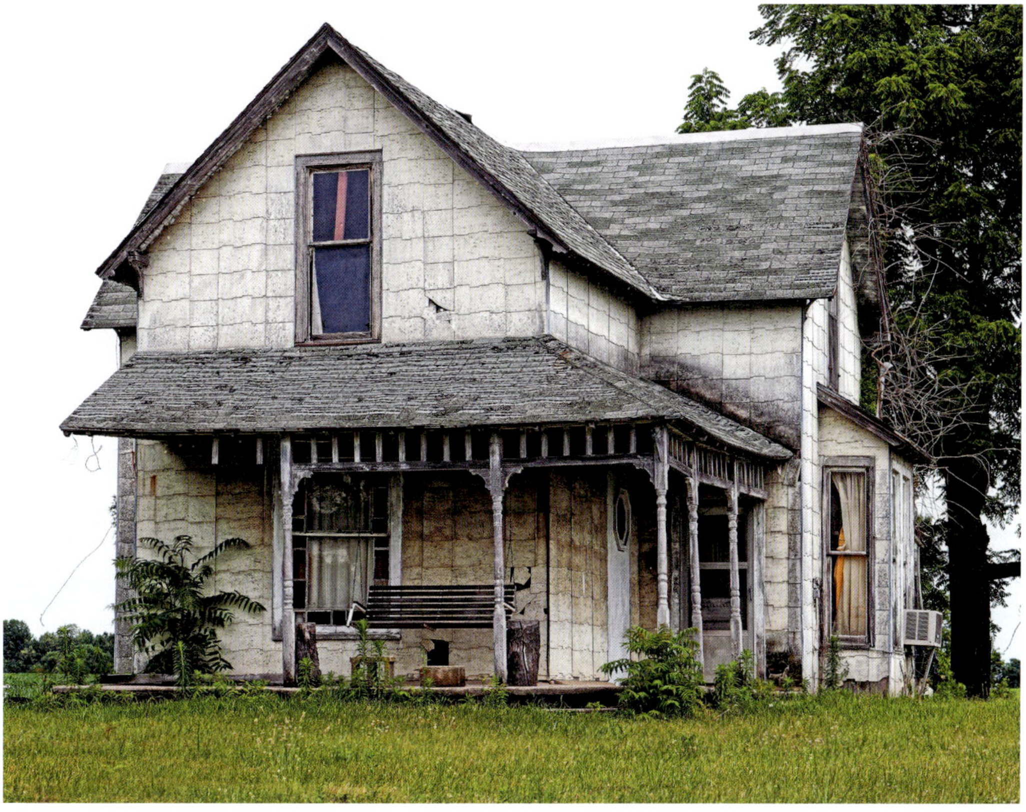

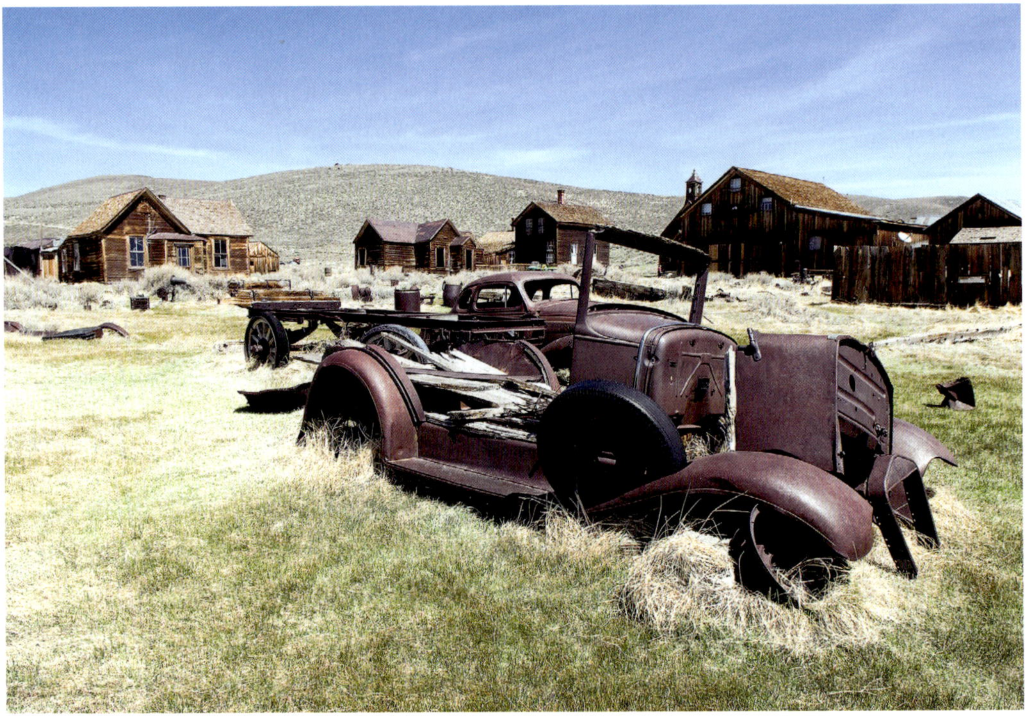

Orte an denen Du angegriffen werden kannst. Feindliche Gruppen können aus der Deckung heraus und völlig unentdeckt ihren Angriff in aller Ruhe vorbereiten und überraschend ausführen. Innerhalb von Ortschaften kannst Du leicht von den Dächern aus beschossen oder beworfen werden, Straßensperren sind vor und hinter Dir in kürzester Zeit aufgebaut. Musst Du unbedingt urbanes Gebiet durchqueren, so sollte zumindest ein Späher in Sichtweite voraus gehen. Bist Du alleine unterwegs, so meide solche Gebiete als wären sie verseucht oder wende zumindest Tarntechniken an. Wähle die richtige Tageszeit (evtl. nachts) und den richtigen »Eintauchpunkt«. Bewege Dich aber niemals plan- oder ziellos schlendernd durch solche Gebiete.

Gebäude/Scheunen/Hütten

Triffst Du während Deiner Aufklärungstour auf ein oder mehrere Gebäude oder Hütten so gehe sofort von möglichem, bevorstehendem Feindkontakt aus. Alle Alarmglocken sollten bei Dir schrillen, denn wie vorher schon erwähnt, werden viele andere Menschen ebenfalls ihr Heim verlassen haben und ihr Heil und ihre Sicherheit draußen suchen. Da der Schutz vor Wetterbedingungen ein sehr wichtiger Aspekt in Mitteleuropa ist, stellen bestehende Gebäude nicht nur für Dich einen hohen Komfortgewinn dar. Gehe niemals unbedarft auf ein Gebäude zu oder gar in ein Gebäude hinein. Betrachte ein Gebäude zuerst immer so als ob es bewohnt sei, bewohnt von Leuten, welche Dir nicht wohlgesonnen sind. Auch wenn Du keine offensichtlich verdächtigen Beobachtungen machen kannst, nähere Dich dem Gebäude nur dann, wenn es unbedingt erforderlich ist. Beobachte das Gebäude zuerst aus sicherer Entfernung und Deckung. Wende hierzu alle Tarnfertigkeiten an, wie unter »Die 4U-Tarnung« besprochen. Soweit es Deine Deckung zulässt, umrundest Du das Gebäude und verschaffst Dir einen generellen Überblick. Sei extrem vorsichtig, wenn ein Gebäude – wie im nächsten Bild – in den unteren Bereichen gegen Eindringlinge verschlossen wurde und die oberen Bereiche augenscheinlich bewohnt sind. In diesem Fall haben sich die Bewohner auf Eindringlinge

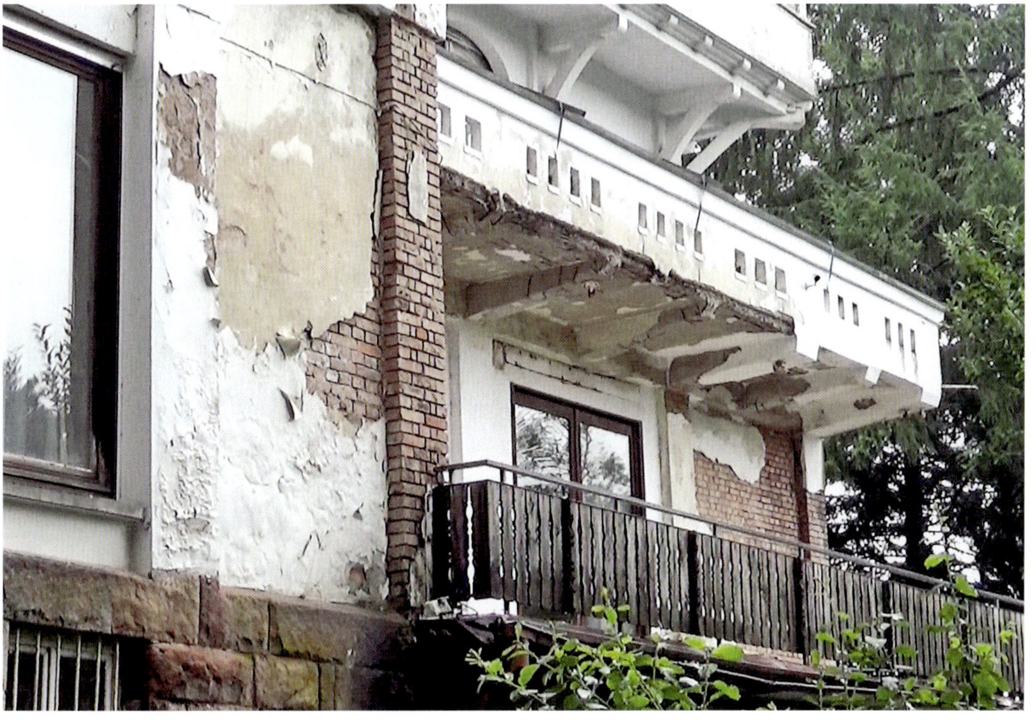

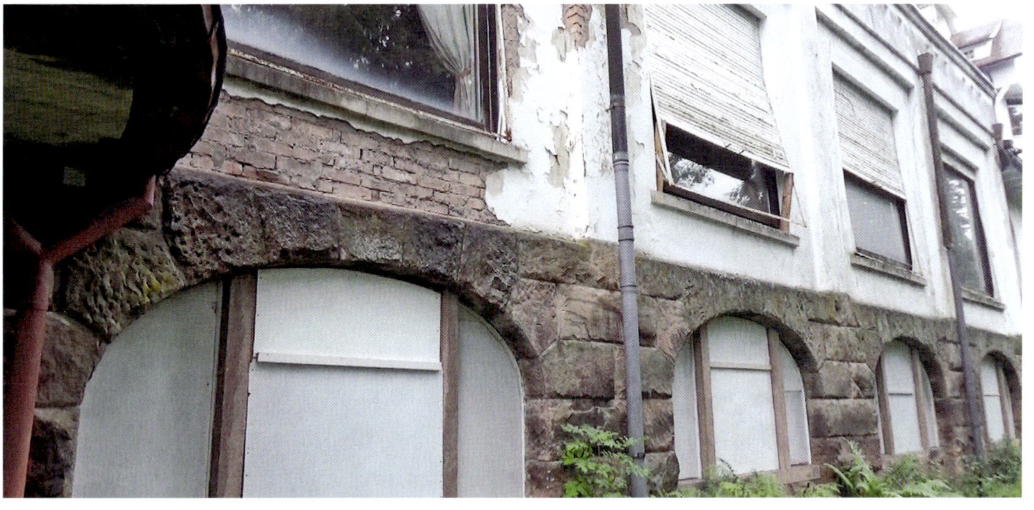

eingerichtet und entsprechende Abwehr- oder Angriffsmöglichkeiten geschaffen. Eine Observierungsdauer von einem Tag solltest Du Dir nehmen, wenn Du nicht ganz sicher ausschließen kannst, dass das Gebäude bewohnt ist. Es besteht auch die Möglichkeit, dass der oder die Bewohner auf Tour sind und erst abends zurückkommen. Nachts kannst Du ein Gebäude oft leichter observieren als tagsüber. Auch der geringste Lichtschein durch einen Spalt ist leicht zu entdecken. Durch ein Nachtsichtgerät oder einen Restlichtverstärker, bedingt auch durch einen Nachtsicht-Camcorder, kannst Du Aktivitäten sehr leicht erkennen.

Kleingartensiedlungen

Sei bei Gebäuden sehr vorsichtig, auch wenn sie unscheinbar erscheinen wie zum Beispiel eine Kleingartensiedlung. Der Pächter oder Inhaber einer Gartenparzelle sieht die Übernahme seines Gartenhäuschens durch Dich als direkten Angriff auf alles, was ihm noch geblieben ist. Wie seine Reaktion vielleicht ausfällt, darfst Du Dir gerne selbst vorstellen. Oft sind Nachbarn in Kleingartensiedlungen recht gut befreundet und haben auch ein wachsames Auge auf die anderen Parzellen. Ich halte solche Siedlungen für sehr bedenklich, was die Sicherheit angeht. Du bist sicherer unter einem Tarp im Gebüsch, als in einem Gartenhäuschen mitten in einer Gartensiedlung. Eine Gartenhütte solltest Du also nur dann benutzen, wenn Du selbst der Besitzer/Pächter der betreffenden Parzelle bist. Zu bedenken ist auch, dass noch anderen Personen solche Kleingartensiedlungen bekannt sind. So mancher wird glauben, genau in solchen Siedlungen leicht an Beute oder Schutz für die Nacht zu kommen. Aber die Bretterwände eines Gartenhäuschens stellen keinen nennenswerten Widerstand für Pistolen- oder Gewehrkugeln dar. Ein Gartenhäuschen ist von außen durch Angreifer relativ leicht zu kontrollieren und anzugreifen. Du sitzt in dem Häuschen praktisch wie in einer Mausefalle. Um Dich auszuräuchern, braucht es nur ein Streichholz und eine Handvoll brennbaren Materials. Aber auch wenn Du Dich zu Recht in einem Gartenhaus aufhältst und andere Parzellen in der Siedlung von ihren Besitzern/Pächtern bewohnt sind, bist Du deren Verhalten hilflos ausgeliefert. Durch sie erzeugte Alltagsgeräusche, aus dem Kamin dringender Rauch, Kinderlärm, Hundegebell, Essensgerüche etc. sorgen dafür, dass auch andere Personen oder Plünderer auf die Kleingartensiedlung aufmerksam werden und letztendlich haben wollen was Du mühsam organisiert hast. Anders kann es aussehen bei einem einzelnen, versteckt stehenden Gartenhäuschen. Wäge immer gut ab ob, mit wem und unter welchen Voraussetzungen Du mit anderen Menschen zusammenleben willst, wie im Abschnitt »Gruppe oder Solo« beschrieben.

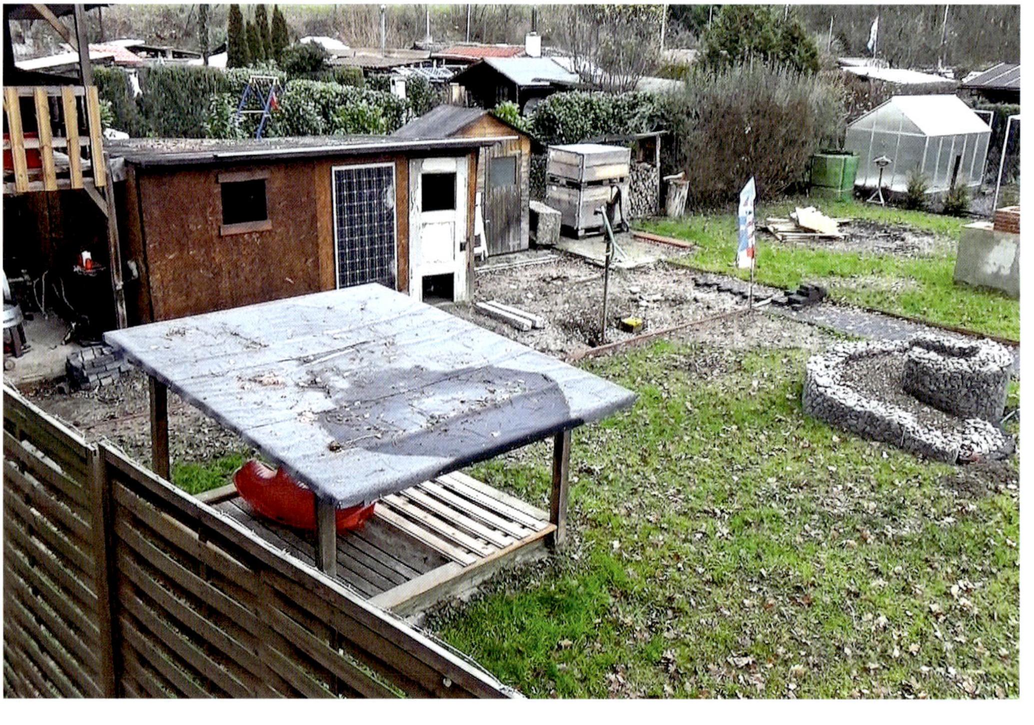

Brücken

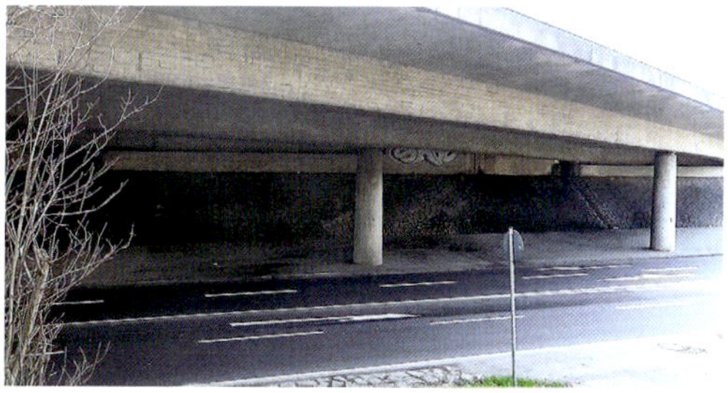

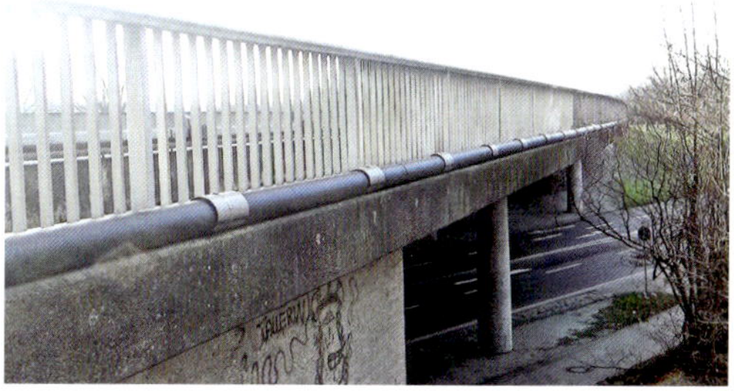

Brücken bieten viele Vorteile, oder Nachteile, je nachdem von welcher Betrachtungsweise Du ausgehst. Zum einen bieten sie Schutz vor Unwetter und Regen/Schnee, zum anderen ermöglichen sie die totale Kontrolle des Weges durch wenige Personen. Auf einer Brücke stehend/gehend/fahrend bist Du auf weite Sicht hin gut zu sehen, andererseits kannst Du Dir auf einer Brücke stehend oft einen guten Überblick über ein größeres Gebiet verschaffen.

Zu guter Letzt bieten Brücken einen hervorragenden Platz um in einen Hinterhalt zu geraten oder einen Hinterhalt zu legen. Eine Brücke solltest Du also erst dann benutzen, wenn Du sie vorher lange genug observieren konntest.

Tunnels, Unterführungen, Tunnelröhren

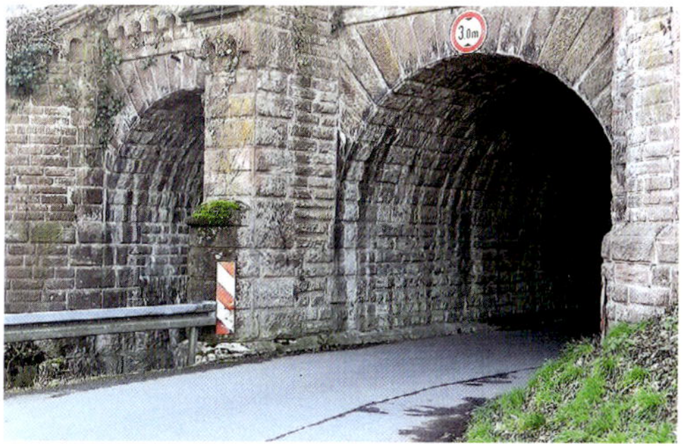

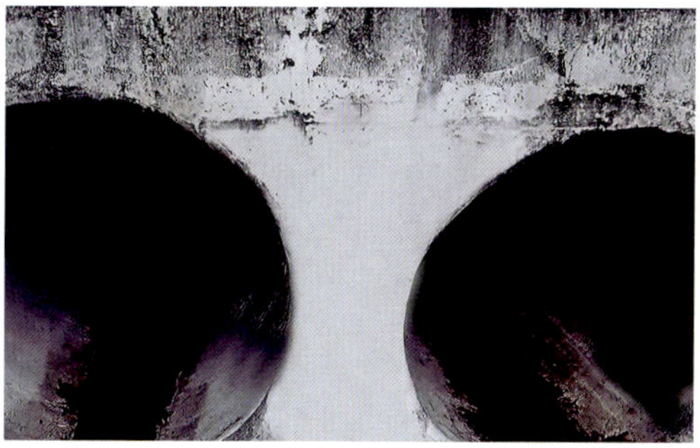

In Tunnels und Unterführungen können sich große Menschengruppen aufhalten, ohne dass sie von außen entdeckt werden. Dieser Umstand bedeutet vielleicht eine große Gefahr für Dich. Je nachdem wie die betreffende Menschengruppe ausgerichtet ist, kann es sehr gefährlich für Dich werden, wenn sie Dich entdecken. Eine große Menschengruppe braucht viel Equipment und Material, um alle versorgen zu können, da kommst Du mit Deiner Ausrüstung gerade recht – auch wenn es sich bei der Gruppe noch nicht einmal um die vielerorts gefürchteten Plünderer handelt.

Auch hier gilt also: Entweder weitläufig umgehen oder erst nach ausgiebiger Aufklärung benutzen. Tunnelröhren sind, was die Möglichkeit der Bewohnbarkeit durch andere Menschen angeht, nicht weniger bedenklich. Bei unbekannten Tunnelröhren kommt aber noch ein weiterer Aspekt hinzu. Die Röhren wurden nicht von Menschenhand erzeugt damit sich lediglich ein Loch im Berg befindet. Tunnelröhren werden gebaut um entweder Frischluft in den Berg hinein, oder Stoffe wie Abwasser, Kühlwasser, Überschusswasser, Industrieabfälle und anderes aus dem Berg hinaus zu befördern. Sind alle Unabwägbarkeiten geklärt und Du möchtest dennoch Dein Dauerlager in einer Tunnelröhre aufschlagen, so sind die Punkte wie unter »Höhle« aufgeführt auch hier zu berücksichtigen.

Schnellstraßen/Autobahnen

Solche Verkehrswege sind in zweierlei Hinsicht besser zu meiden. Militärs, Paramilitärs und feindliche Gruppen oder Einzelpersonen wollen schnell und effektiv von A nach B kommen. Bewegungen auf oder neben solchen Verbindungswegen können schnell als feindlich eingestuft und deswegen sofort bekämpft werden. Gerade rücksichtslose Marodeure suchen sich gerne leichte Opfer auf breiten Flächen aus. Schnelle Verbindungswege sind in einer extremen Krise Gold wert und können das Überleben vieler Menschen begünstigen. Du kannst also davon ausgehen, dass Straßen und Verbindungswege dieser Art recht gut überwacht und kontrolliert werden. Manche dieser Verbindungswege sind jedoch durch liegengebliebene Fahrzeuge hoffnungslos verstopft, ein Weiterkommen ist höchstens zu Fuß oder per Zweirad möglich.

Der zweifelhafte Vorteil ist, dass es durch liegengebliebene Fahrzeuge auch auf der Straße ausreichend Deckung für Dich gibt.

Autobahn ist nicht gleich Autobahn. Bereits im dritten Reich und anschließend durch die NATO wurden auf verschiedenen Autobahnen in Deutschland sogenannte Behelfsflugplätze eingerichtet (insgesamt etwa 40 Stück). Diese Flugplätze sind von der normalen Bevölkerung unbemerkt in ansonsten recht normale Autobahnen integriert. Speziell zu Zeiten des Kalten Krieges wurden diese Behelfsflugplätze eingerichtet, damit Militärflugzeuge, mit Ziel Warschauer Pakt, versorgt werden konnten. In extremen Zeiten ist es vorstellbar, dass die Regierung die Behelfsflugplätze wieder aktiviert.

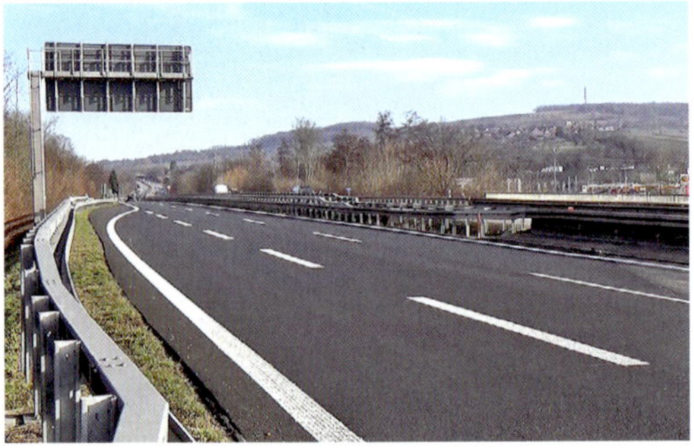

Zur Logistik:

An strategisch vorteilhaften Stellen im Verlauf von Autobahnen wurden überdimensionierte Parkplätze gebaut. Manchmal links und rechts, meist aber nur auf einer Seite. Am Rand dieser Plätze sind Kabelschächte und Versorgungsleitungen eingebaut, die es ermöglichen in kürzester Zeit einen Tower und alle weiteren Versorgungsmodule für einen geordneten Flughafenbetrieb einzurichten. Die großen Parkplätze bieten in der Regel genug Platz um jeweils bis zu neun Tornado Flugzeuge zu warten, zu parken und zu versorgen. Zu-

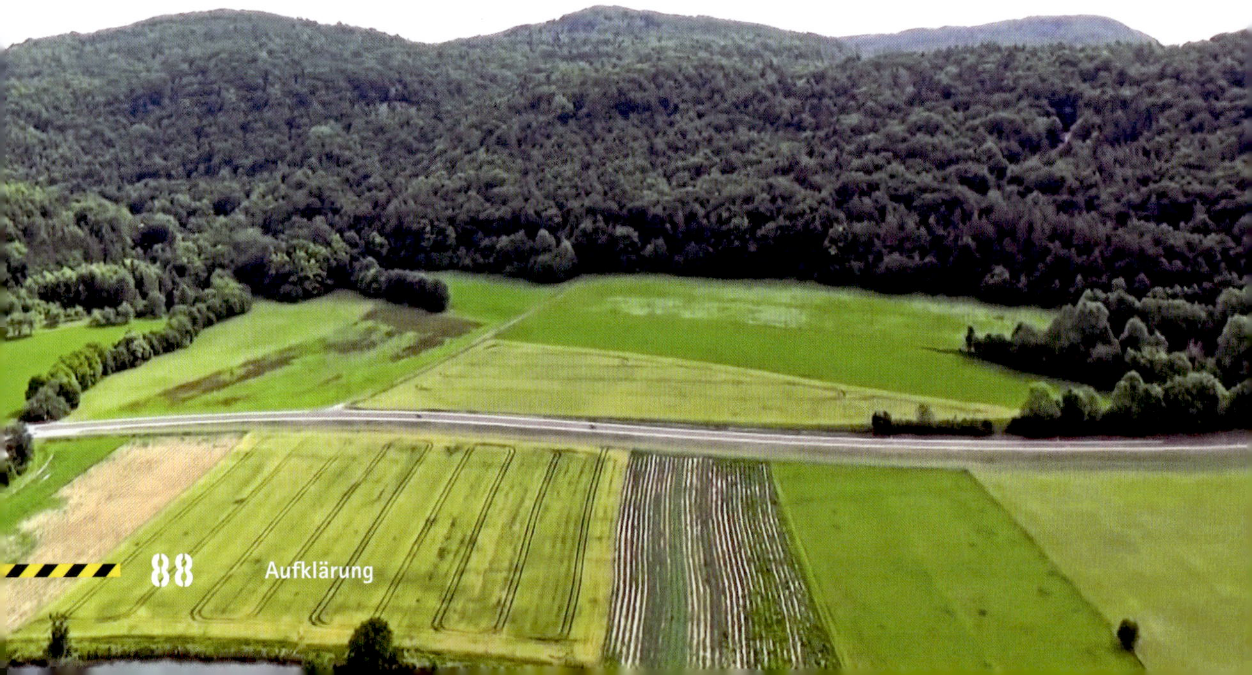

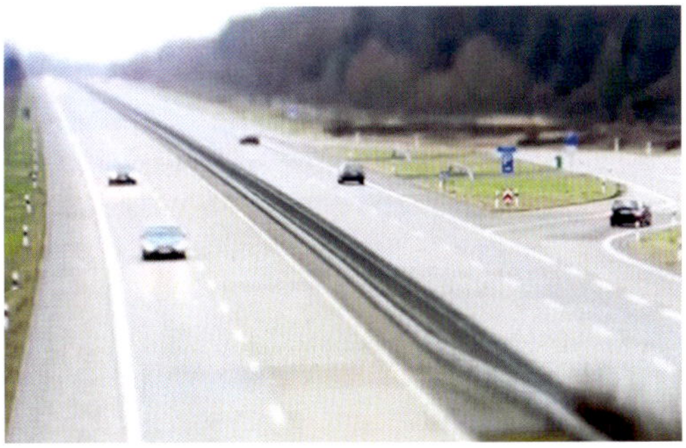

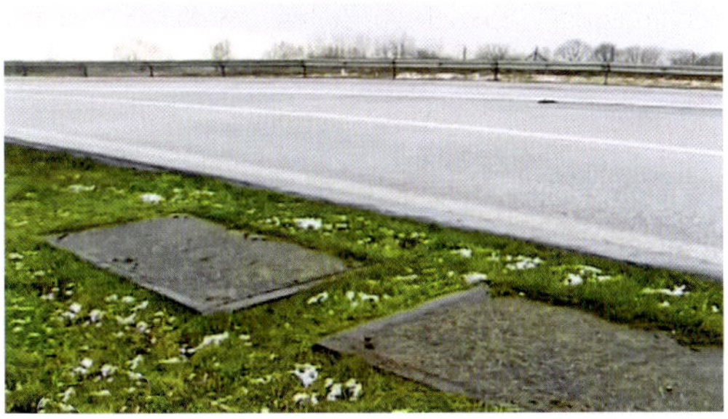

und Abfahrt dieser Behelfsflughäfen bestehen jeweils aus einem zwei- bis drei Kilometer langen kerzengeraden Stück, feste Seitenplanken fehlen und die Mittelplanken sind lediglich gesteckt.
Es gibt keinen Grünstreifen in der Mitte, dieser Platz ist komplett betoniert oder asphaltiert. Dies ist die Start- und Landebahn. Bei Erfordernis werden die Mittelplanken und die Steckpfosten an den Seiten entfernt, ein transportabler Tower und entsprechende Versorgungseinheiten aufgebaut, und das alles innerhalb von maximal einer Stunde.
Wird solch ein Behelfsflughafen aufgebaut, so ist dies natürlich automatisch auch mit einer vorher stattfindenden, dauerhaften Vollsperrung der betreffenden Autobahn verbunden.

Bahnschienen/Stromtrassen

Für Personen und Personengruppen, die nicht unbedingt auf asphaltierte Straßen angewiesen sind, eignen sich Bahnschienen und Trassen von Strom-Oberleitungen bestens, um in passabler Zeit durch ansonsten wilde Natur zu kommen. Du kannst zwar über solche Verbindungswege schneller vorankommen, feindlich gesinnte Marodeure oder Gruppen können Dich aber auch schneller finden und leicht angreifen.
Beachte, dass es bei Eisenbahntunnels dieselben Gefahren zu berücksichtigen gibt wie im Abschnitt Tunnels/Unterführungen/Tunnelröhren aufgeführt.

Gewässer/Ufer

Wasser stellt eine der elementaren Ressourcen für uns Menschen dar. Wo Wasser ist, da ist auch Leben, besagt ein altes Sprichwort. Dies kann gleichbedeutend mit Vorteil oder Nachteil für Dich beaufschlagt sein. Versuche Dich in den Kopf eines Marodeurs zu versetzen. Wo würde dieser anderen Menschen wohl am ehesten auflauern? Bestimmt genau da wo er höchstwahrscheinlich andere Menschen antreffen kann, an Gewässern oder Bach-/Flussläufen. Deswegen solltest Du Dich an solchen Plätzen nur so lange aufhalten wie unbedingt nötig, um Dich mit neuem Wasser zu versorgen. Selbst das solltest Du besser aus einer für Dich sicheren Deckung heraus tun. In schwierigen Zeiten kannst Du davon ausgehen, dass Du nicht ohne Probleme an sauberes Wasser aus Wasserspeichern wie Stauseen, natürlichen Seen, etc. herankommen kannst. Auf solche Situationen trifft auch der folgende Abschnitt »Ressourcen« zu.

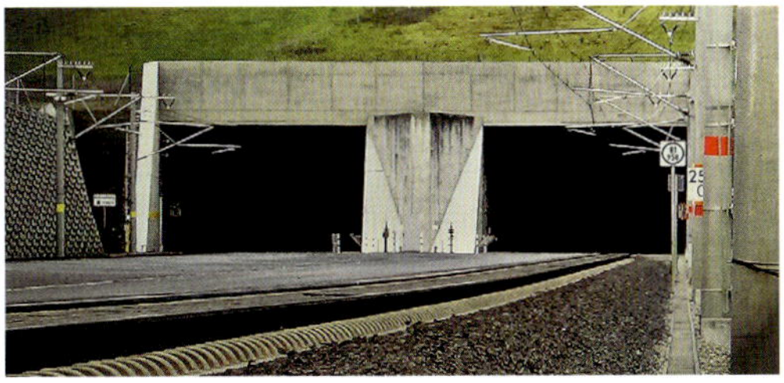

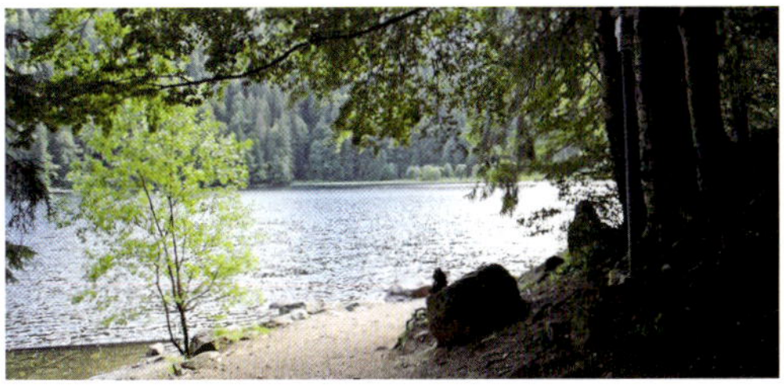

Ressourcen

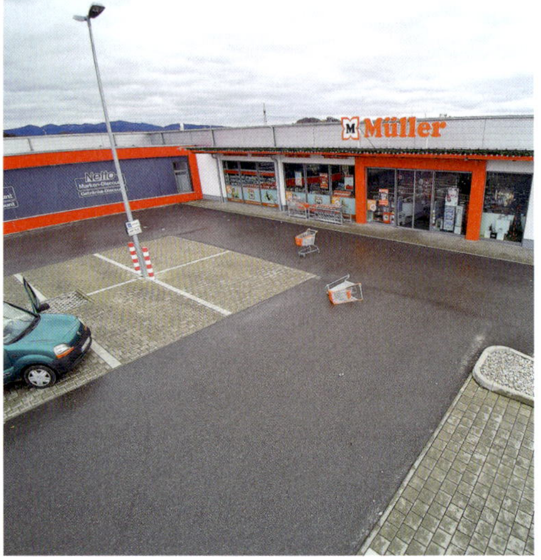

Wenn es etwas Wichtiges, oder sogar lebenswichtiges zu holen gibt, ist die Wahrscheinlichkeit hoch, dass dort schon andere Personen waren oder – was vielleicht sehr bedenklich ist – sogar noch sind. Ist die Menge an lebenswichtigen Ressourcen sehr groß, so besteht leicht die Möglichkeit, dass die Örtlichkeit entweder von einer bewaffneten Gruppe besetzt oder zumindest bewacht ist um zu verhindern, dass sich jeder x-beliebige hungrige/durstige Mensch selbst bedient. An solchen Stellen sind Leib und Leben ganz besonders in Gefahr. Ressourcen braucht jeder Mensch, diese stellen demzufolge eine sehr wertvolle Handelsware dar, welche sich bestimmte Gruppen gerne sichern wollen.

Unübersichtliche Wegbiegungen

Du wirst unterwegs, gerade in Waldgebieten, des Öfteren auf unübersichtliche Wegbiegungen stoßen. Das Unangenehme dabei ist, dass Du nur bis zur Biegung sehen kannst und nicht siehst was Dich danach erwartet. Kommt Dir eine feindliche Gruppe entgegen, so entdeckst Du diese vielleicht erst wenn es für Dich zu spät ist. Der Verlust, zumindest was Deine Ausrüstung betrifft, ist dann ziemlich sicher.

Verlasse rechtzeitig vor Erreichen der unübersichtlichen Wegbiegung den Pfad und wähle den Weg durch's Unterholz. Dies ist zwar beschwerlich und verlängert die Reisezeit deutlich, bietet Dir aber die Sicherheit unentdeckt zu bleiben. Hast Du die Wahl zwischen dem Talhang auf der einen Seite des Hauptweges oder dem Berghang auf der anderen Seite, so wähle immer den Berghang. Für Menschen ist es leichter, das Gelände unterhalb des eigenen Niveaus zu beobachten als das Gelände darüber. Wer schaut sich schon andauernd das Gelände oberhalb von sich selbst an? So hast Du also gute Chancen unbehelligt zu bleiben, auch wenn der Weg direkt nach der Biegung verbarrikadiert wurde oder Dir eine feindlich gesinnte Gruppe/Person entgegenkommt.

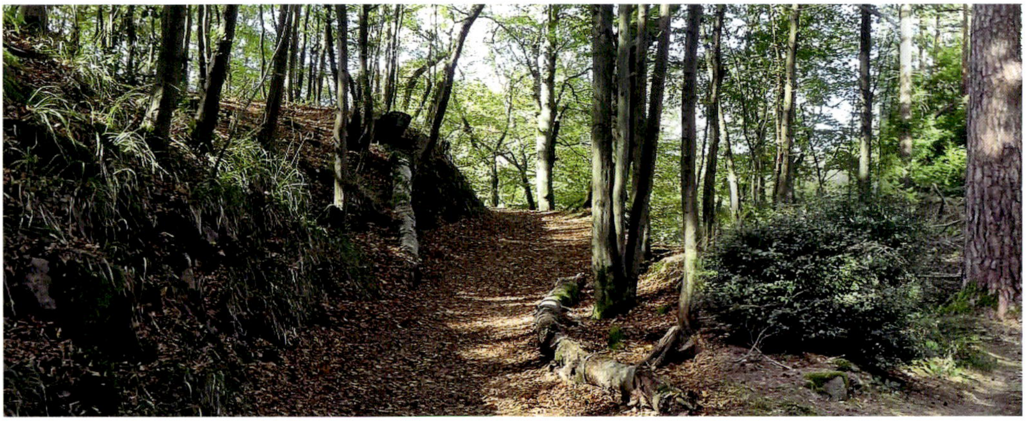

Höhlen/Bunker

Alle hier genannten Kriterien treffen gleichermaßen auf Höhlen wie auch auf Bunker zu, bis auf das Thema mit dem hinaus fließenden Wasser. In Mitteleuropa ist generell jede Höhle – und mag sie auch noch so klein sein – bekannt. Du wirst also in Höhlen entweder andere Personen antreffen, oder recht bald mit vielleicht ungebetenem Besuch rechnen müssen. Das bedeutet nun nicht, dass Höhlen für Dich absolut tabu sein sollten. Ein wichtiges Kriterium wenn Du eine Höhle besetzen willst ist, dass es zumindest einen zweiten Ausgang ins Freie gibt. Eine Höhle mit nur einem Zu- und Ausgang kann leicht zur Mausefalle für Dich werden. Zumindest dann, wenn Du, ohne dass Du es bemerkt hast, ausspioniert wurdest und sich der oder die Angreifer bereits in Stellung gebracht haben. Eine Flucht ist dann vielleicht nicht mehr möglich und Du kannst leicht ausgeräuchert oder ausgehungert werden. Möchtest Du eine Höhle als Unterschlupf wählen, so gibt es einige Besonderheiten zu berücksichtigen. Zum einen können Höhlen – außer von Menschen – unter anderem schon von Tieren bewohnt sein. In Höhlen herrscht in der warmen Jahreszeit in der Regel eine tiefere Temperatur als außerhalb. Dafür bewahren sie einige Grad Temperatur auch den Winter über, es ist dann also nicht gar so kalt wie draußen. Viele Höhlen sind ganzjährig sehr feucht, da sich Regenwasser, oder das Wasser eines Baches, Tag und Nacht seinen Weg durchs Gestein bahnt und durch die Gesteinsritzen in die Höhle eintritt. Manche Höhlen sind deswegen ganzjährig oder nur zu bestimmten Zeiten im Jahr geflutet. Oft herrscht in Höhlen ein deutlicher, unangenehmer Luftzug, der von weiteren Öffnungen innerhalb der Höhle herrührt. Aus manchen Höhlen sprudelt während der Regenzeit ein mehr oder minder starker Bach oder Fluss. Je nachdem kann es sein, dass nach starken Regefällen ein springflutartiger, starker Wasserstrahl aus der Höhle schießt. Bei zu geringem Luftaustausch kann sich die in der Höhle befindliche Luft derart verschlechtern, dass das Einatmen dieser Luft sehr schnell zu Bewusstlosigkeit oder gar Tod führen kann. Ebenso kann sich tödliches Kohlenmonoxid durch ein wärmendes Lagerfeuer oder Kochfeuer innerhalb der Höhle ansammeln. Eine Höhle als Dauerunterkunft zu wählen muss demzufolge nicht zwangsläufig eine gute Idee sein.

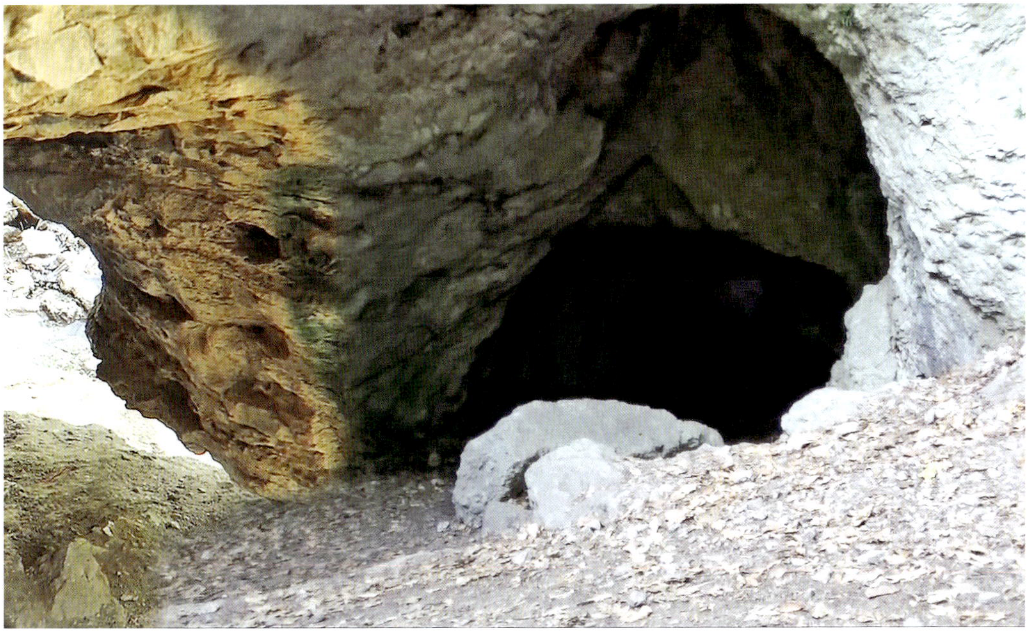

16 FUNKGERÄTE

Ob Du gleich von Beginn an mit einer Gruppe zusammen startest oder die Bildung/den Anschluss an eine Gruppe in Deiner Planung hast, es ist in jedem Fall immer sehr von Vorteil, wenn sich in Deiner Ausrüstung unter anderem Funkgeräte befinden. Viele Leute machen sich große Überlegungen, wie sie den Part Funkgeräte für sich am effektivsten realisieren können. Es gibt grundsätzlich drei Bereiche für Funkgeräte, die anmelde- und gebührenfrei betrieben werden können: CB, PMR446 und DMR446.
Die alten CB-Funkgeräte haben bis zu 80 Kanäle und – abhängig von Standort, Sendeleistung und Antenne – können unter guten Bedingungen eine Reichweite bis etwa 60 Kilometer haben. Unter ganz besonderen Bedingungen an Technik und Personal (von den Kosten ganz abgesehen) kann die Reichweite sogar noch deutlich erweitert werden. CB-Funkgeräte können mit bis zu 4 Watt in den Betriebsarten FM, AM und manchmal auch im SBB-Modus senden. Die Technik der Geräte ist meiner Meinung nach relativ unstabil und unkomfortabel. Auch »verbraten« CB-Funkgeräte sehr viel Energie und es wird eine überlange Antenne benötigt um wenigstens einen minimalen Erfolg verzeichnen zu können. Früher war so gut wie jeder LKW und auch viele PKWs mit CB-Funk ausgerüstet, sogar einige Privathaushalte und Taxiunternehmen verfügten über CB-Feststationen. Heutzutage verwendet kaum noch jemand solche Funkgeräte, diese wurden durch die kleineren und komfortableren PMR446-Geräte abgelöst. Ich will damit zwar nicht behaupten CB-Funk sei tot, aber sehr uninteressant für den Prepper im harten Einsatz. Inzwischen gibt es zwar auch kleine und handliche CB-Handfunkgeräte, auf kürzere Distanzen sowie auch in bebautem Gebiet haben sie jedoch schlechtere Eigenschaften und Leistungsmerkmale als PMR-Geräte. Ein CB-Funkgerät macht dann

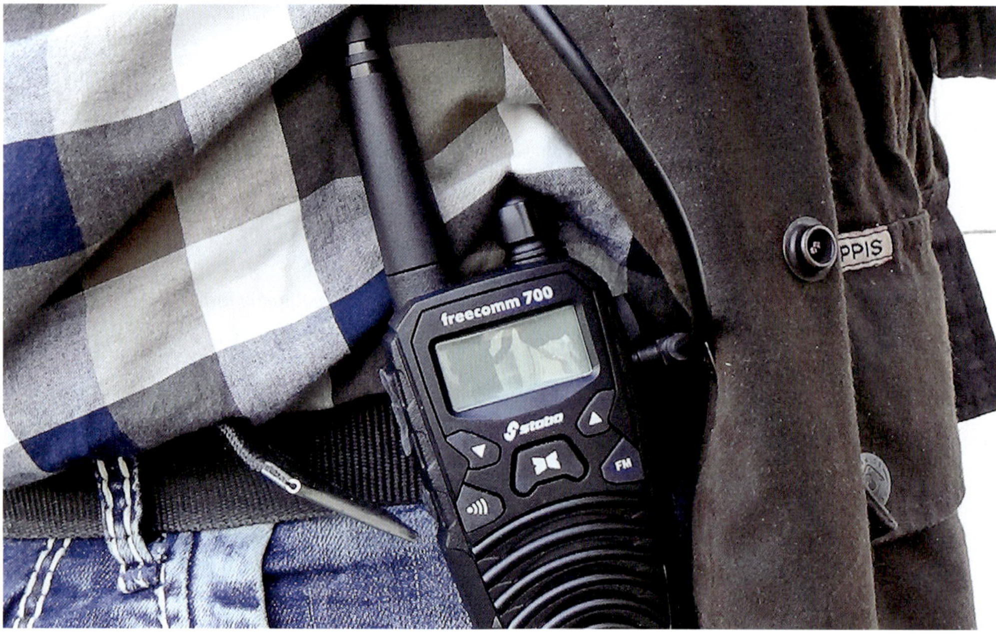

Sinn, wenn Du über weite Distanzen Funkkontakt aufrechterhalten musst und die Möglichkeit hast, mit sehr großen Antennen zu arbeiten. Im Krisenfall ist es jedoch nicht unbedingt ratsam, seine Aktivitäten/Unternehmungen und seine Position im kilometerweiten Umkreis bekannt zu machen. Dies kann Leute auf den Plan rufen, die Du nicht gerne in Deiner Nähe hättest. Bedenke, auch jeder Plünderer kann im weiten Umkreis Deine Funksprüche empfangen, wenn er Deinen Kanal abhört. Ein findiger Plünderer findet per Stehwellenmessgerät sehr schnell den Standort Deines CB-Funkgerätes, egal wie gut Du Dich getarnt hast.

PMR446-Geräte (für **P**rofessional **M**obile **R**adio oder **P**rivate **M**obile **R**adio) verfügen in der Regel über acht Kanäle im Bereich 446,0 bis 446,1 MHz und dürfen in fast allen europäischen Ländern auch ohne spezielle Anmeldung betrieben werden. Es ist zwar von der korrekten Bezeichnung her falsch, aber dennoch verwende ich die umgangssprachliche Bezeichnung PMR, anstatt der korrekten Bezeichnung PMR446-Funkgeräte. Unterschiedliche PMR-Modelle verschiedener Hersteller sind miteinander kompatibel. Die mögliche Reichweite von PMRs hängt stark von der Umgebung ab. Hügel, Bäume, Gebäude (Stahlbeton und Felsen schirmen besonders gut ab) sorgen für eine Minderung der Reichweite. Die maximale Reichweite eines PMR hängt also stark von der Umgebung ab. Gute PMRs schaffen in bebauten Gebieten mit etwas Glück maximal zwei Kilometer. In stark verbauten Gebieten kann die Reichweite auch kürzer sein, dafür beträgt sie in Wäldern bis zu drei oder vier Kilometer. Innerhalb von Gebäuden kann die Reichweite sogar bis auf 100 oder 200 Meter zusammenschrumpfen. Bei freiem Funkfeld (Berg zu Berg, oder Berg ins Tal) können im Idealfall bis zu zehn Kilometer Distanz abgedeckt werden. PMR dürfen über eine maximale, abgestrahlte Leistung (ERP) von 500 Milliwatt verfügen und sind ausschließlich als Handfunkgeräte zugelassen. Es ist verboten, die Sendeleistung von PMRs zu erhöhen, wie zum Beispiel durch anbringen einer längeren Antenne. Die ganz günstigen PMRs (Kindergeräte) erreichen die hier erwähnten Funkdistanzen aber in keinem Fall.

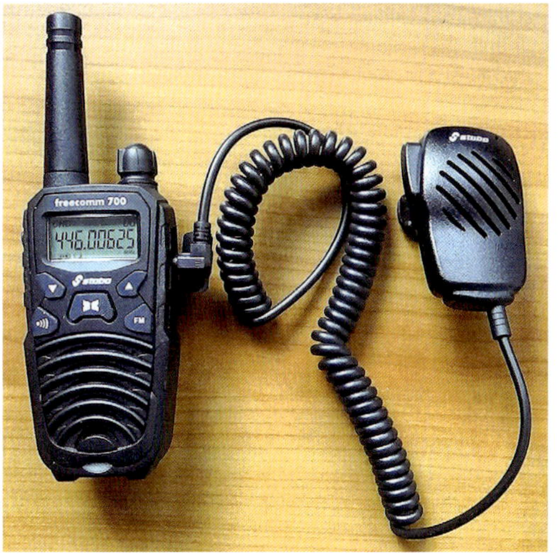

Die Benutzung von PMRs mit maximal 500 mW ist in AT, BE, CH, DE, DK, ES, FI, FR, GB, GR, IE, NL, NO, PL, PT und SI für jedermann gebühren- und anmeldefrei. In IT dürfen Urlauber für die Dauer ihres Aufenthaltes die Geräte ebenfalls anmelde- und gebührenfrei nutzen, Personen mit Wohnaufenthalt in diesem Land müssen eine einmalige, kleine Gebühr bei Anmeldung der Funkgeräte zahlen.

DMR446-Geräte klingen phonetisch zwar ähnlich den PMRs, benötigen aber eine gut funktionierende Funkturmlogistik und sind deswegen innerhalb einer Stromkrise weniger tauglich. Sie verfügen über bis zu 16 digitale Kanäle, welche in Deutschland im Frequenzbereich von 446.1 bis 446.2 MHz arbeiten. Ihr Funkwellenbereich liegt also direkt über den PMRs, preislich übersteigen sie diese jedoch deutlich. Vorsicht bei im Ausland gekauften DMRs, diese können oftmals andere Frequenzen ansteuern und sind damit in Deutschland nicht zulässig. Generell ist die DMR Frequenzzuteilung bisher in Deutschland jeweils befristet und kann demzufolge eventuell keine Fristverlängerung bekommen. Unterschiedliche DMR-Modelle verschiedener Hersteller sind im Normalfall nicht miteinander kompatibel. Auch andere Merkmale sprechen nicht dafür, dass diese Geräte momentan eine geeignete Option für den Prepper darstellen.

Nicht für jedermann nutzbar sind Amateurfunkgeräte. Amateurfunkgeräte haben zwar je nach Ausstattung und Standort eine weltweite Reichweite, deren Verwendung ist aber von einer personenbezogenen Lizenz abhängig. Auch bewegen sich diese Art Funkgeräte in einem monetären Bereich der mit den vorher genannten Funkgeräten in keinem Fall im Einklang steht. Es gibt zwar eine Anzahl von Leuten ohne Lizenz, die sich ein solches Amateurfunkgerät zulegen, es aber lediglich für Krisenzeiten in ihr Lager legen und nie in Betrieb nehmen. Die Anschaffung von Amateurfunkgeräten ist nicht verboten, lediglich deren Einsatz zum Senden, wenn die erforderliche Lizenz nicht vorhanden ist. Einmal abgesehen von einer gewissen Funkdisziplin ist der Umgang mit solchen Geräten alles andere als einfach. Diese Leute gehen von der Überlegung aus, dass es niemanden interessiert, wer mit so einem Gerät im Äther herumfunkt, wenn es einen totalen Zusammenbruch der Ordnung gäbe. Jedoch kann ohne vorherige und immer wiederkehrende Übung (genau das ist aber ohne Lizenz verboten), ein Erfolg im Krisenfall als nicht gegeben angesehen werden. Aus den genannten Gründen sind weitere Informationen über Amateurfunkgeräte in diesem Buch nicht enthalten.

Um Dir eine Vorstellung von Umgang und Handling mit PMR-Funkgeräten zu geben, stelle ich Dir hier mein derzeit verwendetes Gerät vor. Es kann sein, dass es in dem Moment - wenn Du dieses Buch liest - ein besseres System am Markt gibt, dieses hier ist jedoch meiner Meinung nach das momentan beste PMR-Gebinde, welches auf dem deutschen Markt erhältlich und zu 100 % zugelassen ist.

Ich verwende das Freecom 700 Set von Stabo. Dieses Set wird dem Käufer in einem Hartschalenkoffer mit einigen zusätzlichen Features zugesendet. Im Koffer befinden sich zwei PMRs, zwei Gürtelclips, zwei Handmikrofone mit PTT-Taste, eine Tischladeschale für bis zu zwei Geräte gleichzeitig, zwei separate KFZ-Ladekabel, ein Netzteil 230V/50 Hz, acht einzelne NiMH-Akkus (1,2 V/600 mAh) in der Größe wie AAA-Batterien und eine Bedienungsanleitung in Deutsch und Englisch.

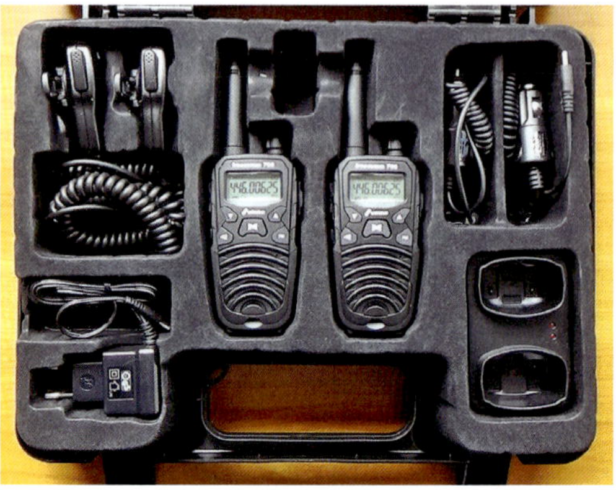

Wer sich mit den im Lieferumfang enthaltenen NiMH-Akkus (Nickel-Metall-Hydrid) nicht anfreunden kann, der kann diese auch gegen andere Lösungen austauschen. NiMH-Akkus benötigen eine Ladezeit von 10–14 Stunden, was im Ernstfall zu viel sein kann. Auch verfügt das Ladegerät nicht über eine automatische Ladeabschaltung, eine Überladung mit nachfolgender Zerstörung der Akkus ist demzufolge möglich. Bei diesen PMR-Geräten liegt einer der Vorteile darin, dass Du die mitgelieferten Akkus leicht gegen handelsübliche Batterien oder gegen die deutlich besseren Lithium-Ionen-Akkus mit höherer Leistung austauschen kannst. Ich persönlich komme mit den sich im Lieferumfang befindlichen Akkus sehr gut klar. Um einen entsprechenden Test durchzuführen, habe ich die Akkus über ein ganzes Jahr in den beiden ausgeschalteten Geräte belassen. Akkus sollten eigentlich genauso wenig in Geräten eingelegt bleiben wie Batterien, es ging mir aber darum, eventuelle Fehlerströme in ausgeschalteten Geräten aufzudecken. Die Akkus waren bei der jährlich stattfindenden Kontrolle immer noch voll, was zumindest in dieser Hinsicht für die Geräte spricht. Im Krisenfall werde ich einfach noch weitere acht Akkus oder AAA Batterien kaufen und kann somit eventuelle Ausfallzeiten wegen Ladezyklen umgehen.

Das Gerät verfügt über ein sehr gut ablesbares LC-Display in dem viele Funktionen im Überblick angezeigt werden. So kann mit einem Blick erkannt werden welcher Kanal eingeschaltet ist und ob der Vibrationsalarm oder das Rufsignal (oder beides zusammen)

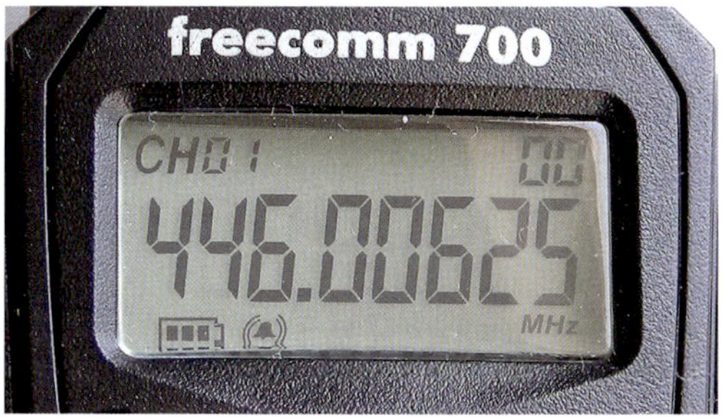

eingeschaltet ist. Auch kannst Du sofort sehen, ob die Geräuschüberwachung, der Radioempfang oder die Tastatursperre aktiviert ist. Obendrein werden Sendeanzeige, Empfangsanzeige, VOX-Funktion, Dual-Watch-Funktion, Suchlauf aktiviert, eingestellte CTCSS-Nummer, eingestellte DCS-Nummer und die vierstufige Batterieanzeige gut erkennbar angezeigt.

Zeigt Dir die Batterieanzeige drei Balken im Rahmen so sind die Akkus voll, zeigt sie nur noch zwei Balken so sind die Akkus noch halb voll. Zeigt die Batterieanzeige einen Balken so verfügen die Akkus nur noch über wenig Ladung, diese Information wird weiterhin durch einen sich im Abstand von 10 Sekunden wiederholenden Ton unterstützt. Erst wenn alle drei Balken aus der Anzeige verschwunden sind und nur noch der Rahmen übrig ist, ertönt ein zweifacher Alarmton und das Gerät schaltet sich ab. Reagierst Du also spätestens bei einem Balken und Warnton, so kann es nie passieren, dass Du das Funkgerät einsetzt und die Akkus mitten im Gespräch »den Geist aufgeben«, oder Du das zweite Funkgerät anfunken möchtest, welches sich aber aufgrund von zu wenig Akkuladung kurz davor unbemerkt selbst abgeschaltet hat. Die Funkgeräte können durch rechtzeitige Ladung oder Akku-/Batteriewechsel immer betriebsbereit gehalten werden.

Vorne am Gerät befinden sich außer dem Display noch Lautsprecher und Mikrofon, Menü-Taste, FM-Taste, nach-oben- und nach-unten-Taste. An der linken Geräteseite befinden sich die Sendetaste und der Schalter um die sich im Geräteboden befindliche Not-LED-Lampe ein- und auszuschalten. An der rechten Geräteseite befinden sich unter einer wassergeschützten Gummiabdeckung die Anschlüsse für ein externes Ladegerät und ein Headset oder das mitgelieferte Handmikrofon. Oben am Gerät befinden sich die fest montierte Antenne und der Ein-/Aus-/Laut-/Leiseschalter. Die Not-LED-Lampe hat außer der Dauerlichtfunktion auch noch eine S-O-S-Funktion. Die LED-Lampe funktioniert sogar unabhängig davon ob das Funkgerät eingeschaltet ist oder nicht.

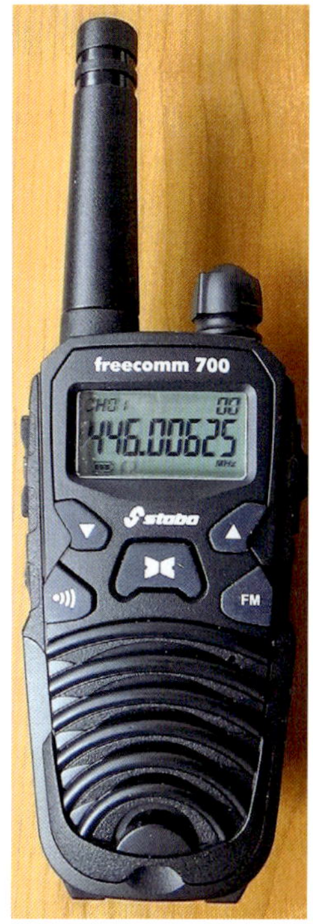

Die Geräte verfügen über ein spezielles Pilotton-Verfahren (CTCSS = Continuous Tone Coded Subaudio Squelch oder Continuous Tone Coded Squelch System), das es dem Benutzer erlaubt nur mit bestimmten Partnerstationen zu sprechen oder von diesen angerufen zu werden. Ein wichtiger Vorteil, wenn mehrere PMR-Geräte auf demselben Kanal arbeiten. Hierzu besteht eine Auswahl von 38 verschiedenen Signaltönen. Diese Funktion ist aber nicht mit einem separaten digitalen Kanal zu verwechseln. Haben zwei PMR-Geräte denselben Pilotton eingestellt, so kommen gegenseitig nur die Gespräche der jeweils anderen Station an, alle PMRs die auf demselben Kanal arbeiten oder CTCSS nicht verbaut oder aktiviert haben, hören jedoch das Gespräch mit. So kann aber bei sehr viel Funkverkehr zumindest ein »eigener Kanal«, wenn auch nicht abhörsicher, zwischen bestimmten PMRs eingerichtet werden. Wer sich auf dem Hauptkanal CTCSS 0 befindet, hört alle Sendungen der CTCSS-Unterkanäle mit. Solche Kodierverfahren dienen also lediglich dazu, andere Teilnehmer auf demselben Kanal auszublenden, diese können sich dann in ein laufendes Gespräch nicht einmischen oder gar stören. Über die verbaute SCAN- Funktion kannst Du alle CTCSS-Kanäle permanent überwachen lassen, das Funkgerät wechselt dann von Kanal zu Kanal bis es eine aktive Funkverbindung ermittelt. Ist das Funkgespräch beendet, so wechselt das Gerät automatisch wieder in den SCAN Modus, außer die SCAN Funktion wurde abgestellt.

Über das integrierte, digitale System (DCS = Digital Code System) kann der Gerätenutzer über 83 verschiedene digitale Codes mit bestimmten Gruppen/Personen Kontakt halten oder von diesen angefunkt werden. Auch für den DCS-Bereich steht dem Nutzer die vorher beschriebene SCAN-Funktion zur Verfügung. Die DCS-Funktion kommt der CTCSS-Funktion sehr nahe und hat dieselben Eigenschaften, nur digital.

Die DUAL-WATCH-Funktion erlaubt es zwei Kanäle gleichzeitig und permanent aktiv zu halten. So kann auf einem Kanal eine spezielle Funkverbindung zu einem einzelnen Posten eingerichtet werden und zum Beispiel gleichzeitig auf dem zweiten Kanal zu allen anderen Stationen. Das Gerät wechselt dann im 0,5 Sekunden Rhythmus von einem zum anderen Kanal. Diese Funktion kostet jedoch Akkuleistung, da das Gerät nicht mehr automatisch in den Schlummermodus wechselt, sobald kein Funkgespräch stattfindet.

Selbst unter den Ruftönen bietet Dir dieses Gerät 15 verschiedene Melodien. Soll erst gar kein Signalton beim Ruf ertönen (vermutete Feindberührung, Objektsicherung), so kannst Du diesen ganz abstellen und stattdessen nur einen Vibrationsalarm aktivieren. Möchtest Du zur Sicherheit Rufton und Vibrationsalarm gleichzeitig haben, so ist dies ebenso möglich. Auch den sogenannten »Roger-Beep«, den Quittierton wenn Dein Gesprächspartner die Sendetaste loslässt, kannst Du an diesem Gerät abstellen, falls er stören sollte. Selbst alle anderen Tastenquittierungstöne lassen sich komplett abstellen. Je nach Überwachungsaufgabe und Umgebungsgeräuschen ist diese Funktion sehr hilfreich um die Funkkontrolle bei gleichzeitig fehlenden verräterischen Kontrolltönen aufrecht zu erhalten. Der Standort des Beobachters mit Funkgerät kann dadurch nicht wegen unvorhergesehener Töne des PMR verraten werden. Nutzt Du die DCS/CTCSS-Funktion, so gibt es auch keine verräterischen Geräusche durch das Funkgerät selbst, denn der Pilot-

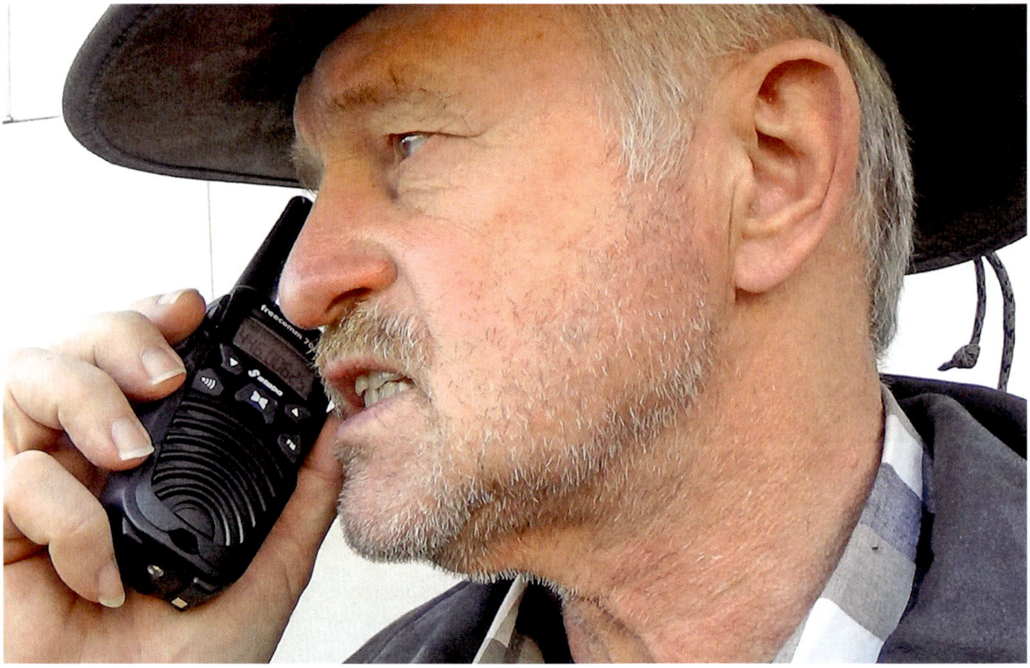

ton sorgt für die Unterdrückung des üblichen Funkrauschens/Funkknackens vor oder nach einer Übertragung.

Ein sehr wichtiges Feature ist die VOX-Funktion in Verbindung mit dem Handmikrofon. Durch diese Funktion brauchst Du die Sendetaste an Deinem Funkgerät nicht bedienen. Alleine die Geräusche durch Deine Stimme schalten das Funkgerät von »empfangen« auf »senden« und Du kannst direkt mit dem Funken loslegen. Hörst Du auf zu sprechen, so schaltet das Gerät sofort von »senden« zurück auf »empfangen«. Diese Funktion ermöglicht es Dir zum Beispiel – während Du beide Hände am Fernglas hast – ohne Unterbrechung der Beobachtung kommunizieren und Anweisungen geben zu können. Die Ansprechempfindlichkeit der VOX-Funktion lässt sich in drei Stufen »niedrig«, »mittel« und »hoch« einstellen, das ermöglicht es Dir auch auf Flüsterlautstärke herunterzugehen.

Eine mindestens ebenso wichtige Funktion ist das in jedes dieser PMRs eingebaute UKW-Radio. So ist es möglich im Frequenzbereich 87,5 bis 108 MHz Nachrichten zu empfangen und sich dadurch auf den neuesten Stand zu bringen, was die Sicherheitslage angeht. Du kannst Dir also ein separates Krisenradio sparen. Da Du zwei solcher PMRs hast, verfügst Du auch über zwei Radios. Allerdings ist der Empfang auf UKW und im entsprechenden Frequenzbereich begrenzt, was aber im Extremfall ausreicht. Auch in der Radiofunktion steht Dir, wie in der Kanalfunktion, der automatische Suchlauf zur Verfügung. Hörst Du gerade die Nachrichten ab und Dein Partner drückt an seinem Gerät die Sendetaste so wird bei Dir die Radiofunktion automatisch für die Dauer des Gesprächs unterbrochen. Selbiges passiert Deinem Partner an seinem PMR, wenn Du die Ruftaste drückst.

Durch das mitgelieferte Handmikrofon kannst Du das PMR in der Innentasche Deiner Jacke oder mithilfe des mitgelieferten Gürtelclips am Hosengürtel lassen und das kleine Handmikrofon am Kragen Deiner Jacke festklemmen. In sehr kalter Umgebung ist dieses Verfahren sehr akkuschonend, da die Akkus durch Deine Körperwärme immer auf Temperatur gehalten werden.

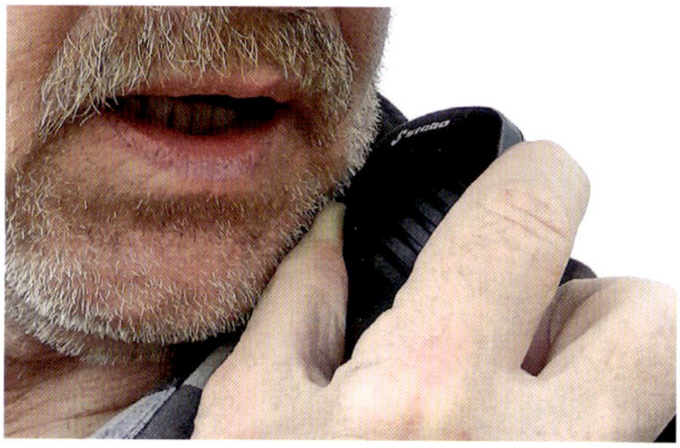

Durch das Handmikrofon kannst Du den Empfangston extrem leise stellen, da sich Mikrofon und Lautsprecher sehr nahe an Deinem Ohr befinden. Kein zu lauter Ton verrät Deine Position.

Hast Du an Deinem Funkgerät Rufton und Vibrationsalarm eingestellt, so hörst Du zwar am Handmikrofon den Rufton in der durch Dich bestimmten Lautstärke aber Vibrationen gibt es lediglich am Handgerät, also in Deiner Jackentasche oder am Gürtel und nahe am Körper wo Du es recht leicht spüren kannst.

Überlege also gut und prüfe lange, bevor Du Dich für den Kauf eines bestimmten Systems entscheidest. Nicht immer sind Preis und Optik die besten Ratgeber. Und noch ein Tipp am Ende dieses Kapitels: **Lass unbedingt die Finger von den billigen PMRs.**

ACHTUNG: Ganz wichtig bei der Kommunikation über Funk ist es, dass niemals Klardaten oder Klarkoordinaten verwendet werden, denn wie bereits erwähnt können alle anderen Gerätebesitzer – die denselben Kanal eingestellt haben – mithören und die Informationen vielleicht gegen Dich oder Dein Team verwenden. Mehr Informationen dazu im Buch »Urban Prepper«.

Aber zurück zu den Aufklärern und der Geländeaufklärung. Hast Du ausreichend Informationen über Deine Umgebung und kannst ruhigen Gewissens über die Einrichtung eines Lagerplatzes bestimmen, dann müssen zuerst Entscheidungen mit unterschiedlicher Priorität getroffen werden.

17 WAS ZUERST – LAGERPLATZ, FEUER, WASSER- ODER NAHRUNGSSUCHE?

Diese Frage kann nicht mit einer einzigen Antwort beantwortet werden. Hier musst Du tatsächlich die vorherrschende Situation und Lage als wichtigste Entscheidungsgrundlage heranziehen. Der Mensch kann zwar je nachdem recht schnell Hunger bekommen, verhungern tut er aber erst nach sehr langer Zeit. Zudem hast Du einiges an Kalorien in Deinem BoB oder Deinen Depots. Nahrungssuche ist also zuerst einmal von sehr untergeordneter Wichtigkeit und hinten anzustellen. Bleibt noch die Frage zuerst Lagerplatz, Wassersuche oder Feuerplatz. Marschierst Du im heißen Sommer oder mit kaum noch Wasser in Deinen Flaschen, so hat die Suche nach trinkbarem Wasser zuerst einmal oberste Priorität. Deinen Lagerplatz wirst Du dann in der Regel in der Nähe der Wasserstelle einrichten, wenn Du nicht nur auf der Durchreise bist. Bist Du hingegen bei Regen unterwegs und siehst eine Gewitterfront auf Dich zukommen, so steht an erster Stelle die Suche nach einem geeigneten Lagerplatz gefolgt vom schnellen Lageraufbau um die Ausrüstung und Kleidung weitestgehend trocken zu halten. Parallel dazu kannst Du das am Tarp ablaufende Wasser auffangen und damit Deine Wasserreserven auffüllen. Bist Du aber bei eisigen Temperaturen unterwegs und es droht eine Unterkühlung, so musst Du als erstes recht zügig ein wärmendes Feuer einrichten. Die Jahresdurchschnittstemperatur in Deutschland liegt deutlich unter 10 °C. Im Januar 2018 lag sie zum Beispiel bei 3,8 °C, obwohl genau dieser Monat sehr warm war und untypisch für diese Jahreszeit. Die Durchschnittstemperatur liegt deutschlandweit im Winter in der Regel um die 0,9 °C, im Norden jedoch nur noch bei 0,2 °C. Die Temperatur kann in Deutschland leicht auf -25 °C als Tiefstwert abfallen. Es kommt also immer auf die gegenwärtige Situation an, für welches der genannten Dinge Du Dich zuerst entscheidest. Obendrein kommt, dass das eine das andere nicht automatisch ausschließen muss. Die Entscheidung kann also durchaus so aussehen:

1. Lagerplatz einrichten
2. Feuer entzünden und unterhalten
3. nach Wasser in der Umgebung suchen
4. Fallenbau und Jagd

18 ZUERST LAGERPLATZ, DANN FEUERPLATZ

Bevor Du ein Feuer entzündest, solltest Du zuerst den optimalen Lagerplatz und dessen Einteilung entscheiden. Es macht keinen Sinn zuerst ein Feuer zu entzünden um dann feststellen zu müssen, dass es sich nicht am optimalen Platz befindet, weil sich sonst der Liegeplatz am Hang befinden würde, oder bei Regen ständig Wasser in die Lagerstelle fließt, oder der Rauch des Feuers vom Wind ständig in Richtung Liegeplatz geweht wird. Für einen kurzen Aufenthalt sind nur wenige Anforderungen an den Lagerplatz zu stellen. Möchtest Du Dein Lager für eine längere Zeit einrichten, so gelten andere Regeln.

In einer Krise ist die erste und wichtigste Frage für einen Lagerplatz: Muss er vor Entdeckung gesichert werden und wie kann das geschehen?

Ideal ist ein Lagerplatz mit zwei gut zu kontrollierenden Zu- und Abgängen. Hier siehst Du mein Lager, als ich im Jahr 2017 eine Woche lang in England getarnt

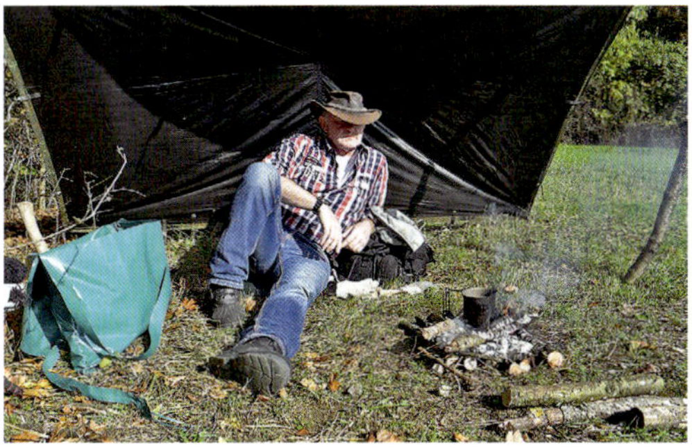

unterwegs war. Es gibt am Lagerplatz nach vorne einen Zu- und Abgang, genauso wie hinter dem Baum nach schräg hinten rechts weg.

Unter dem Tarp liegend hatte ich alle beiden Zu- und Abgänge immer im Blickfeld. Von hinten links kann sich kein Angreifer unbemerkt anschleichen, die Hecke ist zu dicht und hoch. Vom Baum im Vordergrund verläuft nach rechts eine breite, immer höher werdende und stachelige Brombeerhecke, die den Zugang zu meinem Camp ebenso erfolgreich verhindert. Nähert sich ein Angreifer von vorne, so verläuft meine Flucht nach hinten rechts. Der Angreifer muss erst um den

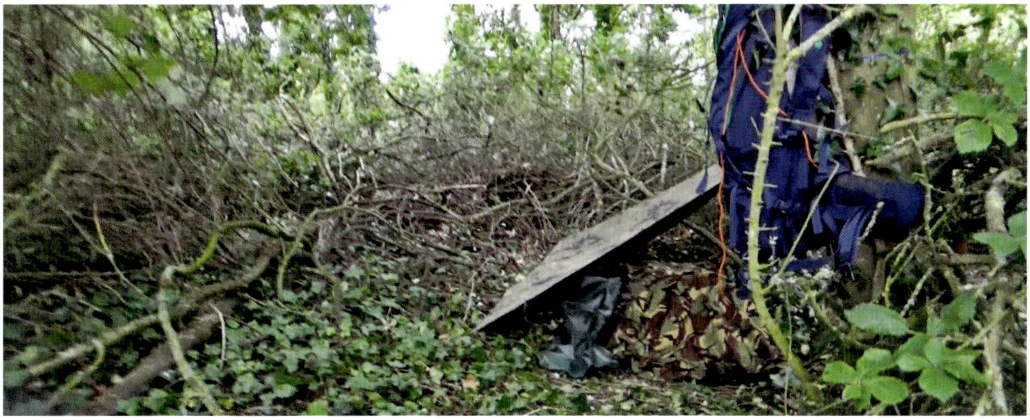

Baum herum und durch mein Lager kommen, wenn er mich verfolgen will. Fast dieselben Probleme hat ein Angreifer, der von hinten rechts auf mein Lager zukommt. So habe ich alle vier Himmelsrichtungen unter Kontrolle. Zudem gibt der Baum im Vordergrund ausreichend Deckung. Ein Lagerplatz mit nur einem möglichen Zugang kann zur Mausefalle werden. Du musst immer damit rechnen, dass unmoralische Leute Dein Lager ausmachen und Böses im Schilde führen. In dem Fall ist es wichtig, einen alternativen Fluchtweg zu haben. Der zweite Zugang kann auch dazu dienen, das Lager heimlich zu verlassen, um so den Angreifer wiederum von hinten anzugreifen. Errichte Deinen Lagerplatz niemals auf einer von allen Seiten einsehbaren Kuppe. Je mehr Seiten einen Sichtschutz bieten, umso besser. Ideale Lagerplätze sind zum Beispiel in Höhlen (mit mindestens einem weiteren Aus-/Eingang), unter überhängenden Felswänden oder von hohem Dickicht umgeben und durch Baumkronen gegen die Sicht von oben geschützt.

So darf Dein Lagerplatz auch nicht in einer Kuhle sein. Kuhlen laufen bei ungünstigen Verhältnissen schnell voll. Dies kann zum einen mit Wasser, zum anderen aber auch mit Kälte sein. Kälte fällt bei geringer bis gar keiner Luftbewegung zu Boden, an der tiefsten Stelle bildet sich dann ein sogenannter Kältesee. Befindet sich Dein Schlafplatz also in einer Kuhle, so wirst Du es dort unter Umständen um einiges kälter haben als außerhalb der Kuhle.

18.1 Naturkühlschrank

Den vorher genannten Umstand kannst Du Dir für einen Naturkühlschrank im Sommer zu Nutzen machen. Grabe ein mindestens 1,50 Meter tiefes Loch (nicht auf einem Hügel) und bedecke es anschließend mit Ästen und Blättern. Deine Lebensmittel werden im Loch länger haltbar bleiben als außerhalb. Achte aber darauf, dass sie vor Ungeziefer geschützt sind.

18.2 Wasserzugang

Dein Lagerplatz sollte sich in der Nähe von sauberem Trinkwasser befinden, jedoch nicht direkt am Wasser. Beachte hierzu die Informationen hier im Buch.

18.3 Baumsicherheit

Bäume stellen eine nicht zu unterschätzende Gefahr dar. Zum einen können in der Krone große Äste abbrechen, sie können zum anderen aber auch insgesamt im Wind brechen oder ganz umstürzen, was mit Tod oder schweren Verletzungen für Dich enden könnte, wenn Du getroffen wirst. Als groben Wert kannst Du Dir merken: Bleibe bei Sturm mit Deinem Lager mindestens 50 m von großen Bäumen weg (in Mitteleuropa), dann bist Du meistens im sicheren Bereich. Ganz selten gibt es Bäume die größer werden, das musst Du aber direkt vor Ort entscheiden. Bleibe in dem Fall mit Deinem Lager 100 m vom größten Baum weg. Musst Du Dein Camp zwangsläufig unter großen Bäumen errichten, so beobachte zumindest vorher sehr genau die Baumkronen über und neben Deinem Camp. Befinden sich dort abgestorbene Äste, so verbietet sich ein Camp an dieser Stelle, die Äste können eventuell schon bei leichtem Wind abbrechen und großen Schaden anrichten.

18.4 Infrarotschutz

Schaffe im Dauercamp einen relativ infrarotgeschützten Platz gegen nichtmilitärische Aufklärung. Da Du keine ausreichenden Mittel zur Verfügung hast, um über das ganze Camp ein Infrarotschild zu werfen, schaffst Du eine entsprechende Zone, die groß genug ist um im Fall der Fälle alle Personen im Team aufnehmen zu können. Ein praktikables Infrarotschild baust Du mit aufgespannten Rettungsdecken, wenn sich Dein Camp nicht eh unter einem festen Felsmassiv befindet. In der Infrarotaufklärung

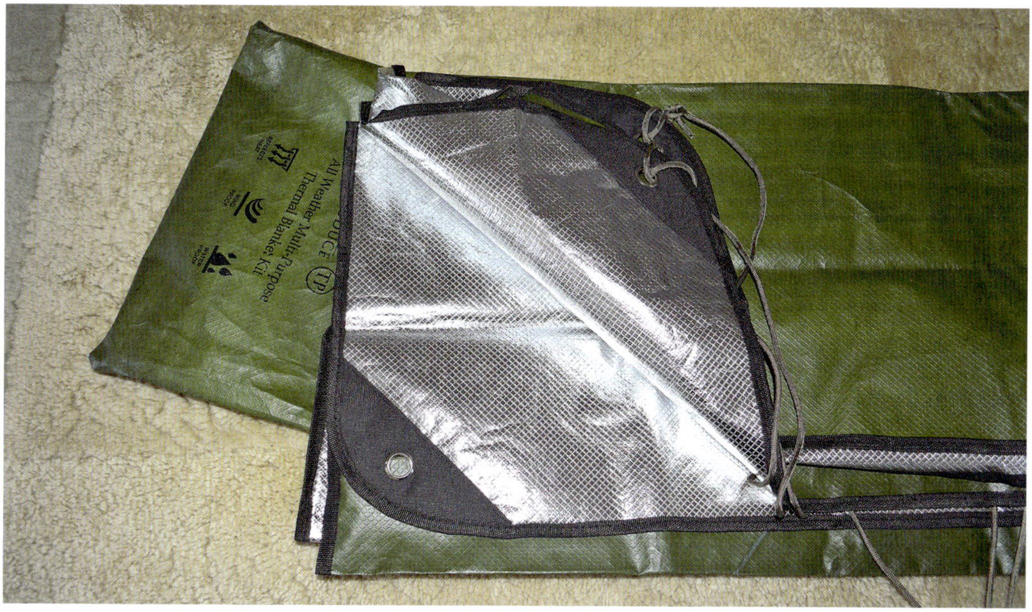

liegt auch einer der Gründe, warum im Bedarfsfall ein Feuer im Camp nicht unterhalten wird, sondern nur außerhalb. Selbst Dein Kochfeuer sollte etwa 100 Meter neben dem Camp sein. Befindet sich kein festes Steinmassiv in Deinem Camp, so sollte das Infrarotschild möglichst auf allen Seiten bis zum Boden führen. An einer Felswand angelehnt reicht ein sogenanntes Lean-to-Shelter, achte aber darauf, dass die Seitenöffnungen entweder geschlossen oder so klein wie möglich gehalten werden. Auch ein Bivi-Bag mit eingebautem Infrarotschild wie der von der niederländischen Armee ist für diese Zwecke geeignet. Selbstverständlich muss das Infrarotschild entweder aus einer speziellen Decke bestehen oder die stark glänzende Fläche einer normalen Rettungsdecke muss gut abgetarnt werden. Diese Art von Rettungsdecken sind jedoch sehr schwer zu tarnen, sie glänzen und spiegeln auch noch durch die kleinsten Lauböffnungen hindurch. Sei also sehr gewissenhaft mit der Tarnung solcher Infrarotschilde.

Besser geeignet sind Rettungsplanen die einseitig mit einer Aluminium-Schicht bedampft sind. Diese Planen können auf einer Seite in Grün oder Camouflage gefärbt sein, was den Tarneffekt deutlich unterstützt. Solche Planen lassen sich als Rettungsdecke, Tarp, Wassertransportsack, Notschlafsack, IR-Schutzschild oder Unterlegplane einsetzen, haben also einen deutlich größeren Nutzen. Rettungsdecken und -planen lassen sich auch sehr gut für den Bau eines Supershelters einsetzen. Sichere zumindest die unübersichtlichen Zugänge zu Deinem Lager mit einer geeigneten Alarmanlage, (siehe hierzu Abschnitt »Alarmanlage«).

Sorge dafür, dass Du Deinen Lagerplatz und dessen Umgebung auch von einem erhöhten Platz von innerhalb des Lagers aus kontrollieren und beobachten kannst. Ob dies ein Fels, ein Steinhaufen, aufgeschichtete Baumstämme, aufgestellte Baumstammabschnitte oder ein zu erklimmender Baum ist, ist egal. Bei aufkommendem Verdacht kannst Du Dir durch einen erhabenen Beobachtungsplatz schnell und effektiv Überblick verschaffen. Kannst Du solch einen Platz im Lager nicht realisieren, so verwende einen Beobachtungspunkt in direkter Nähe des Lagerplatzes.

Wie Du siehst, sind für die Auswahl des geeigneten Lagerplatzes unbedingt einige Dinge zu berücksichtigen. Ist der Lagerplatz gefunden und eingerichtet dann beachte die Informationen aus dem Abschnitt »Psyche«.

19 GERÄUSCHE, SIGNALE UND LAGER

Je nach Gruppenstärke ist eine gewisse Geräuschkulisse kaum zu vermeiden. Auch leise Geräusche ergeben in der Masse ein gewisses verräterisches »Grundrauschen«. Der Vorteil einer größeren Gruppe ist lediglich, dass diese nicht so schnell von nur wenigen Angreifern überfallen wird. Dennoch gilt die Geräuschvermeidung als oberstes Gebot, zumindest so lange die Gefahr besteht, es könnten dadurch Marodeure oder andere unliebsame Personen auf das Lager aufmerksam werden. Je kleiner Deine Gruppe ist, umso geringer ist die Gefahr der Entdeckung durch Geräusche. Schreien, lautes Lachen, laute Gespräche, Zurufe, Werkzeugbearbeitung, Geschirrklappern, Motorenlärm, Rauch und ähnliche Dinge sind im und um das Camp je nach Situation in jedem Fall zu vermeiden. Nach den im Buch »Urban Prepper« beschriebenen DEVCON-Stufen ist Deine Situation im Camp zumindest immer »Gelb« (Vorsicht). Es kann jederzeit geschehen, dass unvermittelt fremde Personen in der Nähe auftauchen und Du sofort in eine andere Stufe wechseln musst. Ein gutes Hilfsmittel um für alle Personen im Camp die Situation präzise zu ermitteln ist genau die Verwendung dieser Stufen. DEFCON beschreibt fünf verschiedene Zustände und die dazu gehörenden Verhaltensweisen. Durch eine situationsangepasste Stufeneinteilung kann jedem Campmitglied der momentane Zustand leicht und schnell vermittelt werden.

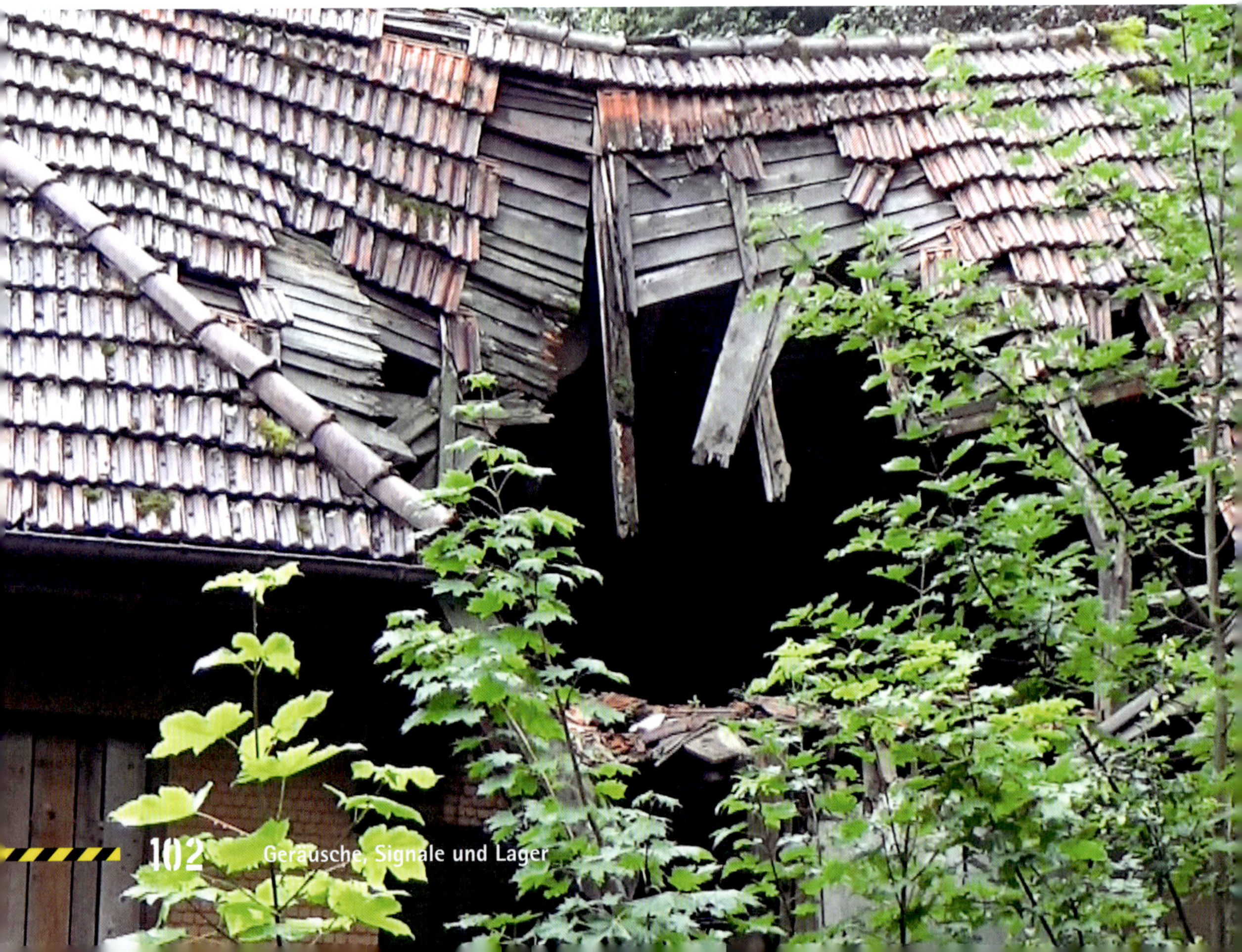

20 ALARMANLAGE

Je kleiner Dein Team ist, umso schwieriger ist es zu allen Tages- und Nachtzeiten die Zugänge zum Lager ständig unter Kontrolle zu halten. Alarmanlagen können fast identisch zu Fallen aufgebaut werden. Hier ist es aber nicht das Ziel eine sich nähernde Person per Fußschlinge wie in einem Robin Hood Film an einem Baum hochzuziehen, sondern laute Geräusche zu produzieren. Es gibt überall im Handel sogenannte Kofferalarmanlagen für günstiges Geld, meist unter 5,- Euro das Stück. Da Du solche Alarmanlagen normalerweise nicht in Deinem BoB hast, zeige ich Dir hier eine andere, stromlose Möglichkeit. Im Gegensatz zu den normalerweise relativ niedrig gehaltenen Köderstöcken einer Tierfalle, spannst Du die Auslöseleine der Alarmanlage in etwa 20 Zentimeter Höhe. So ist gewährleistet, dass die sich annähernde Person nicht versehentlich einfach über die Auslöseleine hinweg läuft und die Alarmanlage dadurch nicht ausgelöst wird.

Du kannst hier in diesem Aufbau ganz prima den Fallenmechanismus einer Schlingenfalle erkennen. Der Auslösestock wurde lediglich gegen eine Auslöseleine ausgetauscht, der Trigger anders herum unter dem Haltestock durchgeführt und eine Leine mit zwei Blechdosen daran gehängt. Die Blechdosen liegen bei gespannter Alarmanlage deutlich voneinander getrennt auf dem Boden. Die Leinen zu den Blechdosen

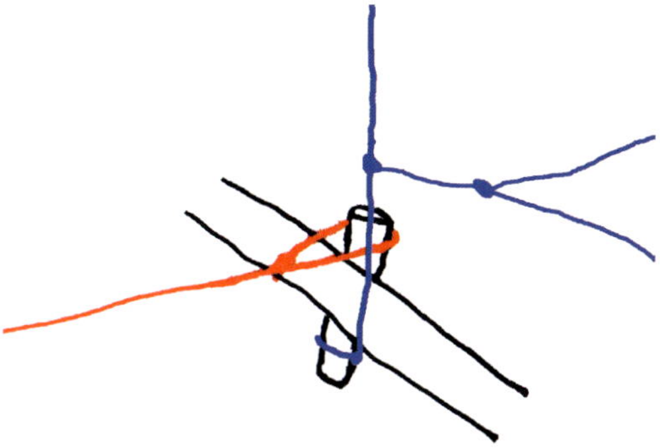

müssen in jedem Fall gleich lang sein. So schlagen die Dosen zusammen, wenn sie durch das Auslösen der Alarmanlage ruckartig hochgerissen werden. Die Auslöseleine und die Alarmleine wurden in unterschiedlichen Farben eingezeichnet, damit Du den Aufbau besser erkennen kannst. Es können auch noch mehr Blechdosen oder andere leichte Dinge sein, die Krach machen, wenn sie zusammengeschlagen werden.

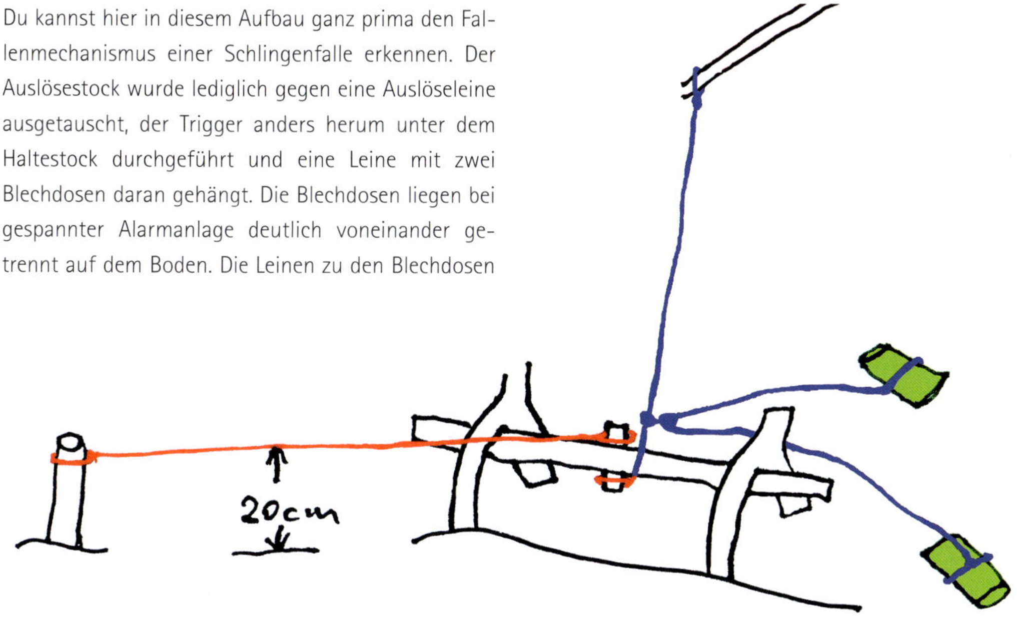

Die Position des Triggers und die Leinenführung zum und vom Trigger kannst Du hier im Bild sehr gut erkennen. Die Auslöseleine wird nicht fest am Trigger angebunden, sondern nur per Schlaufe lediglich leicht über das äußere Ende des Stöckchens gelegt. Diese Schlaufe soll sich leicht vom Trigger lösen können, wenn jemand mit dem Fuß gegen die Leine stößt oder versehentlich direkt drauftritt.

Du verwendest wie bei einer Schlingenfalle entweder einen heruntergebogenen kleinen Baum, eine etwa 3-4 Meter lange in den Boden gesteckte biegsame Stange oder einen an einem Baum angebundenen Ast. Das Leinenstück von der gespannten Alarmleine zu den Dosen darf nicht so lange sein, dass die Dosen schon zusammenkommen solange sie noch am Boden liegen. Die Dosen, oder andere Krachmacher, dürfen in jedem Fall erst zusammenschlagen, wenn sie sich in der Luft befinden, damit sie maximalen Lärm erzeugen. Gleichsam dürfen die Dosen nicht so schwer sein, dass sie vom hochschnellenden Ast oder Bäumchen nicht mehr kräftig genug gezogen werden können. Das letzte Bild zeigt, wie die Dosen falsch angebunden wurden. Das Zuführungsseil ist zu lang und die Leinen zu den beiden Dosen zu kurz. Um ordentlich Krach zu erzeugen, muss das Verhältnis umgekehrt sein, wie in der ersten Zeichnung dargestellt. Die Stolperleine kann auch zehn Meter lang sein, sie muss nicht so kurz wie im Bild sein.

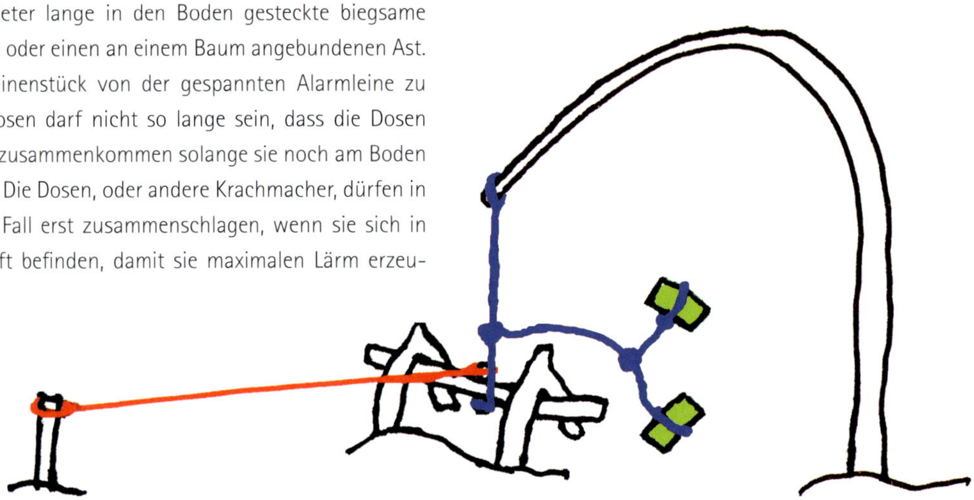

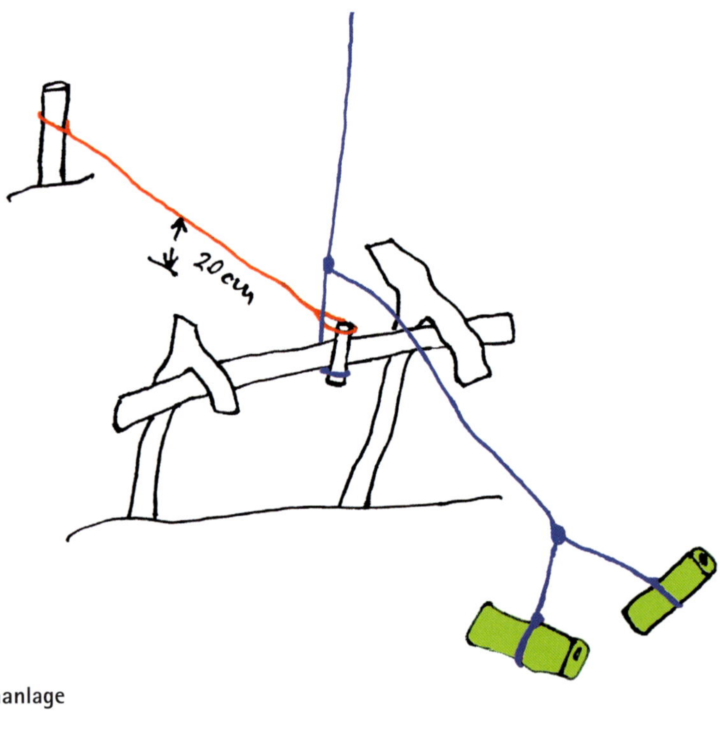

21 TIERANGRIFFE

Bei der Kontrolle von Tierfallen kann es durchaus sein, dass Du von einem gefangenen aber noch lebenden Tier angegriffen wirst. Kontrolliere die Fallen niemals ohne zumindest einen Knüppel/Stock/BO mitzunehmen. So manches noch lebende Kaninchen in der Falle ist durch einen gezielten Schlag mit dem Stock auf den Hinterkopf leicht und schnell zu erlösen.

Es ist zwar eher selten, dass Du von einem Tier angegriffen wirst, aber dennoch liegt dies im Bereich des Möglichen. Bedenkliche Vierbeiner können z.B. ein Wolf, ein Wildschwein, ein verwilderter Hund, eine hungrige Hundemeute, ein tollwütiges Tier, ein Bär und auf dem amerikanischen Kontinent der Puma sein. Von allen genannten Tieren sind Pumas und hungrige Hunde die gefährlichsten, da sie ohne Angst gegenüber dem Menschen sind. Kannst Du einem potenziell gefährlichen Tier von vornherein aus dem Weg gehen, so ist dies immer die bessere Variante. Vielleicht kannst Du Dich auf einem Felsen oder Baum in Sicherheit bringen. Ist dies alles nicht möglich und das Tier stellt sich angriffslustig vor Dich, so mache in keinem Fall einen der folgenden Fehler:

- flach auf den Boden legen
- tot spielen
- wegrennen
- wegschauen

Behalte das Tier sehr gut im Auge, ohne ihm direkt in die Augen zu starren, um dessen Aktionen schon im Ansatz erkennen zu können. Auch hierin ist einer der Gründe zu sehen, warum Du niemals ohne ge-

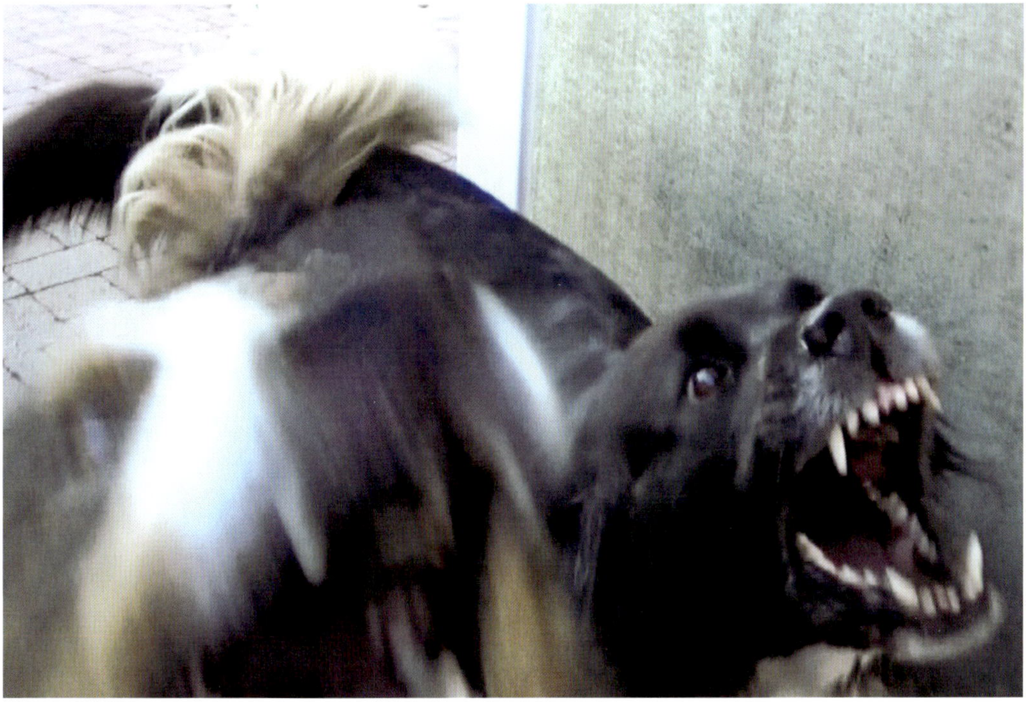

eignete Waffe umherlaufen solltest. Selbst wenn diese Waffe ein einfacher Stock ist. Egal welche Waffe Du parat machen kannst, tue dies schnellstmöglich aber mit ruhigen Bewegungen. Da Du sowohl Pfefferspray als auch Messer am Gürtel trägst, verwende zuerst das Pfefferspray, dieses kannst Du bereits auf mehrere Meter Distanz erfolgversprechend einsetzen. Ziele ruhig und mit Bedacht, Du hast nicht viele Sprühstöße bis die Spraydose leer ist. Verpulvere also nicht Deine Ladungen, sprühe erst wenn Du Dir sicher bist, dass Du auch treffen wirst. Bleibe immer aufrecht stehen um Größe zu zeigen, vergrößere Deine Gestalt durch geeignete Maßnahmen wie Hände hochhalten, Zweige, Stöcke, Tücher in den Händen haltend und wedelnd. Je größer der Gegner aussieht, umso eher lässt der Angreifer von seinem Vorhaben ab, bei Hunden und Pumas funktioniert dieser Trick jedoch in der Regel nicht. Halte einen gefüllten Rucksack schützend vor Dich und dem Angreifer entgegen. Hast Du keinen Abwehrrucksack oder ähnliches zur Hand und nur ein Messer oder gar keine Waffe, so entscheide Dich bewusst welchen Deiner Unterarme Du eher für eine Verletzung opfern willst, bestimme also bewusst Deinen Opferarm. Umwickle diesen mit allem was Du verwenden kannst, Jacke, Shirt, Stofflappen, leere Tasche, falls solch eine zur Verfügung steht. Den Opferarm hältst Du dem angreifenden Tier entgegen, mit der Angriffshand/-faust versuchst Du Augen- und Nasenbereich des Angreifers zu attackieren. Kannst Du die Gegenattacke mit einem Messer in der Hand vollführen – umso besser. Der Opferarm sollte in keinem Fall Dein Aktionsarm sein. Gehe mit größtmöglicher Härte und Brutalität vor. Mach Dir nichts vor, Du wirst auf jeden Fall zumindest verletzt aus dieser Situation herauskommen. Sorge nach dem Angriff schnellstmöglich für eine Desinfektion der Wunden und eine korrekte Wundversorgung. Oft ist es nicht die Verletzung durch den Tierbiss, was den Menschen tötet, sondern die Infektion durch Bakterien und Gifte die sich am Tiergebiss befinden und dadurch in die Wunde gelangen. Was ich Dir damit sagen will: Solange Du am Leben bist gibt es Hoffnung, auch wenn Du von einem scheinbar übermächtigen Tier oder einer Meute attackiert wirst. Nutze immer alle Dir zur Verfügung stehenden Mittel, tot sein kannst Du anschließend noch lange genug. So leicht stirbst Du aber nicht, wenn Du überlegt handelst und alle Vorteile und Vorteilsmomente für Dich einsetzt.

Was hingegen schnell passieren kann ist, dass ein Tier, auch ein potenziell gefährliches Tier, in Dein Camp eindringt, um nach Futter zu suchen. Um solche unnötigen Begegnungen zu vermeiden, ist es von großer Wichtigkeit eine gute Camp-Hygiene zu etablieren:

- keine Lebensmittel am Boden lagern
- keine Essenszubereitung im Camp
- keine Essensreste im Camp
- kein schmutziges Geschirr im Camp
- Lebensmittel nur außerhalb des Camps lagern (im Baum, unter Steinplatten, etc.)

Vermeide alles im Camp, was nach etwas Essbarem riechen könnte. Hat ein Tier nur einmal in Deinem Camp etwas zu fressen gefunden, so wird es immer wiederkommen um weiterhin nach Fressbarem zu suchen. Dir bleibt dann nur noch übrig, den Campplatz aufzugeben und in größerer Entfernung nach einem neuen zu suchen.

22 PSYCHE

Du musstest Dein normales Umfeld, dein normales Leben verlassen und hast mit dem längerfristigen Aufenthalt in freier Natur einen komplett anderen Tagesablauf. Probleme unbekannter Art kommen auf Dich zu, der Ausgang des Abenteuers ist mehr als ungewiss, der Tod kann hinter jedem Gebüsch, jedem Stein lauern. Die aufkommende Angst, der Situation nicht gerecht werden zu können, darf Dich nicht übermannen. Lass diese Angst dennoch kontrolliert zu, sie hilft Dir, alle Situationen etwas vorsichtiger anzugehen. Angst kannst Du also auch positiv für Dich einsetzen. Lass jedoch nicht zu, dass Dich die Angst beherrscht. Es gibt jede Menge Auswege für Dich in der ansonsten ungewohnten Umgebung. Alles was Du über den Aufenthalt in der freien Natur nie gelernt hast, jetzt lernst Du es in kurzer Zeit. Dieses Buch hilft Dir dabei, die Situation im Griff zu behalten.

»Es gibt keine hoffnungslose Situation. Du bist am Leben, hast Ausrüstung und Lebensmittel.«

Die besten Voraussetzungen also, um in Ruhe die fehlenden Kenntnisse und Fertigkeiten zu erlernen, die das Leben in freier Natur von Dir fordert. Lass Dich niemals einfach nur hängen. Ist die Gegend erkundet, Dein Lager eingerichtet, die Nahrungsgründe ermittelt, Fallen aufgebaut, dann kommen aufgabenlose Zeiten auf Dich zu. Sich auch mal einen oder zwei Tage hängen zu lassen ist Dein gutes Recht. Lasse dieses »sich hängen lassen« aber um Gotteswillen nicht zur Gewohnheit werden. Lagerkoller kann sich grausam äußern, und der Lagerkoller wird Dich früher oder später in jedem Fall einholen. Je strukturierter Dein Tagesablauf ist, umso weniger Chancen hat der Lagerkoller, Dir das Leben schwer zu machen. Führe bestimmte Rituale und Abläufe ein, die jeden Tag oder zu einem bestimmten Tageszeitpunkt durchzuführen sind und achte peinlich auf deren Einhaltung. Andere Rituale, die in größeren Abständen durchzuführen sind, sollen eine gewisse Eintönigkeit brechen. Tägliche Rituale und Abläufe können sein:

- zeitiges morgendliches Aufstehen
- Zähneputzen nach dem Aufstehen und vor dem Schlafengehen
- Händewaschen vor dem Essen und nach dem Toilettengang
- Mittag-/Abendessen zu einer bestimmten Uhr-/Tageszeit
- Geschirrpflege
- Ausrüstungspflege
- Reparaturen
- Bettzeit zu einer bestimmten Uhr-/Tageszeit
- Campreinigungs- und Campordnungszeiten
- Kontrollgänge
- Fallenkontrollen
- Erkundungsgänge/-fahrten
- Nachrichten abhören
- bestimmte Arbeitszeiten
- bestimmte Ruhezeiten
- Wacheinteilung (bei mehreren Personen)

Lass in keinem Fall für längere Zeit den Tag einfach nur so vor sich hingleiten, ansonsten wirst Du Dich selbst und die Kontrolle über Dein Leben verlieren. Eine gute Möglichkeit der Kontrolle und der Bestätigung erreichter Dinge ist das Führen eines Tagebuches. Führe es täglich und halte alle Dinge akribisch fest. Was wir sind, unsere Werte, unser Leben, unsere Existenz hängt alles von dem ab was wir tun, wie wir es tun und wie wir uns organisieren. Zivilisation und ein zivilisiertes Leben kann im kleinsten Bushcraftcamp eingerichtet und erhalten werden, wenn Du willst. Halte am besten bestimmte Rituale und Abläufe auch schon während Deiner Märsche aufrecht. Rituale und Abläufe geben uns die Kraft und Zuversicht unser Leben weiter zu gestalten. Lagerkoller, Hoffnungslosigkeit und Depression bekommen so keine Chance sich in Dein Gehirn hineinzubohren und Dich zu zerstören. Du darfst die starke positive, aber auch die extrem destruktive Kraft der Psyche nicht unterschätzen oder gar übersehen. Und berücksichtige immer eine ganz wichtige Erkenntnis und oberste Leitlinie:

**»Wenn Du glaubst,
jetzt bist Du ganz unten,
dann kann es noch viel tiefer gehen!
Muss es aber nicht,
es liegt in Deiner Hand!«**

Dieser Spruch gehört zu meinen persönlichen Lieblingssprüchen.

Es wird Situationen geben, die Du noch nicht kennst, auch Situationen die Dir Angst machen. Unser körperliches Hormonsystem ist so ausgelegt, dass Angstgefühle automatisch von der Ausschüttung des Hormons Adrenalin begleitet werden. Adrenalin sorgt dummerweise für Denkblockaden. Kannst Du in Deiner Angst keinen klaren Gedanken fassen, so ist dies nicht verwunderlich. Hast Du Angst, so halte Dich unbedingt zuerst einmal zurück. Es gibt zwei Möglichkeiten Deinen Adrenalinspiegel im Körper zu senken:

1. durch körperliche Betätigung (Bewegung/Sport)
2. durch Abwarten (Adrenalin wird vom Stoffwechsel mit der Zeit langsam abgebaut)

Kommen schlagartig Angstgefühle auf (Angriff, Sturz, Unfall), so kannst Du vielleicht nicht direkt danach einen Dauerlauf machen um das hochschießende Adrenalin rasch abzubauen. In dem Fall bewahre zuerst einmal Ruhe. Konzentriere Dich auf Dich selbst und auf eine ruhige Atmung. Fahre Dein Gedankenkarussell durch Konzentration bewusst herunter. Überdenke die Situation und mache einen Plan. Egal ob der Plan funktionieren wird oder nicht, aber mach einen Plan und setze diesen anschließend in die Tat um.

Ich höre und lese als Ausbilder für Höhlentauchlehrer immer wieder von Höhlentauchern, die unweit des rettenden Höhlenausganges mit halbvollen oder teilweise sogar ganz vollen Atemgasflaschen tot aufgefunden wurden (Höhlentaucher haben oft mehrere und voneinander unabhängige Atemgasflaschen und -systeme dabei). Um die Situation etwas besser zu verstehen, muss ich aber zuerst einmal auf einige wichtige Dinge beim Höhlentauchen eingehen. Generell wird von außerhalb der Höhle in die Höhle hinein und bis zum Taucher eine durchgehende Führungsleine verwendet, der sogenannte »Ariadnefaden«. Manchmal sind innerhalb der Höhle schon fest verlegte Führungsleinen montiert, gerade in Höhlen, welche touristisch genutzt werden. Der Höhlentaucher muss also nur noch von außerhalb der Höhle bis zum Beginn der ersten, fest verlegten Führungsleine eine kurze Leine temporär verlegen. Auch innerhalb der erschlossenen Höhlen gibt es an Abzweigungen sogenannte »Sprünge« von Führungsleine zu Führungsleine. Das ist zum Beispiel der Fall, wenn vom Hauptgang ein weiterer Nebengang abgeht. Hier dürfen in der Regel die fest verlegten Führungsleinen physisch nicht miteinander verbunden sein. Diese Sprünge müssen von versierten Höhlentauchern, sofern sie dem Seitengang folgen wollen, mit einer weiteren temporär verlegten Leine verbunden werden. Der Zweck dieses Vorgehens ist es, dass sich der an irgendeinem Punkt seines Tauchgangs umkehrende Taucher, unabhängig von der herrschenden Sicht, mit der Hand der durchgehenden Führungsleine folgend, immer außerhalb der Höhle und damit in Sicherheit landen wird. Hinzu kommt, dass sich in vielen Höhlen am Grund eine extrem feine Sedimentschicht abgelagert hat. Sediment das sich, einmal aufgewirbelt, für Stunden nicht mehr absetzt und die Sicht gegen Null sinken lässt. Es kommt leider zu oft vor, dass ein Taucher, der die Höhle schon von einem vorherigen Tauchgang kennt, keine temporären Führungsleinen verlegt. Faulheit einfach, oder Bequemlichkeit. Wird aus welchem Grund auch immer das Sediment in der Höhle aufgewirbelt, was auch durch sich ändernde Strömungen oder Umweltbedingungen (Unwetter, starker Regen) geschehen kann, so sieht der Taucher noch nicht einmal mehr die eigene Hand oder gar den Lichtschein einer direkt vor die Tauchermaske gehaltenen Lampe. Rein auf seinen Tastsinn angewiesen ist es oft fast unmöglich, ohne durchgehende Führungsleine den rettenden Ausgang zu finden. Solange sich allerdings noch Atemgas in den Flaschen befindet, darf auf keinen Fall der Angst nachgegeben werden. Konzentration, Atemkontrolle und Situationsanalyse mit anschließendem Plan und dessen Durchführung können die Situation verbessern. Die gestorbenen Taucher hätten durch ihr noch ausreichend vorhandenes Atemgas genügend Möglichkeiten überdenken können, um den rettenden Ausgang doch noch zu finden. Die eigene Psyche sagte ihnen aber, die Situation sei ausweglos und das Leben an diesem Punkt zu Ende. Die Taucher sind der destruktiven Kraft ihrer eigenen Psyche erlegen. Einer hatte auf seine Unterwassertafel sogar noch einen Abschiedsbrief an seine Frau hinterlassen und ist dann gestorben. Einfach nur gestorben, ohne dass es dafür einen Grund gab. Gestorben weil es der Verstand so wollte. Das Leben aufgegeben, nur weil er offensichtlich keinen Ausgang aus der Situation erkennen konnte.

Was ich Dir damit sagen will – lass Dich nicht von Deiner Psyche beherrschen. Gefühlsbegründete Entscheidungen müssen nicht zwangsläufig die richtigen sein. Sieh in der sich Dir bietenden Lage nicht die riesige Gesamtaufgabe, sondern unterteile sie in kleine Sektionen. Setze Tages- und Teilziele, die zu bewältigen sind. Es ist einfacher ein Tagesziel vor sich zu haben als zu denken »Oh Gott oh Gott, jetzt muss ich in dieser wilden Wildnis mein Leben retten und gegen alles kämpfen was ich noch nicht kenne! Wölfe lauern überall, alles will mich zerstören, jeder will mich töten! Ich weiß doch überhaupt nicht wie das geht, ich habe keine Ahnung wie ich was machen soll!« Solche Gedanken können Dich zerstören, Dir Deinen Lebensmut nehmen. Lass es nicht zu, denn Du bist am Leben und bist gut versorgt, alles andere wird sich rasch finden.

Bei der Festlegung der Tages- und Teilziele ist es wichtig auf dem Teppich zu bleiben, die Ziele also realistisch zu formulieren. Ein erreichtes Ziel gibt positiven Aufschwung und Kraft, die nächsten Ziele voller Elan anzugehen. Die gesetzten Ziele und die erreichten Ziele solltest Du unbedingt in Deinem Tagebuch festhalten. So kannst Du bei Bedarf Dich und andere durch die bereits erreichten Erfolge leicht wieder motivieren.

Du musst Dir Deine »Gedankenwelt« wie eine Landkarte vorstellen. Alles was Du erlebt hast hat in dieser Welt seine Spuren hinterlassen. Es gibt Gedankenwelten, die trüb und trostlos aussehen, andere wiederum sind leicht und beschwingt, positiv fordernd. Du kannst bewusst beeinflussen was sich in dieser Welt – Deiner Gedankenwelt – tut oder nicht tut, Du alleine kannst diese Welt willentlich beeinflussen. Lässt Du negative Gefühle zu und baust sie in Gedanken noch kräftig aus, so werden sich diese negativen Gefühle in Deiner Gedankenwelt fest etablieren und diese verwüsten. Eine trostlose, leere, depressive Gedankenwelt, die Dich in anstehenden Situationen in jedem Fall beeinflussen, aber nicht unterstützen wird. Deine Gedankenwelt ist, wie Du jetzt weißt, formbar. Formbar durch Reize von außen und formbar durch Dich persönlich, also Reize von innen. Böse Menschen können einen anderen Menschen durch ihre negative Beeinflussung so lange prägen bis dessen Gedankenwelt nur noch dunkel, böse und gemein ist. Entsprechend wird sich die so beeinflusste Person verhalten. Sie ist also einem Programm unterworfen worden welches ihre Gedankenwelt in eine bestimmte Richtung tiefgreifend geformt hat.

Ebenso können die äußeren Ereignisse in einer schweren Krise Deine Gedankenwelt total neu strukturieren und eine Welt der Verzweiflung in Deinem Kopf entstehen lassen. Es gibt nur eine einzige Person, die diesen Ablauf unterbrechen kann – DU!

Lasse es nicht zu, dass Dich dunkle Gedanken »umformen«. Arbeite bewusst dagegen. Falls Du einmal mit Informationen oder Fertigkeiten des NLP (**N**euro**L**inguistische **P**rogrammierung) Kontakt hattest, weißt Du was ich meine, wenn ich sage:

»Nur Du alleine bestimmst Deine Gedankenwelt!«

Warum ich Dir dies alles erzähle? Nicht weil ich Dich dazu animieren will, Chaos und Zerfall wie durch eine rosarote Brille zu sehen – NEIN. In jedem Positiv steckt auch ein Negativ und umgekehrt. Wo es Licht gibt kann der Schatten nicht wegbleiben, und Schatten kann ohne Licht nicht entstehen. Befindest Du Dich in einer eh schon brenzligen Situation und zusätzlich auch noch gedankenmäßig in einer Schattenwelt, so trägt dies nicht zur Lösung von Problemen bei. Suche in dem Fall aktiv die »Lichtseite«. Suche das Positive in all dem Negativen. Ein wichtiger Schritt dahin kann sein, sich mit anderen, positiv denkenden Menschen zusammenzutun. Sei also aufmerksam, wenn es um die Frage geht, mit wem Du Dich zusammenschließen willst.

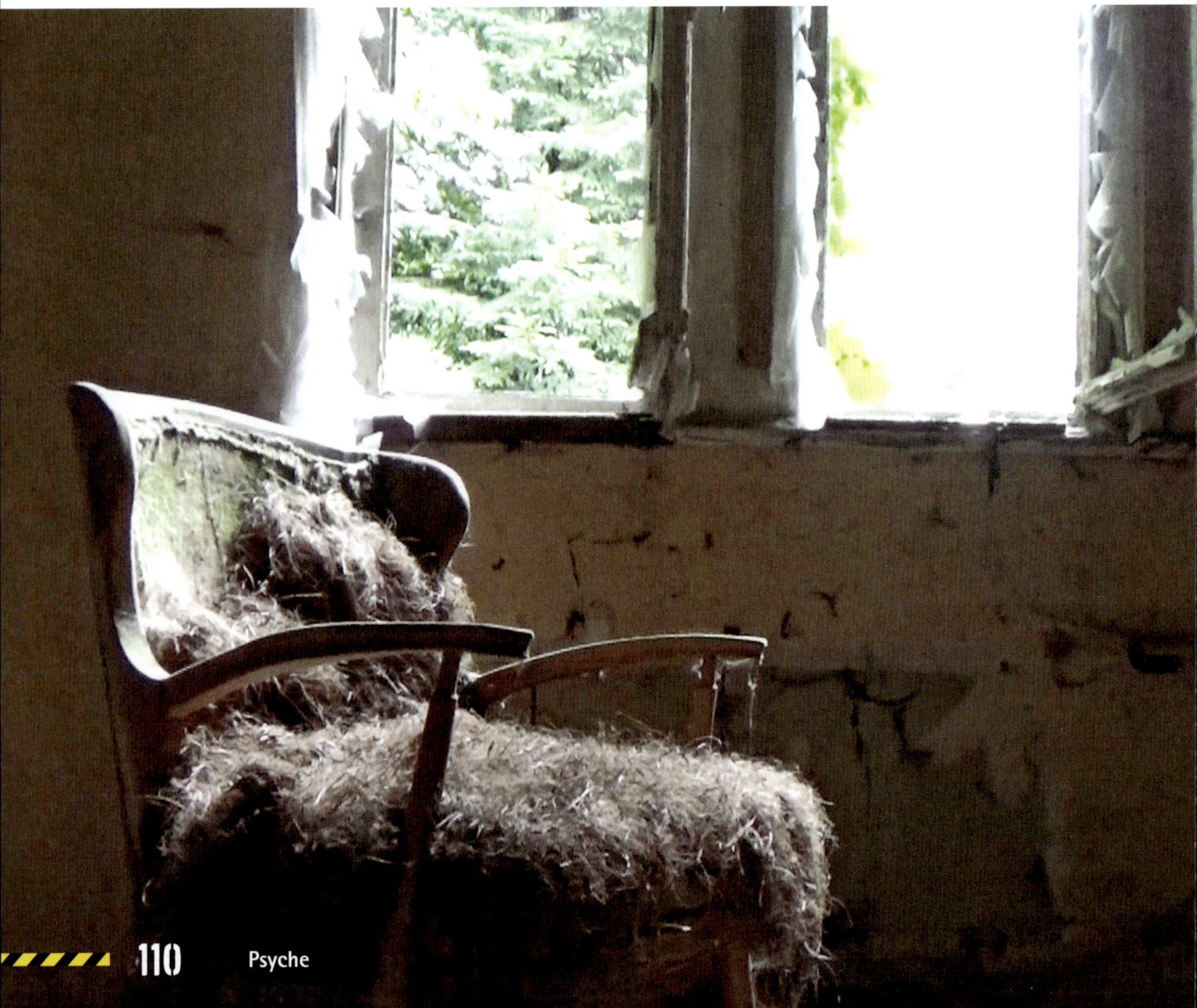

23 WASSERZUGANG

Die Wichtigkeit von Wasser für uns Menschen kannst Du schon daran erkennen, dass dieser Punkt relativ zeitig, noch vor dem Punkt Nahrung, in den Prepper-Dreierregeln angesiedelt ist. Eine gute Möglichkeit um Wasser in einem unbekannten Gebiet auch ohne Karte finden zu können ist auf Tierspuren zu achten. Tierspuren gehen immer von oder zu Schlaf-, Futter- oder Wasserstellen. Es gibt in Sachen Wildpfad also nicht viele Möglichkeiten falsch zu laufen. Wie bereits geschildert, bist Du gut beraten Deinen Lagerplatz so zu errichten, dass Du mit vertretbarem Aufwand an frisches Wasser kommen kannst, aber in keinem Fall direkt am Wasser. Nur Greenhorns schlagen ihr Lager direkt oder ganz in der Nähe des Wassers auf. Müsste ich jemanden suchen, um ihm seine Vorräte abzunehmen, oder möchte ich andere Menschen finden, um mit ihnen eine Gruppe zu bilden, so würde ich in jedem Fall entlang von Wasserlinien suchen und hätte ganz sicher relativ schnell Erfolg. Hierbei spielt es keine Rolle ob es sich um eine Quelle, ein Bächlein in den Bergen, einen Fluss oder einen See handelt.

Die Gründe für einen Lagerplatz nicht direkt am Wasser sind:

- direkt am Wasser kann Dein Lager leichter entdeckt werden
- andere Personen orientieren sich auch nach der nächstmöglichen Wassergelegenheit
- Gefahr von Kontakt mit Personen die Dir vielleicht nicht gut gesinnt, oder gar direkt auf der Suche nach Lagern und Proviant von anderen Leuten sind
- je näher sich Dein Camp am Wasser befindet umso eher musst Du morgens und abends mit feuchter Kleidung rechnen
- Seen, Bäche und Flüsse können je nach Umweltbedingungen schnell ansteigen und zu einer Gefahr für Dich und Dein Lager werden

Bäche, Flüsse und Seen, die an urbane Gebiete grenzen oder hindurch angelegt sind, solltest Du allerdings meiden. Diese sind in der Regel stark mit Fäkalien, Viren, Bakterien, Pestiziden, Giften und Schwermetallen belastet. Auch an entlegenen Stellen können in Bächen oberhalb Deines Standortes und in Seen Fäkalien oder tote Tiere liegen, sicher kannst Du Dir niemals sein. Gehe in einer Krise kein Risiko ein, welches Deine Gesundheit gefährden könnte. Vermeide es direkt an Tiertränken Wasser aufzunehmen. Tiere urinieren und koten während ihres Aufenthalts auch ins Wasser. Entnimm Dein Wasser deswegen immer oberhalb von Tiertränken.

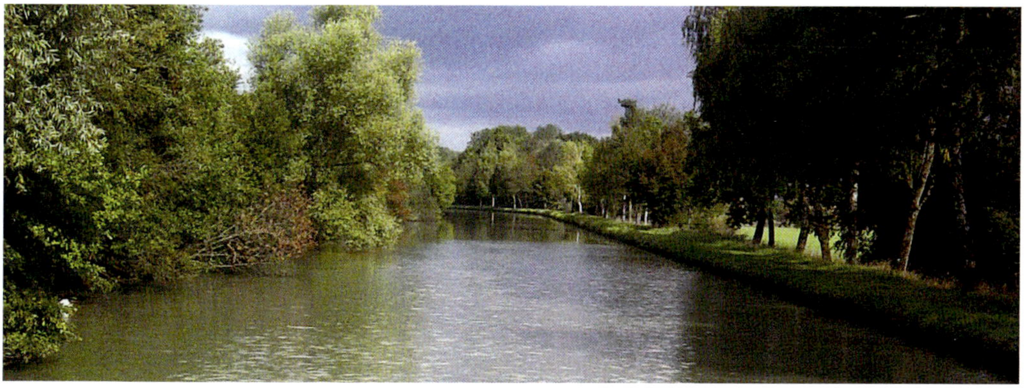

24 FEUER

24.1 Taktisches Feuer

Eine der ureigensten und wichtigsten Fähigkeiten ist es, ein funktionierendes Feuer in Gang zu bekommen. Zu berücksichtigen gilt, dass es in Deutschland in der Regel verboten ist, in einem Wald ein Feuer zu entzünden. Selbstverständlich ist es auch verboten, auf einer Wiese oder Freifläche ein Feuer zu entzünden, wenn Du nicht die Genehmigung des Grundstückseigentümers dazu hast. Ich zeige Dir hier, wie Du ein sogenanntes taktisches Feuer bauen kannst. Ein taktisches Feuer anzulegen muss geübt werden, das klappt nicht immer auf Anhieb. Es gibt nicht nur »das eine« taktische Feuer. Zudem bedeutet »Taktisches Feuer« nicht automatisch, dass dieses absolut unsichtbar ist. Du wirst kein unsichtbares Feuer realisieren können, die sichtbaren Signale durch ein Feuer jedoch auf ein Minimum zu reduzieren ist leicht möglich. Beachte auch, dass ein Feuer immer die Gefahr birgt durch andere Personen entdeckt zu werden. Zum einen durch die Leuchtkraft des Feuers und zum anderen durch seine Rauchentwicklung. Leider ist es so, dass Du in großen Teilen der Nordhalbkugel und in bestimmten Jahreszeiten ohne Feuer wortwörtlich

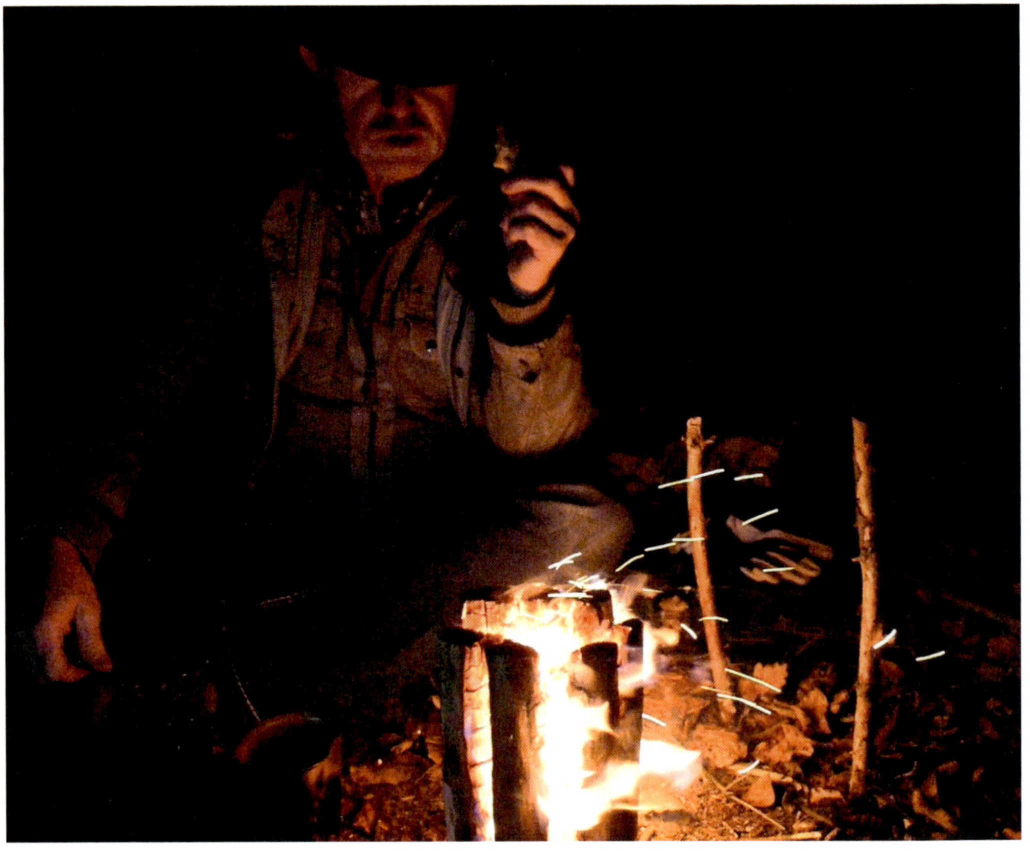

aufgeschmissen bist. Suche Dir also eine vorher gut erkundete Gegend aus, in der Du gefahrlos ein Feuer entzünden kannst. Du hast in Deiner Ausrüstung viele verschiedene Möglichkeiten ein Feuer zu erzeugen.

Ein Feuer bietet Dir folgende Vorteile:

- Desinfektion von Wasser, Geschirr und Gerätschaften
- abgekochtes und damit sauberes Wasser für die Wundversorgung und als Trinkwasser
- Wärme
- Energie, um Schnee zu schmelzen
- Möglichkeit Nahrung zu kochen/braten
- Zuversicht
- Ausrüstung trocknen
- Insekten fernhalten
- Licht

Aber:

»Brauchst Du nicht unbedingt ein Feuer, so entzünde erst gar keines!«

Um ein taktisches Feuer zu bauen, musst Du bestimmte Kriterien und Richtlinien einhalten. So ist es unter anderem wichtig, die immer durch ein Holzfeuer entstehende Rauchfahne zu zerstreuen. Das kannst Du zum Beispiel erreichen indem Du Dein Feuer unter dichten Baumkronen oder größeren Büschen entzündest. Dadurch musst Du aber womöglich auf der anderen Seite den Vorteil einer freien Rundumsicht aufgeben. In einigen Fällen kann es hilfreich sein, den zu Beginn des Feuers entstehenden Rauch mit einem Fächer zu verwedeln, um eine klar abgegrenzte Rauchsäule zu vermeiden. Wäge gut ab was für Dich im Moment sicherer ist. Ideal für ein Feuer im Wald ist es, wenn ein Gruppenmitglied am Waldrand auf Beobachtungsposten bleibt bis das Feuer gelöscht und die erkaltete Stelle wieder gut getarnt ist. Da ein taktisches Feuer verschiedene Kriterien erfüllen muss, kommen selbstverständlich nicht alle Feuerbauarten hierfür in Frage.

Kriterien für ein taktisches Feuer:

- Wärmestrahlung auf ein Minimum reduziert (IR-Aufklärung)
- Lichteffekt auf ein Minimum reduziert
- Rauchentwicklung auf ein Minimum reduziert
- schnell zu erstellen
- hohe Effizienz
- schnell zu löschen
- einfach zu tarnen

Ein taktisches Feuer darf nicht sein:

- weithin sichtbar
- hörbar
- groß
- hoch
- weitflächig

Durch die Kriterien für ein taktisches Feuer scheiden viele Feuerbauarten aus, die sich oberirdisch – also auf dem Erdboden aufliegend oder darüber – befinden. Feuer oberhalb des Bodenniveaus kommen nur bedingt in Frage oder nur in Verbindung mit höherem Tarnaufwand.
Die zwei vorteilhaftesten und taktischsten Feuer sind das Gruben- und das Grabenfeuer. Da das Grubenfeuer fast alle Kriterien eines taktischen Feuers erfüllt wird oft ausschließlich dieses Feuer »Taktisches Feuer« genannt. Das Kriterium »schnell zu erstellen« erfüllt das Grubenfeuer im Gegensatz zu anderen Feuern aber eher nicht, da einige Grabarbeiten erforderlich sind. Mit etwas Übung und einem Spaten oder einem Grabstock gelingen Dir diese Grabarbeiten jedoch innerhalb von maximal 20 Minuten. Ein großer Vorteil des Grubenfeuers ist seine schnelle Tarnung. Egal in welchem Zustand sich Dein Grubenfeuer befindet, kannst Du die beiseitegelegte Erde in die beiden Löcher schieben, somit ist sofort weder vom Feuer noch von seinem Rauch etwas zu sehen. Die ehemalige Feuerstelle kann durch die normale menschliche Nase noch nicht einmal gerochen werden. Ein großer Vorteil, wenn Deine Position kurz vor der Entdeckung steht. Der Nachteil beim Grubenfeuer ist, dass es seine

Wärmeenergie rein nach oben abstrahlt, das Grabenfeuer hingegen ist auch als Wärmequelle sehr gut zu nutzen. Baust Du hingegen ein Grabenfeuer, so ist die anschließende Tarnung minimal aufwendiger, aber noch im Rahmen. Der Grund eines Gruben- oder Grabenfeuers sollte tiefer liegen als die geplante Flammenhöhe, also mindestens 30 Zentimeter unterhalb der Oberkante des Tarnschildes. Dadurch ist das Feuer durch andere Personen optisch nicht auszumachen (außer von oben). Auch der rein nach oben gerichtete Feuerschein bietet kein verräterisches Zeichen für Fremde.

Es gibt mindestens ebenso viele Feuerbauarten wie manchmal unterschiedliche Bezeichnungen für die einzelnen Arten. So kannst Du zum Beispiel für das Grubenfeuer außer der Bezeichnung »Taktisches Feuer« auch »Dakota Fire Pit«, »Dakota Fire«, »getarntes Lagerfeuer« und ähnliche finden. Einige der Bezeichnungen sind allerdings – wie schon erwähnt – nicht nur auf diese eine Feuerbauart zu beziehen. Die Bezeichnungen »Taktisches Feuer« oder »getarntes Lagerfeuer« besagen lediglich, dass das Feuer so gestaltet ist, dass es möglichst unentdeckt bleibt. Lass Dich also nicht durch unterschiedliche Bezeichnungen verwirren. Viele oberirdische Feuer können zwar zu einem taktischen Feuer erweitert werden, dies jedoch nur unter erhöhtem Arbeitsaufwand.

Feuertarnung

Soll das Feuer nicht unbedingt gleich von weitem erkannt werden oder ist eventuell Feindberührung zu erwarten, so sind fünf Punkte von entscheidender strategischer Wichtigkeit:

1. Setze möglichst einen Spiritus- oder Gasbrenner anstatt eines Holzfeuers ein
2. Wenn schon ein Holzfeuer, dann darf dieses nicht gemacht werden
   - auf oder an exponierten Stellen
   - an Gewässerufern
   - in oder an Gebäuden
   - an frequentierten Orten
   - an Verbindungswegen

1. Das Brennmaterial muss absolut trocken sein um die Rauchentwicklung weitestgehend zu vermeiden. Feuchtes Brennmaterial verbrennt sehr schlecht. Dies drückt sich in mehr oder weniger dichtem Rauch aus. Eine Rauchsäule über dem Feuer ist für alle Beobachter im Umkreis von zehn Kilometern wie eine Signalfackel die sagt: »Komm hierher, hier gibt's was zu holen!« Setzt Du solch ein Signal in die Welt, dann wirst Du höchstwahrscheinlich in zehn Minuten bis maximal zwei Stunden Besuch haben. Selbiges gilt für einen weithin sichtbaren Feuerschein.
2. Die Leuchtkraft des Feuers und des Feuerscheins darf die Leuchtkraft der Umgebungshelligkeit nicht übertreffen. Damit ist die Zeit für ein offenes Feuer auf die Zeit von einer Stunde nach Sonnenaufgang bis eine Stunde vor Sonnenuntergang eingegrenzt.
3. Das Feuer darf nur so groß sein wie unbedingt erforderlich. Brauchst Du also lediglich ein Feuer um Speisen zu erwärmen/kochen so reicht ein maximal 20 Zentimeter hohes Feuer in jedem Fall aus.
4. Baue Sichtbarrieren (Tarnschild), um das Feuer herum auf. Diese sollten in jedem Fall so hoch sein wie die höchste im Feuer erzeugte Flammenzunge.

Schnelles Feuer

Musst Du unterwegs gefundenes Wasser ganz schnell erhitzen um es trinkbar zu machen, dann brauchst Du nur ein schnelles, kleines Feuer, das ebenso schnell wieder zu löschen und zu tarnen ist. Gehe in dem Fall wie folgt vor: Suche Dir eine grasfreie Stelle aus. Dies wird unter Büschen, unter Bäumen oder sogar in einem Wald sein. Befreie den Boden umsichtig von seiner Laub- und Humusschicht bis Du auf mineralischen Boden kommst. Bewahre sowohl Laubschicht als auch Humusschicht getrennt voneinander auf, diese benötigst Du später noch. Nun hebst Du etwa 10 Zentimeter Boden in einem Umkreis von 30 Zentimetern aus. Lege die Erde mit Bedacht direkt um Deine ausgehobene Kuhle. Diese Erde bildet für Dein Feuer einen zusätzlichen Sichtschutz von drei Seiten. Grabe jedoch nicht tiefer, da ansonsten nicht genug Sauerstoff an die Basis Deines Feuers kommt und die Rauchentwicklung dadurch stark zunimmt. Nun entzünde rasch ein kleines Feuer, indem Du zusätzlichen Sauerstoff einbläst und die Glutentwicklung dadurch unterstützt. Zwei bis drei Handvoll kleines Anfeuer-Material reichen, um eine Tasse Wasser zum Kochen zu bringen. Wenn Du das Feuer nicht mehr benötigst, überdecke die Feuerstelle mit der umliegenden, angehäuften Erde, tritt sie gut fest um die Reste des Feuers zuverlässig zu löschen und verteile darauf die vorher umsichtig beiseitegeschobenen Schichten Humus und anschließend das Laub. Am Ende sollte die Stelle so aussehen, als ob niemals jemand dort ein Feuer gemacht hat. Generell ist die Tarnung der Feuerstelle nach der Benutzung ein sehr wichtiger Punkt, sei nicht nachlässig in dieser Hinsicht. Eine sichtbare Feuerstelle, mag sie auch noch so kalt sein, gibt einem möglichen Feind viel zu viele Hinweise auf Dich und Dein Verhalten. Ebenso wie Du selbst keinerlei Spuren hinterlässt, sollte Deine ehemalige Feuerstelle nicht den geringsten Anlass zur Vermutung für eine selbige geben.

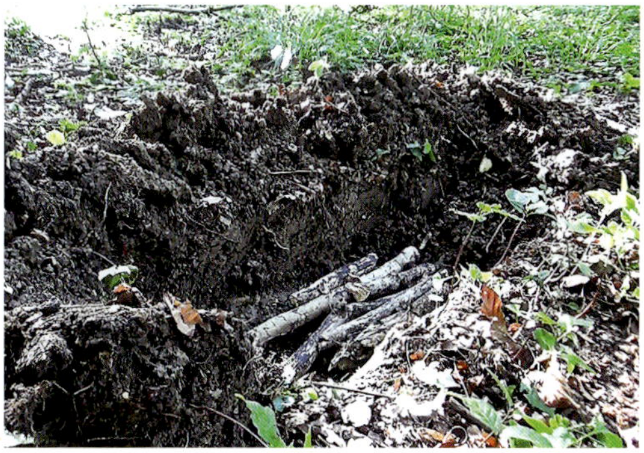

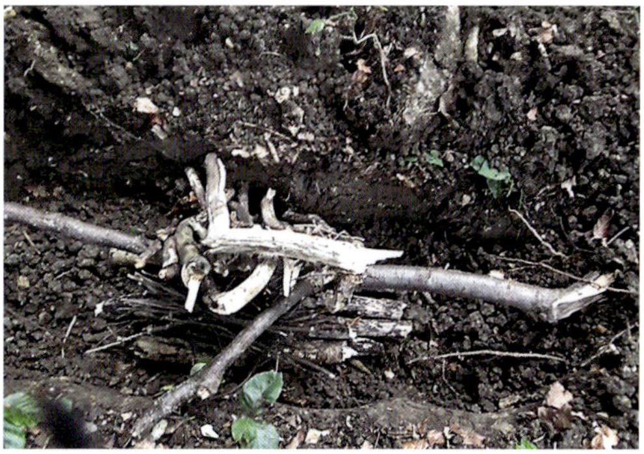

Grabenfeuer

Musst Du nicht nur schnell mal etwas Wasser erhitzen, sondern brauchst ein Koch- oder Wärmefeuer, so ist das Grabenfeuer vielleicht die beste Wahl. Das Grabenfeuer ist im Gegensatz zum anschließend erklärten Grubenfeuer deutlich flacher angelegt und braucht auch keine separate Luftzuführung. Ein Feuer braucht drei Dinge um brennen zu können und Sauerstoff gehört zu diesen drei Dingen dazu. In ein normales, tiefes Loch kommt nicht genügend Sauerstoff bis an den Grund des Feuers hinab, an ein Grabenfeuer kommt Sauerstoff jedoch von mindestens zwei Seiten an die Feuerbasis, da Du das Feuer ziemlich genau in der Mitte des Grabens aufbaust. Das Verhältnis Graben : Feuer beträgt 3 : 1. Da das Grabenfeuer in seinem Graben von drei Seiten her gut gedeckt ist, besteht eine ausreichende Tarnung, sofern Du das Feuer klein genug

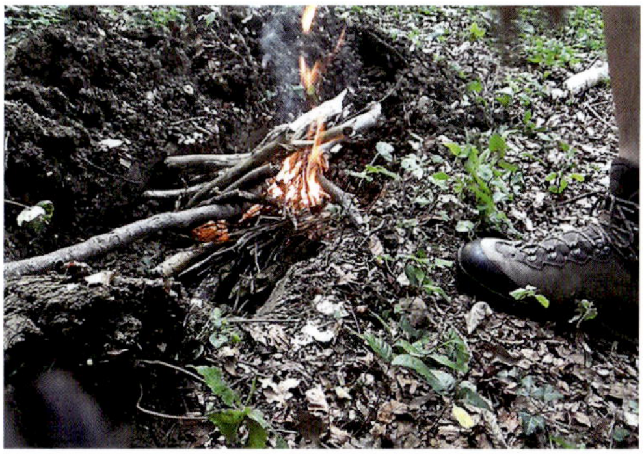

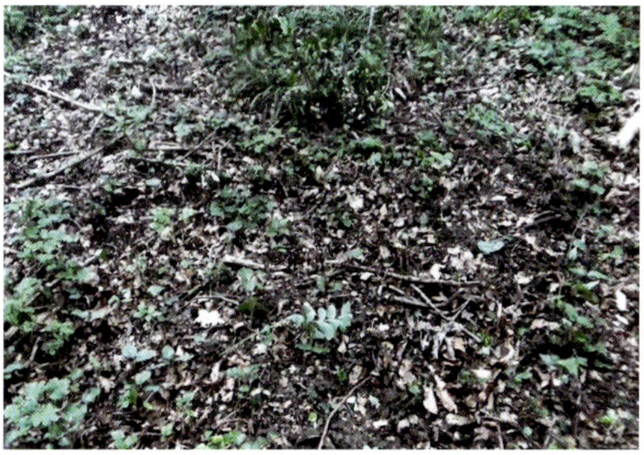

hältst. Verwendest Du für das Feuer zudem ausschließlich trockenes Material, so ist noch nicht einmal viel Rauch für Außenstehende zu sehen. Die Hitze des Grabenfeuers wird nicht nur nach oben geleitet, sondern verteilt sich auch seitlich. Einen Düseneffekt kannst Du beim Grabenfeuer im Gegensatz zum Grubenfeuer aber nicht erzeugen. Stelle sicher, dass Du den Graben für das Grabenfeuer ausschließlich in mineralischem Boden gräbst, ansonsten droht vielleicht ein unterirdischer Brand. Der Graben für Dein Grabenfeuer ist einfach länglich ausgebildet. Ein länglicher Graben lässt sich in der Regel leichter erstellen als das buddeln und unterirdische Verbinden von zwei nebeneinander liegenden Erdlöchern. Vielleicht ist der Boden auch so hart oder steinig, dass Du gar nicht sehr tief graben kannst. Ein Grabenfeuer beginnst Du ganz normal wie ein anderes Feuer auch. Zuerst bereitest Du ein Feuerbett und darauf beginnst Du das Feuer aufzubauen. Bei diesem Grabenfeuer wurde ein langer Stock von einer Grabenseite zur anderen gelegt. Somit ist unter dem Stock genügend Platz für kleines Anfeuer-Material (Birkenrinde etc.), an den Stock angelehnt folgt dann dickeres Feuermaterial (kleine Ästchen etc.). So kann sich das Feuer sehr rasch entwickeln und bekommt immer genug Sauerstoff.

Nachdem Du fertig bist, ist die Feuerstelle in kürzester Zeit so getarnt, dass niemand auf die Idee kommen könnte, dass an dieser Stelle jemals ein Feuer gebrannt hat. Schiebe einfach das außen herum angehäufte Erdmaterial in den Graben, tritt das Ganze etwas fest und verteile Blattwerk darüber (siehe letztes Bild).

Grubenfeuer

Ich bin auf diese Feuerbauart bereits kurz im »Prepper Handbuch« eingegangen, möchte aber rein der Vollständigkeit halber hier einige wichtige Ergänzungen zum Thema machen. Ein Feuer brennt nicht so einfach in einer Grube. In meinem nächsten Buch über Bushcraft und Survival werde ich das Feuerdreieck genau erklären. Hiernach ist Dir schnell klar, dass in einem normalen, tieferen Loch nicht genügend Sauerstoff bis an den Grund des Feuers hinab kommen kann. Aus diesem Grund musst Du zwei Löcher graben. Grundsätzlich kannst Du Dir den zu grabenden Kanal für das Grubenfeuer als Bogenschlauch vorstellen. Hierzu gräbst Du im Abstand von ca. 30 Zentimeter zwei Löcher, die sich etwa 50 Zentimeter tief unter der Erdoberfläche treffen. Das eine Loch baust Du zu einer etwas breiteren Kuhle aus, das andere Loch dient alleine der Sauerstoffzufuhr für das Feuer. Das zweite Loch muss also nicht sehr breit sein. Du kannst die beiden Löcher auch dichter beieinander graben, musst dann aber anschließend den Luftkanal als Jetdüse ausbauen, also ein Dach aus Steinen

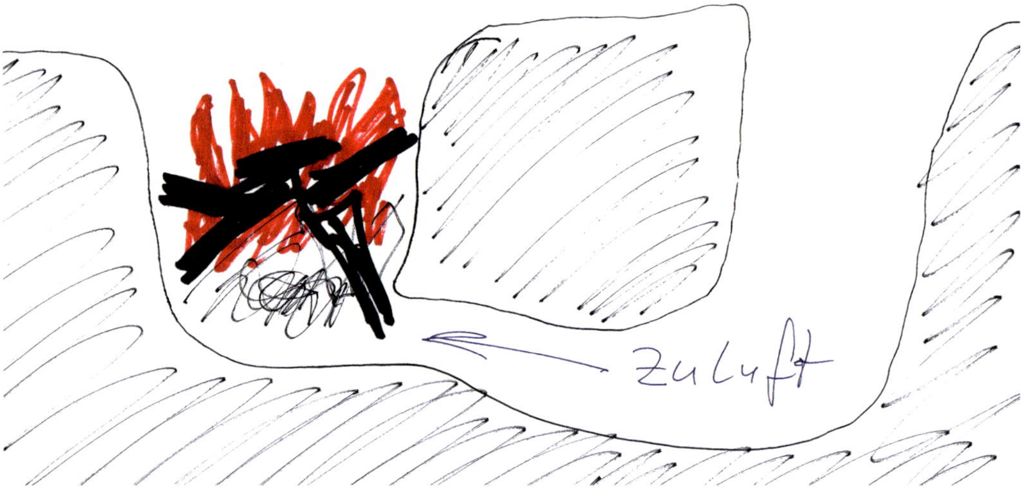

oder anderem Material realisieren. Es wäre sinnvoll, wenn der Sauerstoffgang nicht steil von unten und in die Mitte des Feuers führt, da Dein Holz ansonsten viel zu schnell verbrennt und das Feuer zudem zu viel Hitze entwickelt und das Essen anbrennt. Der Sauerstoffgang sollte etwas seitlich an das untere Ende des Feuers herangeführt werden. Durch die »Jetdüse« bildet sich – im Gegensatz zum Grabenfeuer – im und am Feuer eine Thermik, die einen sauberen Abbrand und ausreichend hohe Hitzeentwicklung ermöglicht. Der ganz spezielle Aufbau erlaubt es, dass das Feuer auch bei leicht feuchtem Holz fast rauchfrei brennt. Ist das Holz trocken und das Feuer im Gang, so ist eine etwa 95%ige Rauchfreiheit in jedem Fall garantiert. Für diese Art von Feuer ist es – wie vorher schon erwähnt – sehr wichtig, dass der Boden nicht aus organischen Materialien besteht. Für einen Wurzelbrand braucht es aber schon sehr viele Wurzeln die zu einem dichten Geflecht miteinander »verwoben« sind. Im Zweifelsfall kannst Du die Grube mit Steinen oder Steinplatten auslegen. Mineralischer Boden (Stein, Sand, Erde, Felsen) eignet sich ganz besonders für diese Art von Feuer. Der Grund des Feuerlochs oder der Grube sollte tiefer liegen als die geplante Flammenhöhe. Dadurch ist das Feuer (außer von oben) durch andere Personen optisch nicht auszumachen. Der Nachteil beim Grubenfeuer ist, dass es seine Wärmeenergie rein nach oben abstrahlt. Ein Grubenfeuer beginnst Du ganz normal wie ein anderes Feuer auch. Zuerst bereitest Du ein Feuerbett und darauf beginnst Du das Feuer aufzubauen. Ein Grubenfeuer hat den Vorteil, dass Du nur die ausgegrabene und um den Rand platzierte Erde wieder zurück an ihren Platz schieben musst und niemand sieht, dass an dieser Stelle einmal ein Lagerfeuer brannte. Eine perfekte Tarnung also.

24.2 Spiritus- oder Gasbrenner

Eine deutlich bessere Lösung als ein offenes Feuer kann ein Spiritus- oder Gasbrenner sein. Dem Spiritusbrenner ist aufgrund seines geräuschlosen Betriebs

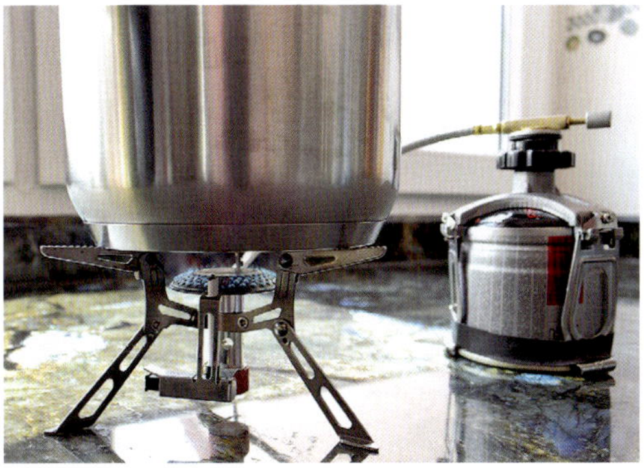

unter Umständen der Vorzug zu geben, aber nur unter Umständen. Spiritus ist zwar leicht und fast überall erhältlich, allerdings dauert es 14 Minuten um einen Liter Wasser in einem Topf mit Deckel bei 22 °C Umgebungstemperatur und Windstille zum Kochen zu bringen. Sehr lange, wenn der Faktor Zeit eine große Rolle spielt. Der Spiritusverbrauch liegt bei 30 Milliliter um dieses Ziel zu erreichen.

Der Spiritusbrenner ist so leise wie ein Elektroherd und funktioniert auch bei extrem niedrigen Temperaturen, der Gasbrenner hingegen erzeugt ein leise fauchendes Geräusch (was aber vernachlässigt werden kann), und das Gas bleibt ab einer bestimmten Minustemperatur flüssig, lässt sich also nicht zum Kochen einsetzen. Dafür punktet der Gasbrenner mit Geschwindigkeit. Um einen Liter Wasser unter vorgenannten Bedingungen zum Kochen zu bringen sind gerade einmal etwa vier Minuten erforderlich. Zum Vergleich: Auf einem Elektroherd (Maximalstufe) braucht ein Liter Wasser – bei den genannten Bedingungen – bis zu sieben Minuten um zum Sprudeln zu kommen. Bei anderen Temperaturen und/oder Windverhältnissen verändert sich natürlich die Zeit.

Die Geschwindigkeit des Gasbrenners ist ein wichtiger – wenn nicht sogar der wichtigste – taktische Vorteil, wenn Du Dich nicht lange an einem Ort aufhalten kannst.

Bei Gasbrennern kommt es auf die Verwendung des richtigen Gases an. Manchmal wird eine Mischung aus den Gasen Propan und Butan in kleinen Kartuschen verwendet. Butan hat einen Siedepunkt von 0,5 °C,

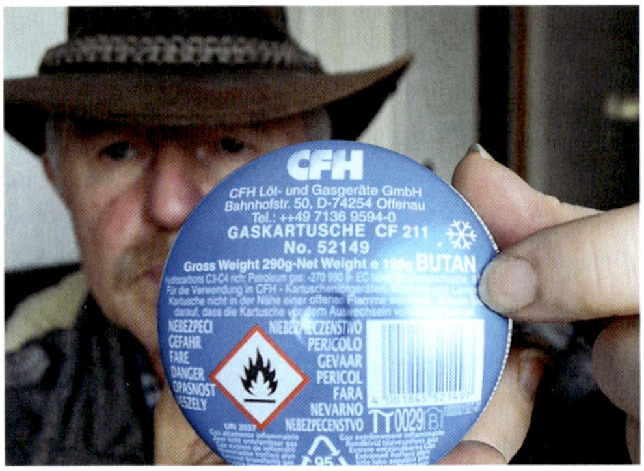

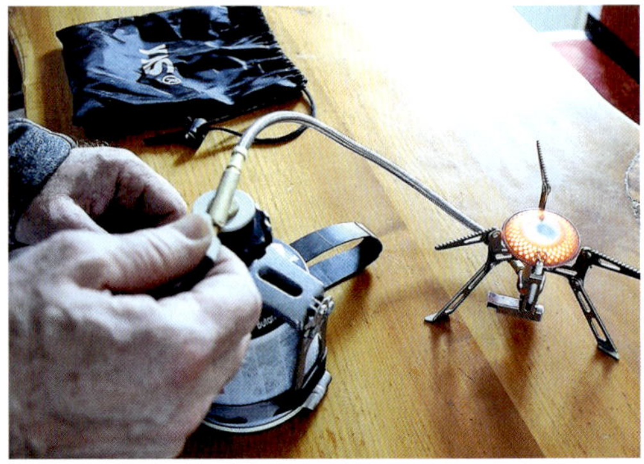

Propan hingegen einen Siedepunkt von -42 °C. Hierin ist auch der Hauptgrund zu sehen, warum ich zum Beispiel Gasfeuerzeuge nur bedingt empfehlen kann. Diese sind in der Regel mit reinem Butan gefüllt und bei Kälte nur bedingt brauchbar. Das kannst Du leicht selbst überprüfen: Lege Dein Gasfeuerzeug für zwei Stunden in einen Gefrierschrank und versuche danach, eine ordentliche Flamme zu bekommen. Du wirst überrascht sein was passiert. Dies hat alleine mit der Betriebssicherheit und Explosionsgefahr des Behälters (Plastikfeuerzeug) zu tun. Sich ausdehnendes Propangas unter höheren Temperaturen kann einen Druck von bis zu 82 bar erreichen, dies würde unweigerlich zum Bersten des Feuerzeugs in der Hosentasche führen. Selbiges gilt für die kleinen, aus dünnem Blech bestehenden Gaskartuschen. Deswegen sind Gasfeuerzeuge und viele Gaskartuschen mit reinem Butan gefüllt. Bevorzugst Du also einen Gasbrenner bei kalten Umgebungstemperaturen, so achte darauf, dass der Kartuscheninhalt aus einem möglichst hohen Propangasanteil besteht. Viele Kartuschen sind mit ihrem hohen oder reinen Butangasanteil eher für Sommercamper gemacht und demzufolge nicht für sehr kalte Umgebungen geeignet. Aber auch Kartuschen mit Propan/Butan-Mischung sind nicht optimal. Bei Minustemperaturen verdampft alleine der Propan Gasanteil, während das Butan in flüssiger Form bleibt. Einer leeren Kartusche mit 20/80 Füllung Propan/Butan ist bei Minustemperaturen zwar kein Gas mehr zu entlocken, bleibt aber zu 80% gefüllt. Wird die Kartusche in eine Umgebung mit Plustemperaturen gebracht, dann kann sie weiterverwendet und auch komplett geleert werden, da dann der Butan-Anteil wieder in die Gasphase wechselt. Große, dickwandige Gasflaschen können mit reinem Propan befüllt werden, diese halten den Druck sicher in ihrem Inneren.

Es sind zwar ein paar wenige O-Ring Dichtungen mehr erforderlich aber dennoch rate ich Dir zu einem separaten Brenner, wenn möglich mit eingebauter Piezozündung. Von der Flasche separiert stehende Brenner stehen sicherer und sauberer, wenn ein Topf auf den Brenner gestellt wird. Zudem ergießen sich überkochende Speisen nicht über das ganze System, sondern nur über den Brenner, was schon schlimm genug ist. Du kannst eine separat stehende Gaskartusche auch viel einfacher, sicherer und leichter in einen Wärmeschutzbeutel einbauen, um das Gas nicht zu kalt werden zu lassen.

Bis -25 °C kannst Du reines Propan gut verwenden. Die mit reinem Propangas gefüllten 5 kg und 11 kg Gasflaschen kann nicht jeder in seiner Ausrüstung mit sich führen. Unterhältst Du einen entlegenen SO, dann lohnt sich die Bestückung mit Propangasflaschen in jedem Fall.

Ein Spiritusbrenner arbeitet auch bei deutlichen Minusgraden, lediglich der Brenner selbst muss warm sein (13 °C). Das kannst Du erreichen, wenn Du den Brenner bei sehr kalten Temperaturen auf einen Stein stellst, ihn auch außen mit etwas Spiritus übergießt und anzündest. Der verbrennende Spiritus erwärmt den Brenner, sodass er problemlos funktioniert. Eine andere Möglichkeit wäre Feuerzeug, Brenner und Spiritus nahe am Kör-

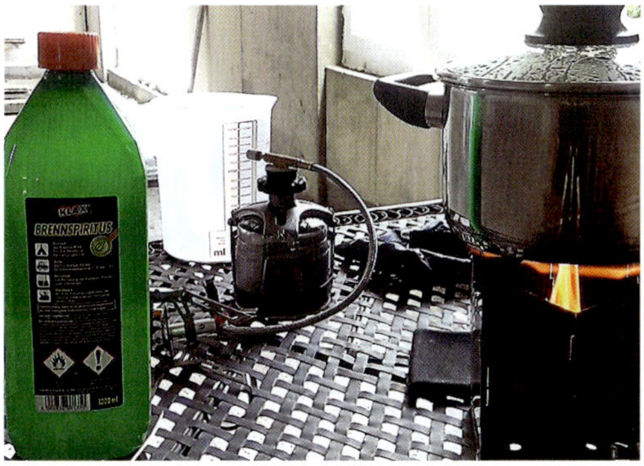

per zu tragen, damit diese erst gar nicht so arg auskühlen. Ein schneller Start ist dann gewährleistet. Im normalen Betrieb erwärmt sich der Brenner automatisch immer wieder selbst. Streichhölzer oder ein Feuerstahl zünden auch bei extrem kalter Umgebung. Ergänze also bei sehr kalter Umgebung Deine vorhandenen Feuerzeuge durch zumindest eine dieser beiden Gegenstände, (siehe hierzu den nächsten Abschnitt »Das ewige Streichholz«). Ideal ist es, wenn Du alle drei Feuerarten (Holz, Gas, Spiritus) zur Verfügung hast und den Gegebenheiten nach wählen kannst.

24.3 Das ewige Streichholz

Eine Besonderheit, um ein Feuer zu entzünden, stellt das sogenannte ewige Streichholz (ES) dar. Hier wurde die Feuerstahl-/Funkentechnik mit einem geeigneten Zunder optimal kombiniert. Das Gehäuse dieses ES besteht aus Kunststoff, welcher mit einer dünnen Schicht Metall umgeben ist. Diese recht günstigen Streichhölzer sind im Netz zwischen etwa 0,70 Euro und 4,50 Euro erhältlich. Es handelt sich im Grunde genommen um nichts anderes als ein Benzinfeuerzeug, aber mit einem etwas anderen Aufbau. Der Feuerstein ist, wie beim normalen Benzinfeuerzeug, nicht ohne weiteres austauschbar. Die Funken werden auch nicht durch ein Reibrädchen und einem Feuerstein, sondern durch ein Metallplättchen und Feuerstahl erzeugt. Ein Feuerstahl ist einem Feuerstein durch seine Nässebeständigkeit haushoch überlegen. Während ein Feuerstahl auch nach langer Nässeexposition einwandfrei funktioniert, weicht ein Feuerstein schon nach kurzer Zeit auf und wird unbrauchbar.

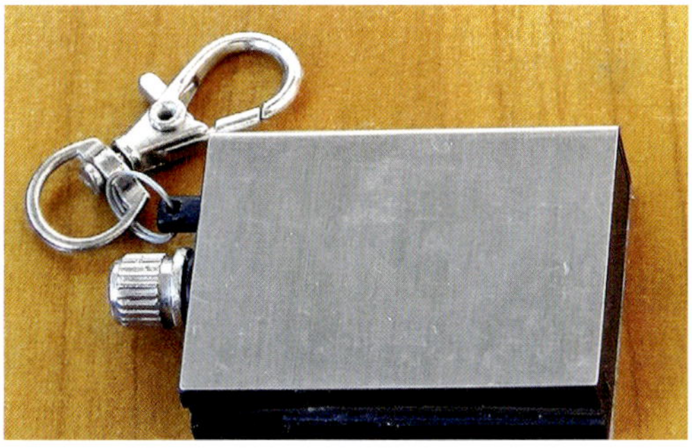

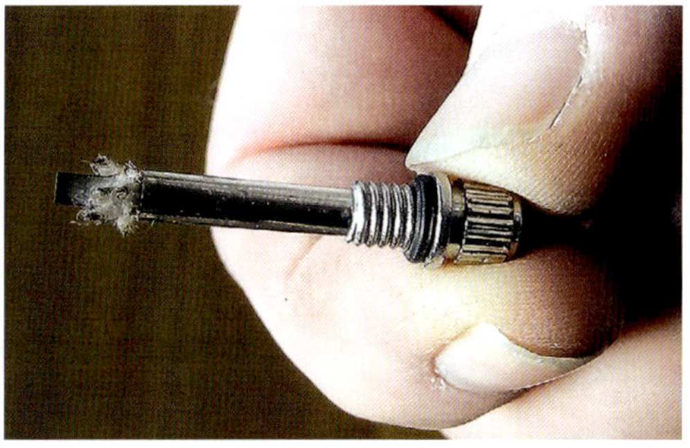

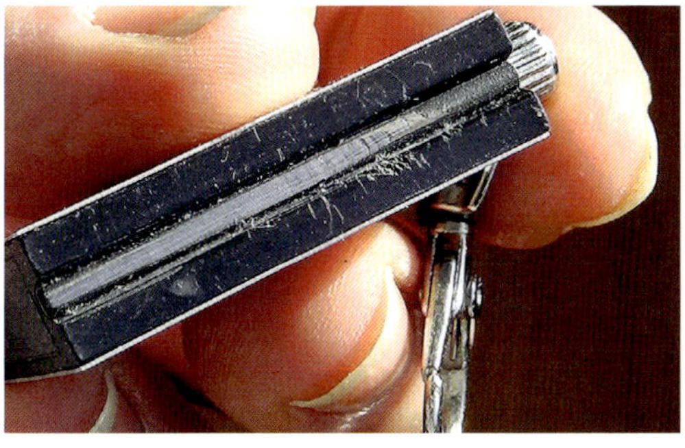

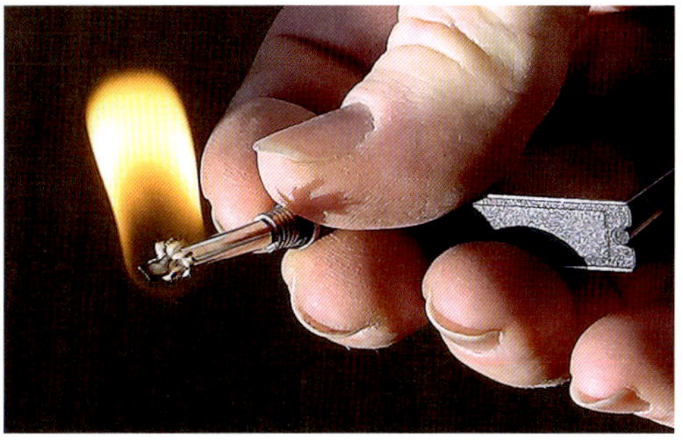

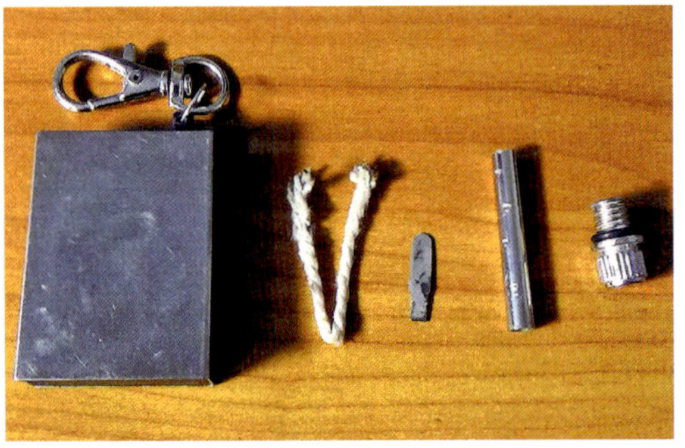

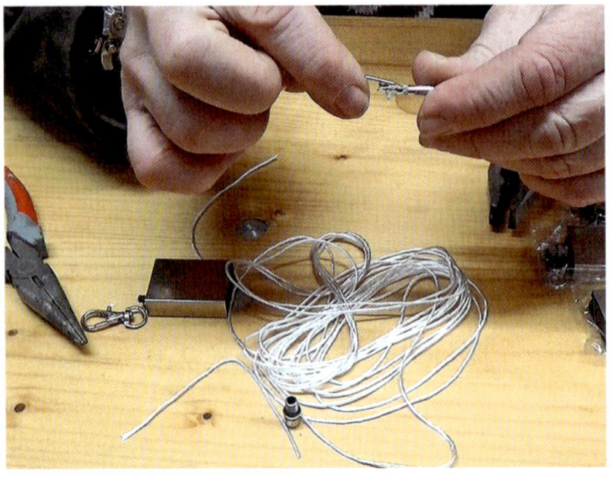

Im Inneren des Streichholzes befinden sich ein Docht und ein Metallplättchen. Im Inneren des Gehäuses befindet sich eine Wattefüllung, in die Benzin gefüllt wird. Außen am Gehäuse ist ein dünner Feuerstahl eingeklebt. Dieser Feuerstahl kann sich je nach Verarbeitung auch schon mal vom Gehäuse lösen. Dann musst Du ihn einfach nur wieder an seinem Platz ankleben. Das Besondere an diesem ES ist die O-Ring-Dichtung am oberen Teil des Streichholzes. Durch diesen O-Ring wird das Gehäuse komplett abgedichtet und es kann sich kein Benzin verflüchtigen, wie bei allen anderen Feuerzeugen ohne Dichtung. Es gibt solche Art Feuerzeuge auch in wesentlich teurerer Ausführung, dann aber auch etwas besser verarbeitet. Wichtig ist bei einem Benzinfeuerzeug jedoch die saubere Abdichtung, wenn das Feuerzeug geschlossen ist. Eine nur aufgelegte Dichtung, die sich im Deckel befindet, reicht nicht. Die Dichtung muss schon wie beim ES durch das Einschrauben des Streichholzes leicht angepresst werden. Die Benzinfüllung eines normalen Feuerzeugs ohne Dichtung hat sich schon nach kurzer Zeit verflüchtigt. Ich habe dieses SE auf den Bildern vor genau einem Jahr mit etwas Benzin gefüllt und dann verschlossen ins Regal gelegt. Das Benzin hat sich im Inneren sehr gut gehalten und eine Zündung war danach problemlos möglich wie man sieht.

Zerlegst Du das Streichholz in seine Bestandteile, so erhältst Du das Stahlplättchen, welches mit einem Stück dünnem Baumwollfaden zusammen im Röhrchen steckt. Das Röhrchen selbst ist mit seinen Innereien einfach in den Schraubkopf gesteckt. Alle Teile passen gut zusammen und nichts löst sich von alleine. Um die Teile zu demontieren, brauchst Du einfach nur zwei Zangen und etwas Kraft. Montiert ist alles in umgekehrter Reihenfolge ebenso schnell wieder. Am Streichholz selbst sind also fast alle Bestandteile einfach auszutauschen oder zu ersetzen. Wie Du im Bild sehr schön sehen kannst, befindet sich deutlich mehr Dochtlänge im Streichholz als das Plättchen lang ist. Du kannst also bei vorne abgenutztem/abgebranntem Docht leicht unverbrauchtes Material von hinten nachführen. Den Schraubkopf solltest Du nicht so oft entfernen, dieser ist aus Plastik und kann dadurch leicht zerstört werden. Dem Abbrennen des Baumwolldochts kannst Du entgegenwirken, indem Du diesen gegen ein Stück Silikatschnur austauschst. Silikatschnur ist bis 1400 °C temperaturbeständig und brennt deswegen nicht ab. Zwei Millimeter starke Silikatschnur ist in Längen von drei und fünf Metern erhältlich und kostet nur einen geringen Betrag.

Da ein Feuerzeug leicht seinen Besitzer wechseln kann, ob autorisiert oder nicht, macht es in meinen Augen Sinn, sich für den Krisenfall lieber mehrere solcher sehr günstigen ES zuzulegen als nur ein viel teureres, einzelnes Feuerzeug. Da ein teureres Feuerzeug mit identischem Aufbau leicht 30,- Euro und mehr kosten kann, bist Du also mit 30 ES sicherlich besser bedient. Da kann auch mal eines mit einem Produktionsfehler dabei sein, das spielt dann keine große Rolle.

25 HYGIENE

In diesem Abschnitt erhältst Du Informationen über die Körper- als auch Camp-Hygiene.

25.1 Körperhygiene

Körperhygiene ist für manche Leute schon in den zivilisierten Zeiten ein großes Problem, wie sollen sie ihre Hygiene dann auch noch in einer Krise oder während einer Flucht realisieren?
Zuerst einmal musst Du Dir die Frage stellen »Warum ist Hygiene so wichtig?« Ist es vielleicht, damit Du Deinem Gegenüber nicht durch Deinen strengen Geruch auffällst? Ist es vielleicht, weil Du aufeinander klebende Hautpartien nicht magst?
Hygiene hat für uns Menschen eigentlich ganz andere Gründe als kein stinkendes Beispiel abzugeben. Dass sich durch korrekte Hygiene kein Geruch bildet, ist nur ein für uns ein angenehmer Nebeneffekt.
Wie Du schon gelesen hast, ist die Natur in unserem Sinne grausam und will uns »fressen«. Es gibt Leute, die behaupten es würde überhaupt nichts ausmachen, wenn man sich im Busch für längere Zeit weder wäscht noch die Zähne putzt. Was für eine idiotische Einstellung. Selbstverständlich wirst Du nicht gleich daran sterben, die vorhandenen Bakterien stellen ihre Tätigkeit jedoch in keinem Fall ein, nur weil Du zu faul bist Hygiene zu betreiben. In Sachen Zähneputzen sagen diese Leute, Du würdest im Busch eh keinen Zucker zu Dir nehmen – das ist einfach lächerlich und eine eindeutige Falschinformation. Zum einen nimmst Du den mitgeführten Zucker in jedem Fall zu Dir, zum anderen bestehen alle Kohlehydrate wie Brot, Nudeln, Reis, Kartoffeln, etc. lediglich aus einer langen Kette von Zuckermolekülen. Diese Ketten werden bereits schon im Mund beim Kauen, durch bestimmte Enzyme in Deinem Speichel (Alfa-Amylasen), zu Disacchariden (Zucker) zerkleinert. Das kannst Du selbst ausprobieren, indem Du ein Stück ganz normales Brot in den Mund nimmst und dies gut durchkaust. Je besser Du gekaut hast, umso süßer wird der Mundinhalt schmecken. Lasse Dir also nicht solchen Unsinn erzählen. Zucker ist Säure, die unsere Zähne angreift. Sind sie angegriffen, so haben die immer vorhandenen Bakterien leichtes Spiel die Zähne zu beschädigen (Karies). Nur tägliches Zähneputzen kann die Bakterienlast im Mundraum auf ein erträgliches Maß reduzieren. Hinzu kommt, dass zwei bis drei Minuten Zähneputzen nun wirklich keinen großen Aufwand darstellen.
Ein weiterer Punkt sind unsere Hände. Laut Untersuchungen haben wir auf unseren Händen oft eine deutlich höhere Bakterienlast als sie auf den Sitzbrillen öffentlicher Bahnhofstoiletten zu finden ist. Auf Toilettenbrillen wurden bis zu 200 Keime je Quadratzentimeter gefunden, auf unseren Händen 2000! Keime, die beim Aufkratzen eines Pickels oder beim Essen über den Kontakt zu den Speisen in Deinem Körper landen können. Entgegen einiger »Alleswisser« solltest Du Dir gerade in einer belastenden Situation zumindest vor jedem Essen und nach jedem Toilettengang unbedingt die Hände waschen, wenn Du die Gelegenheit dazu hast.
Unter den Achseln, im Genital- und Afterbereich als auch an den Füßen bilden sich aufgrund der Verhältnisse (warm, feucht, schlecht durchlüftet) schnell Bakterien und daraufhin ein Bakterienteppich. Diese Bereiche sollten also unbedingt in den Hygienezyklus miteinbezogen werden.
Generell gilt, dass eine tägliche Dusche zwar nicht unbedingt erforderlich ist, um eine akzeptable Körperhygiene zu halten, aber einige Stellen am Körper sollten schon möglichst täglich gereinigt werden, wenn Du unterwegs bist. Zu diesen Bereichen gehören:

- Gesicht
- Zähne (2 × täglich putzen, Zahnseide)
- Hände (vor dem Essen und nach dem Toilettengang)
- Unter den Achseln
- Genitalbereich
- Afterbereich
- Füße

Ist es aus Gründen der Gefährdung nicht möglich, entsprechende Stopps einzulegen, so spricht natürlich auch nichts dagegen, die generelle Hygiene einmal für zwei oder drei Tage auszusetzen. Was Du aber niemals vernachlässigen solltest sind die Bereiche Zähne, Schritt und Füße. Der Punkt Zähne wurde schon hinreichend genug beschrieben, lässt Du Deine Füße außer Acht, so kann es sein, dass Du am Ende des Tages eine länger andauernde Zwangspause einlegen musst, ob Du willst oder nicht. Offene Wunden an den Füßen verhindern ganz einfach, dass Du weiter gehen kannst. Selbiges gilt auch, wenn Du Dir aus Mangel an Hygiene einen »Wolf« gelaufen hast (siehe hierzu den Abschnitt »Krankheiten und Verletzungen«). Wie Du für Füße und Schritt akzeptabel vorsorgen kannst, siehst Du im nächsten Abschnitt »Hygiene-Prophylaxe«. Kannst Du unter einem Wasserfall eine tägliche Dusche oder in einem Gewässer ein tägliches Bad nehmen – umso besser. Hygiene hat auch psychologische Effekte. Zum einen fühlst Du Dich sauberer und damit überlegener. Du hast eher die Kontrolle über die Situation. Zum anderen brauchst Du bestimmte Abläufe und Rituale, damit nicht das ganze Leben aus den Fugen gerät. (Siehe hierzu auch den Abschnitt »Psyche«.)

Hygiene-Prophylaxe

Prophylaxe bedeutet nichts anderes als vorsorgen, vorbeugen. Gut, der gesamte Bereich Hygiene ist eigentlich nichts anderes als Prophylaxe, Prophylaxe gegen das Eindringen von Krankheitskeimen in Deinen Körper. In diesem Abschnitt meine ich aber etwas ganz bestimmtes, nämlich Hygiene-Prophylaxe, damit Du einsatzbereit bleibst. Bist Du unterwegs und musst in jedem Fall funktionieren, dann kannst Du diesen Wunsch, dieses Ziel durch wenige einfache Maßnahmen deutlich unterstützen. Hierbei geht es um Dinge, die Du sehr leicht in die Tat umsetzen kannst und die Dir eine bestimmte Qualität erhalten. Musst Du marschieren und kannst keine Pausen einhalten, so kann es leicht geschehen, dass Du Deinen Körper total vernachlässigst und vergisst. Musst Du schweres Gepäck tragen, so lässt sich da momentan wenig machen. Beim Marsch werden einige Stellen Deines Körpers ganz besonders malträtiert. Diese sind, von oben nach unten:

- Kopf (Hitze, Kälte)
- Schultern (schweres Gepäck)
- Achseln (Schultergurte vom Rucksack schneiden ein)
- Wirbelsäule (schweres Gepäck)
- Hüften (schweres Gepäck)
- im Schritt (Wärme, Feuchtigkeit, Reibung)
- Knie (Abfederung wegen schwerem Gepäck)
- Füße (Wärme, Feuchtigkeit, Reibung, Druckstellen)

Kopf, Schultern, Achseln, Hüfte und Knie haben mit Hygiene-Prophylaxe nichts zu tun, deswegen nehmen wir diese hier einmal raus. Bleiben also noch Schritt und Füße.

Schritt

Mit »Schritt« sind die Bereiche Genitalien und After gemeint. Bei der Dauerbelastung während eines Marschs schwitzt Du auch im Schritt ziemlich stark. Durch die Kleidung ist es nicht möglich, dass der Schweiß zeitnah wegtrocknet, es ist und bleibt also insgesamt ziemlich feucht. Bakterien, die nun einmal überall sind, können sich in feuchtwarmem Klima ganz hervorragend vermehren und tun dies auch. Dies ist jedoch nicht das einzige Problem das sich im Schritt zeigt. Durch die ständige Reibung wird die Hautoberfläche gereizt und es finden winzig kleine Hautläsionen (Verletzungen) statt. Die Areale schwellen an, entzünden sich und bieten den vorhandenen Bakterien jede Menge Öffnungen durch die Haut in den Körper hinein. Das kann bis zu eitrigen Geschwüren im Genital- und Afterbereich führen. Schon deutlich vorher kommt eine Entzündung der Hautpartien die im Volksmund mit »Wolf gelaufen« bezeichnet wird. Diesem Prozess muss frühzeitig Einhalt geboten werden. Eine Möglichkeit wäre ganz sicherlich, es dem Beispiel der Schotten nachzumachen und einen Wollrock (Kilt) ohne Unterwäsche zu tragen. So kann die sich bildende Feuchtigkeit immer sofort abtrocknen. Das ist natürlich nicht jedermanns Sache und jahreszeitlich bedingt eher bedenklich. Eine andere Möglichkeit besteht darin, die Stellen der Haut welche beim Marsch aneinander reiben, sicher mit Stoff zu belegen. Das kann zum Beispiel durch immer gut hochgezogene Unterhosen geschehen. Die heutigen Slips ohne Beine oder gar Bermudashorts bieten diese Möglichkeit allerdings nicht. Es müssen schon entweder anliegende Unterhosen mit Beinansätzen sein (Boxerhorts) oder gut hoch gezogene, anliegende lange Unterhosen. Natürlich scheidet Kunstfaser für dieses Unterfangen ganz aus, Baumwolle und Wolle sind hier die einzig richtigen Materialien. Während des Marsches ist peinlich darauf zu achten, dass die Unterhose nicht langsam immer weiter heruntergeschrubbt wird und die Hautstellen dadurch wieder aneinander reiben können. Auch kann es hilfreich sein, öfters am Tag die Unterhose zu wechseln um dadurch die Feuchtigkeit im Schritt zu reduzieren. Während einer Rast müssen die Hautpartien dann in jedem Fall »trocken gelegt« werden.

Füße

Die Füße müssen Schwerstarbeit verrichten. Bisher mussten sie nur Dein eigenes Gewicht tragen und das nicht sehr weit. Jetzt kommt zu Deinem Gewicht noch das Gewicht Deines Rucksacks dazu, Deine Füße bekommen obendrein noch nicht einmal eine Pause zwischendurch. Auch hier besteht das Problem der Schweißbildung (der Mensch schwitzt in der Regel stark über die Füße). Der Fuß ist den ganzen Tag im Schuh eingepackt und bekommt keinerlei frische Luft. Das bisschen, was durch die »Atmungsaktivität« des Schuhs durchkommt, reicht Deinem Fuß auf keinen Fall. Hinzu kommt, dass das Material des Schuhs nach einiger Zeit keine Feuchtigkeit mehr aufnehmen oder durchlassen kann und den Fuß quasi mit seiner produzierten Feuchtigkeit im Stich lässt. So kann sich prima ein kleiner »Schweißsee« im Schuh bilden. Sieht die Bauart des Schuhs das Kompensieren der angesammelten Feuchtigkeit nicht vor, so wird die Problematik für den Fuß immer größer. Obendrein kommt dazu, dass jeder Schritt auch ein gewisses Scheuern des Fußes im Schuh bedeutet. Wie beim vorherigen Thema bereits beschrieben, kommen Feuchtigkeit, Wärme und mechanische Belastung zusammen, dies beschädigt mit der Zeit die Hautoberfläche, Bakterien können eindringen. Reibung und Druckstellen erzeugen aber auch noch etwas anderes am Fuß, Blasen und letztendlich offene blutende Stellen. Dies bedeutet pure Entzündungsgefahr. Wenn Du das Glück hast, den Schuh nach Deinem Fuß aussuchen zu können, dann musst Du immer einen Kompromiss zwischen Bequemlichkeit und festem Halt eingehen. Wie gesagt ein Kompromiss. Kompromisse sind in der Regel nicht die idealen Begleiter für lange Märsche. Passt der Schuh zu Beginn des Marsches, so ändert sich dies nach 20 bis 30 Kilometern, da die Füße mit der Zeit anschwellen und Du jetzt eigentlich einen größeren Schuh bräuchtest. Du wirst also früher oder später über Druckstellen klagen können, egal wie bequem der Schuh vorher war. Je nach Fuß- und Schuhform befinden sich diese Druckstellen an unterschiedlichen Stellen. Es ist also nicht möglich eine für jedermann gültige Regel aufzustellen wo er Druckstellen erwarten kann. Ich bekomme zum Beispiel bei sehr langen Märschen (50 Kilometer und mehr) nur am Fersenknochen des linken Fußes eine Druckstelle, so dass der Sehnenansatz und der umgebende Bereich deutlich anschwellen. Ein Mittel um Blasen und Druckstellen möglichst zu vermeiden ist das Abkleben der entsprechenden Stellen mit Tape und das Wechseln des Schuhwerks nach spätestens jeweils 20 bis 30 Kilometern. Du hast in Deiner Ausrüstung auch Sandalen, nutze diese um Deine Füße auf langen Märschen fit zu halten. Auch das Aufkleben von Blasenpflastern kann helfen, wenn Du Deine Problemstellen kennst.

Hast Du Dir einmal einen Wolf oder Blasen/Druckstellen gelaufen ist es meist zu spät, ein Ausfall bis Totalausfall für längere Zeit ist dann sehr wahrscheinlich. Eine nicht ganz tolle Vorstellung, wenn Du Dich in einem Gebiet befindest, wo Du leicht entdeckt werden kannst.

Toilettengang

So ekelhaft es klingt, aber so manches Tier ist auch auf menschliche Exkremente scharf. Deswegen ist es von Vorteil, wenn Du diese Toilettengang-Regeln zuverlässig einhältst, solange Du kein abgeschlossenes Plumpsklo beim Camp zur Verfügung hast. Stellst Du fest, dass Deine vergrabenen Exkremente von einem Tier ausgebuddelt wurden, dann vergrabe sie einfach tiefer. Ab einer bestimmten Tiefe bleiben sie dort wo sie sind. Gestalte Deine Toilettengänge grundsätzlich weit genug vom Lager weg (mindestens 100 Meter) und an wechselnden Stellen, wenn Du keine Toilette zur Verfügung hast. Vergrabe generell die Exponate. Auch für Deinen Urin solltest Du ein, zumindest kleines, Loch graben und dieses anschließend wieder zudecken. Musst Du Deine Tarnung aufrechterhalten, so vergrabe das verwendete Toilettenpapier separat und ausreichend tief, damit es nicht durch Wildtiere wieder ausgegraben wird, denn in der Umgebung verteiltes Toilettenpapier ist verräterisch und kann der Beginn einer intensiven Suche durch Plünderer nach Dir sein.

25.2 Camp-Hygiene

An einer vorhandenen oder nicht vorhandenen Camp-Hygiene ist sehr gut ersichtlich, ob die betreffende Person noch alles unter Kontrolle hat oder droht zu kollabieren. Vermutest Du heimliche Beobachter, so kannst Du diese auch durch eine vorgetäuschte schlechte Camp-Hygiene (überall herumliegende Dinge) in die Irre führen. Schlechte Camp-Hygiene in Bezug auf Nahrungsmittel lockt Tiere an, die etwas zum fressen suchen. Nach einiger Zeit können sich so Ameisen, Mäuse, Marder, Ratten, Schlangen, Wildschweine, Wölfe und Bären in Deinem Camp einfinden.

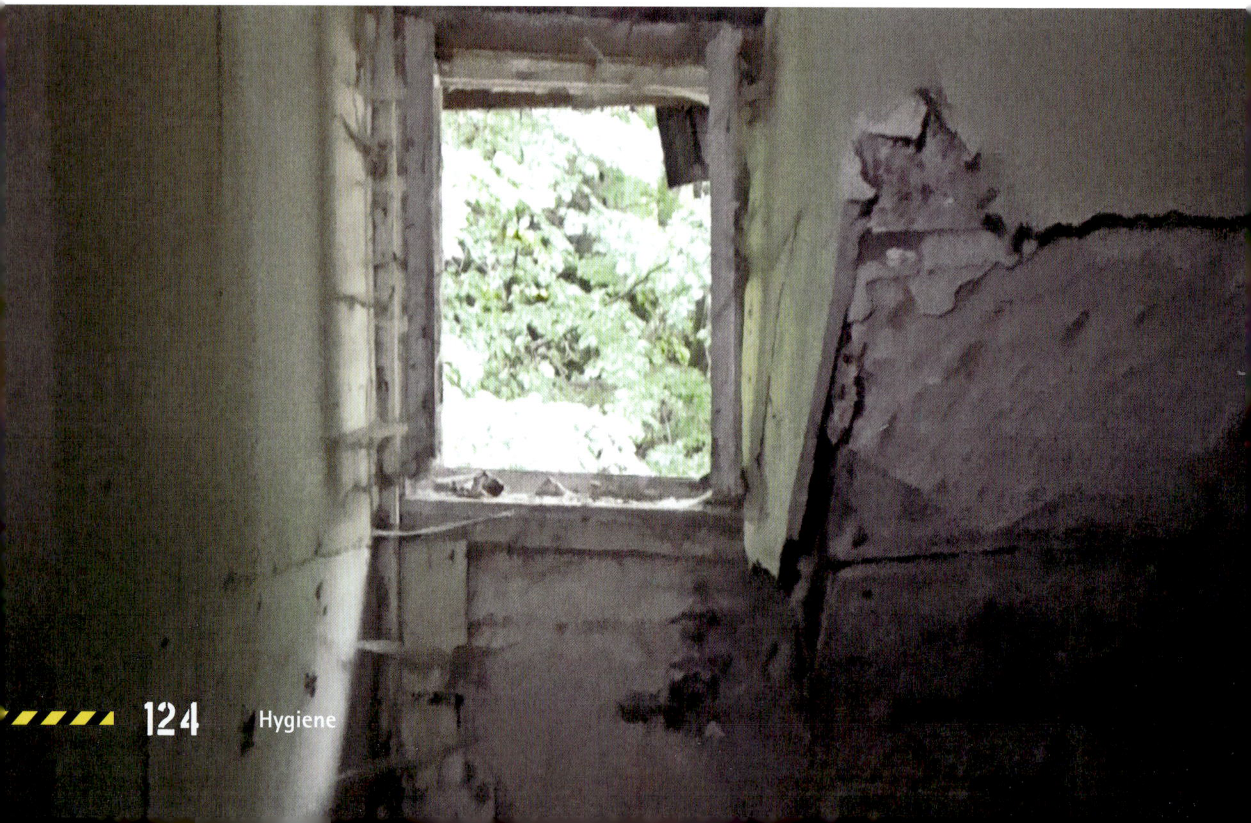

26 VERLETZUNGEN UND KRANKHEITEN FESTSTELLEN

26.1 Anamnese

Eine ausführliche Anamnese (Bestandsaufnahme) bei einem Kranken oder Verletzten ist immer sinnvoll und wichtig, ob Du mit den Daten/Informationen etwas anfangen kannst oder nicht. Verschiedene Geräte wie im Abschnitt »Anamnese- und Behandlungs-Kit« erwähnt, können Dir bei der Bestandsaufnahme eine wichtige Hilfe sein. Davon ausgehend, dass Dir die persönlichen Daten wie Name etc. bekannt sind, kann die Anamnese folgende Informationen beinhalten:

- werden Medikamente eingenommen
- wenn ja, welche
- gegen/für was
- Impfungen vorhanden
- Rauchen/Alkohol/Drogen
- Hungergefühl vorhanden
- wann das letzte Mal gegessen
- was gegessen
- Stuhlgang regelmäßig
- wie oft Stuhlgang
- letzter Stuhlgang
- Aussehen des Stuhlgangs (breiig, bohnenartig, hart, flüssig, blutig)
- Erbrochen
- wann erbrochen
- wie sah das Erbrochene aus
- wann das letzte Mal uriniert
- wie sah der Urin aus
- wo sitzt der Schmerz genau
- welcher Art ist der Schmerz
- was löst den Schmerz aus
- wann ist der Schmerz weg
- haben andere aus der Gruppe gleiche Probleme
- Körpertemperatur
- Puls
- Blutdruck
- Sauerstoffsättigung des Blutes

Einen ausführlichen Anamnese-Bogen findest Du im Anhang dieses Buches. Kannst Du mit den in Erfahrung gebrachten Informationen nichts anfangen, so notiere sie zumindest. Vielleicht kann später eine medizinisch ausgebildete Person diese Daten zum Wohl des Patienten anwenden. Führe ein fortlaufendes Krankenprotokoll, in dem Du Informationen wie Körpertemperatur, Essensaufnahme, Medikamenteneinnahme, Puls, Blutdruck und Sauerstoffsättigung des Blutes festhältst, weiterhin bei Schwerkranken Stuhlgang, Aussehen des Stuhlgangs, Urin, Aussehen des Urins, etc. Eines ist jedoch sehr wichtig: Ein Verletzter/Kranker braucht dringend Zuwendung. Selbst wenn die Zuwendung nur aus dem Sammeln der verschiedenen Informationen über seinen Zustand besteht. Er braucht Trost, Aussicht auf Heilung und die Gewissheit, dass sich jemand um ihn kümmert. Gib ihm das Gefühl, dass er nicht alleine ist. Eine gute Betreuung und Pflege kann der halbe Weg zur Genesung sein. Der Glaube an Heilung kann beim Patienten ungeahnte Heilprozesse in Gang setzen, nutze diese positive Kraft. Die positive Geisteskraft deines Patienten kannst Du vielleicht auch mithilfe von Placebos wecken und entwickeln. Hast Du keine entsprechenden Medikamente oder Heilkräuter zur Hand, so verwende unschädliche Präparate. Vielleicht machst Du einen kleinen Auszug aus Löwenzahnblättern oder einer anderen ungiftigen Pflanze und verabreichst diesen Deinem Patienten. Allein der Glaube an eine helfende Medizin kann enorme Heilprozesse bei Deinem Patienten aktivieren.

26.2 Lidocain

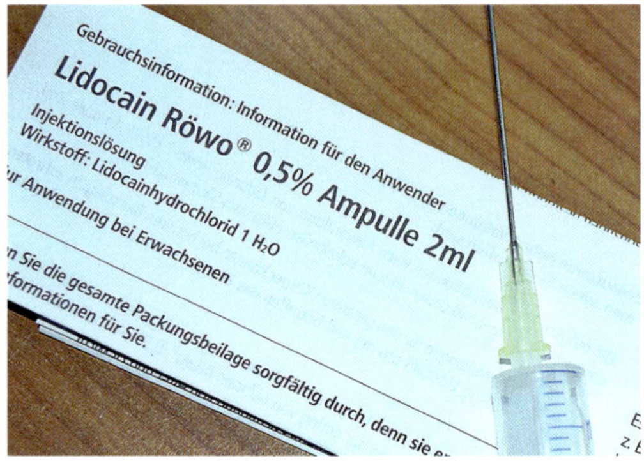

Zusätzlich zu Deiner Erste-Hilfe-Ausrüstung im Natur-BoB solltest Du eine Schachtel Lidocain 0,5% dabei haben, um starke Schmerzen effektiv ausblenden zu können.

Ich möchte gleich zu Beginn erwähnen, dass solche Mittel immer von einer entsprechend ausgebildeten Person angewandt werden müssen. Was tun, wenn eine solche Person in keinem Fall zu erreichen ist? Sei Dir dessen bewusst, dass Du Dich – wenn Du irgendeinen Gegenstand in den Körper einer anderen Person steckst, obwohl diese das nicht will – nach deutschem Recht der Körperverletzung schuldig machst, auch wenn dies nur eine winzig kleine Injektionsnadel ist. Um ein kleines Areal zu betäuben, wie zum Beispiel für die Naht einer Platzwunde oder ähnlicher kleiner Eingriffe, wird Lidocain in das umliegende Gewebe eingespritzt. Je Zentimeter Wunde wird etwa 1 mg Lidocain appliziert. Es dauert in der Regel ein bis drei Minuten bis die gewünschte Wirkung eintritt. Die Wirkdauer ist dosisabhängig und kann von ein bis drei Stunden andauern. Auch Zahnärzte verwenden Lidocain zur Betäubung. Lidocain 0,5% kann auch bei Augen- oder Ohrenproblemen sehr gut eingesetzt werden. Für Operationen wird in der Regel 1%iges Lidocain eingesetzt, bei Bauch-OPs sogar 2%iges. Die offiziell empfohlene Höchstdosis Lidocain beträgt in Deutschland, Schweden, Finnland und Japan 200 mg, in den USA 300 mg. Eine 2 ml-Ampulle

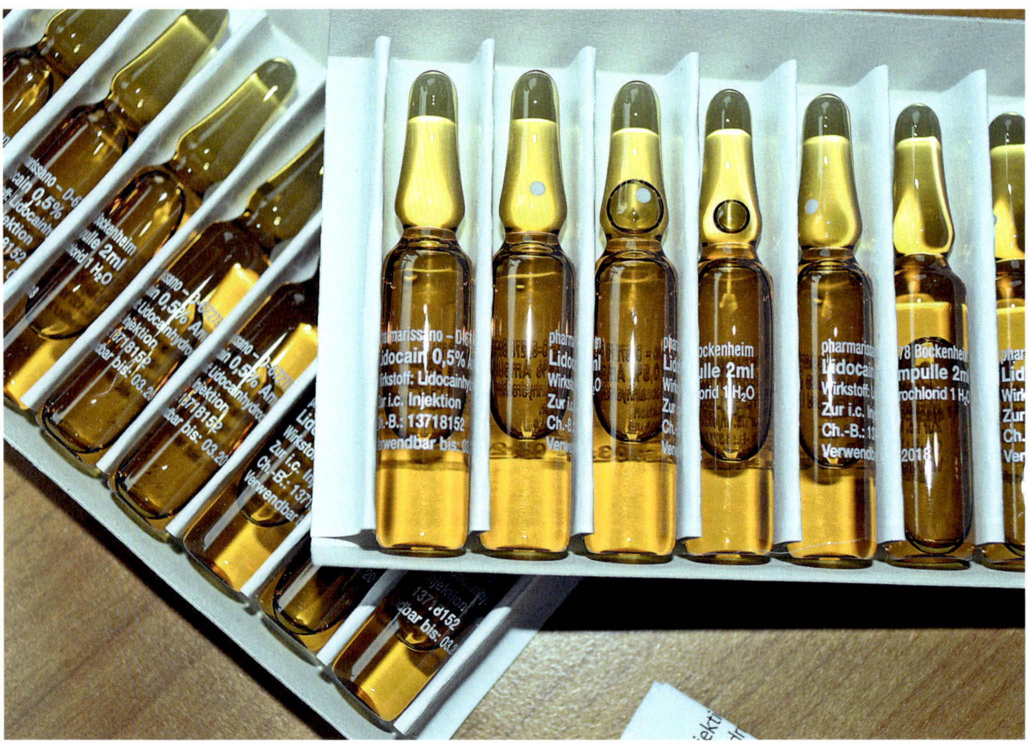

der 0,5%igen Lösung beinhaltet 10 mg Lidocain. Lidocain wird zwar auch bei Herzkammerflimmern eingesetzt, es sollte aber unbedingt vermieden werden, dass Lidocain in die Blutbahn gelangt. Es gibt Personen die allergisch auf Lidocain reagieren, ein vorheriger kleiner Test auf einer neutralen Hautstelle ist ratsam.

26.3 Die beste Erste Hilfe ...

... ist die Vorbeugung. Unfällen vorzubeugen, erfordert einen umsichtigen und vorsichtigen Umgang mit der Materie, gesundheitlich vorzubeugen ist hingegen für jedermann sehr einfach und leicht durchzuführen. Gerade wenn Du keine Stationen wie Arzt oder Krankenhaus ansteuern kannst, musst Du ganz besonders auf Dein wichtigstes Gut achten – Deine Gesundheit.

Ein guter und einfacher Weg, um Deinen Körper abzuhärten, sind folgende Maßnahmen:

- täglich 10 Minuten Barfußgehen (Vorsicht vor Dornen, Spitzigem und Scharfkantigem)
- täglich 10 Minuten Gehen in nassem Gras
- täglich 1 Minute gehen in kaltem Wasser
- tägliches Kaltbaden der Arme und Beine für 10–30 Sekunden
- wöchentlich 2–3 mal Sauna
- in der kritischen Jahreszeit jeden Morgen einen Teelöffel Bienenhonig essen

WICHTIGER HINWEIS: Für Kaltanwendungen muss der ganze Körper vorher unbedingt warm sein, um eine Erkältung zu vermeiden.

26.4 Erster Schritt bei einem Unfall

Die wichtigste Regel für den Ersthelfer lautet: Komm runter! Im Fall eines Unfalls, ob bei Dir selbst oder einem Deiner Begleiter, schnellt zuerst einmal der

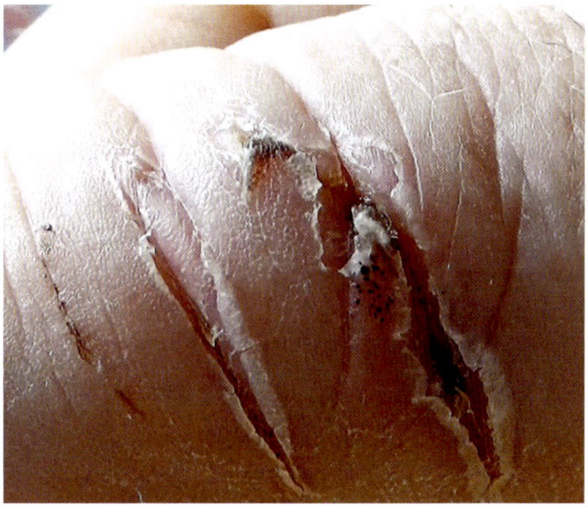

Adrenalinspiegel in die Höhe. Das Hormon Adrenalin erzeugt aber eine Denkblockade. Sorge also als erstes dafür, dass Du Dich wieder in den Griff bekommst. Es nutzt einer verletzten Person wenig, wenn Du wie ein nervöses Huhn in der Gegend herumspringst. Ich kam einmal zu einem Unfall hinzu, wo der Unfallverursacher die vor seinem Pkw liegende und blutende Fahrradfahrerin, an verschiedenen Körperteilen zerrend, über die Straße ziehen wollte. Er wusste zwar nicht, was er machte, wollte aber dennoch nicht untätig sein und produzierte so gänzlich unnötige Aktivitäten und mehr Stress für das Opfer. Erst als ich ihn energisch gestoppt hatte ließ er von der Frau ab und ich konnte sie erstversorgen. Wenn Du helfen kannst ist es gut, wenn nicht, dann ist es auch gut. Ändern wirst Du mit Nervosität überhaupt nichts. Also: Keep cool!

Gehe mit möglichst großer Ruhe an die Versorgung von Verletzten und Verletzungen heran. Solange Dein Patient bei Bewusstsein ist, kann immer noch alles gut werden. Eine Person mit Bewusstsein atmet und hat Puls. Ist die Person ohne Bewusstsein, so kann es schnell bedrohlich für deren Leben werden. Auch eine stark blutende Person bei Bewusstsein ist leichter zu handhaben als eine stark blutende Person ohne Bewusstsein. Deswegen bist Du gut beraten, den Kreislauf des Verletzten möglichst zu entlasten. Lass ihn also zumindest hinsetzen, besser noch hinlegen. Die Beine um 20–30 Zentimeter anzuheben, hilft in der Regel zusätzlich.

Ablaufplan

Dieser Ablaufplan bedingt, dass Du Dich in den Schritten und Unterschritten der Ersten Hilfe auskennst. Einen kompletten Erste-Hilfe-Kurs kann Dir dieses Buch nicht bieten.

Merke: Viel wichtiger ist es, etwas zu unternehmen als etwas zu unterlassen.

1. Beruhige Dich selbst, bleib cool, komm runter.
2. Bringe Dich nicht in Gefahr.
3. Bringe das Opfer aus der Gefahrenzone, bewege den Patienten aber nur, wenn es unbedingt sein muss.
4. Rufe (falls dies möglich ist) um Hilfe.
5. Sprich den Patienten an, ist er ansprechbar so gehe direkt zu Punkt 6. über

   Patient ist nicht ansprechbar:

   I. Überprüfe die Atmung
      Keine Atmung. Führe die Mund-zu-Mund- oder Mund-zu-Nase-Beatmung durch (2 ×).

   II. Überprüfe den Puls
      a. Kein Puls. Führe die Herzdruckmassage durch, bei Kindern weniger tief drücken als bei Erwachsenen, dafür bei Kindern schneller.
      b. Puls vorhanden. Beatme weiter, im 5-Sekunden-Rhythmus je eine Beatmung, bis der Patient die Atmung wieder selbst übernimmt.
6. Patient kann nicht atmen, hat sich verschluckt oder etwas in der Luftröhre stecken. Wende die Heimlich-Methode an. Diese lernst Du im Tactical-First-Aid-Kurs.
7. Stille starke Blutungen – falls vorhanden – und kommuniziere während des ganzen weiteren Verlaufs mit dem Patienten.
8. Untersuche den Patienten auf Verletzungen, frage nach Verletzungen.
9. Fixiere ein Gelenk erforderlichenfalls.
10. Zur Schockbehandlung hebst Du die unverletzten Beine um 20–30 Zentimeter an, falls Oberkörper- oder Schädelverletzungen dadurch nicht verschlimmert werden (Blutung).
11. Isoliere den Patienten vor der Umgebungstemperatur, vor allem vom Boden her.
12. Kannst Du keine Hilfe erwarten, so versorgst Du jetzt die Verletzungen.
13. Gib dem Patienten zu essen und trinken, aber nur wenn er bei Bewusstsein ist.

28 ERSTE HILFE

Der Bereich Erste Hilfe ist so groß, dass damit selbst zwei Bücher, jeweils im Umfang dieses Buchs, geschrieben werden könnten. In diesem Buch liefere ich also lediglich Ideen zu allgemein auftretenden Problemen. Möchtest Du mehr zu diesem Thema erfahren, so empfehle ich Dir die einschlägige Literatur und natürlich den Besuch eines Tactical-First-Aid-Kurses. Ich werde in diesem Abschnitt nicht erklären, wie der menschliche Körper aufgebaut ist und welche Funktionen wie ablaufen. Je nachdem, welche Situation in diesem Abschnitt beschrieben wird, gehe ich aber soweit es erforderlich ist auf die Hintergrundinfos ein. Alle diese Erste Hilfe Informationen gelten ausschließlich dann, wenn Du in einer bestehenden, extremen Krise keine andere Hilfe bekommen und erwarten kannst. Der empfohlene Weg ist immer, die Versorgung von Krankheiten oder Verletzungen dem entsprechenden Fachpersonal zu überlassen. Zur Erste-Hilfe-Ausrüstung für den Ziel-BoB gehören alle Erste-Hilfe-Boxen wie im »Prepper Handbuch« aufgeführt, für den Natur-BoB gehört das dort aufgeführte OP-Kit selbstverständlich dazu.

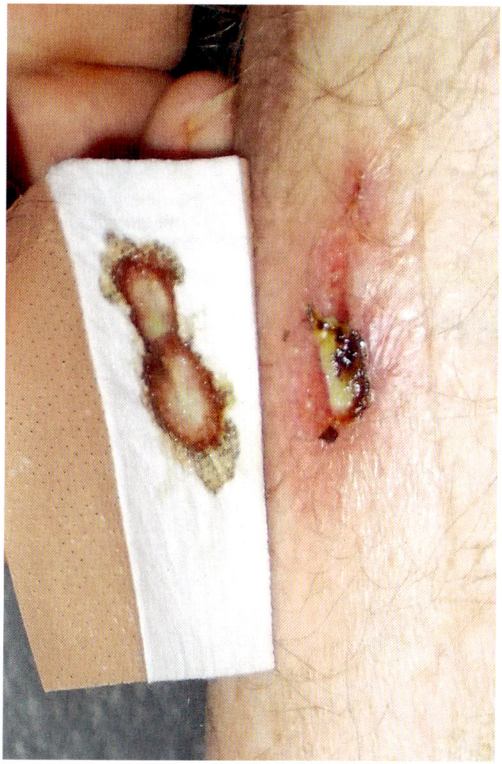

28 VERLETZUNGEN UND KRANKHEITEN

Es ist mir wichtig, darauf hinzuweisen, dass ein kranker oder verletzter Mensch in die Obhut medizinisch ausgebildeten Personals gehört. Aus dem Grund gehört die Suche und Dokumentation nach entsprechenden Personen oder Einrichtungen in jedem Fall zum Punkt Aufklärung. Sollte jedoch nicht die geringste Chance bestehen, medizinisches Personal (Chirurg, Arzt, Pflegepersonal, etc.) aufzutreiben, so ist dem Kranken oder Verletzten mehr geholfen, wenn jemand sein Bestes versucht, bevor sich niemand um ihn kümmert. Nicht kümmern kann auch bei kleinen Verletzungen oder vermeintlich unbedeutenden Krankheiten in der freien Natur mit dem Tod bestraft werden. (Siehe hierzu den Abschnitt »Die Natur ›frisst‹ Dich ...«.)

Hast Du einen Kranken oder Verletzten vor Dir, so ist zuerst eine gründliche Anamnese erforderlich, sofern der Patient weder lebensgefährlich verletzt noch bewusstlos ist.

28.1 Abszess

Siehe »Weißkohl« in diesem Buch.

28.2 Augenverletzung

Das betroffene Auge zeitnah reinigen und spülen, Fremdkörper entfernen. Ein Metallsplitter wird mittels eines Magneten aus dem Auge entfernt. Ich persönlich verdünne die Chlordioxid-Fertiglösung 50:50 mit Wasser und desinfiziere anschließend das betroffene Auge damit. Liegt eine Laugen-/Säureverletzung oder eine Verbrennung vor, dann das Auge gut 15 Minuten mit klarem Wasser spülen. Eine medizinische Fachperson kann das Auge per Lidocain für zunächst einmal 24 Stunden »stilllegen« und dann die Situation neu bewerten (siehe hierzu den Abschnitt Lidocain). Das Auge so lange stilllegen (Augenklappe oder Verband) bis keine Schmerzen mehr bestehen. Besser ist es, beide Augen per Verband stillzulegen. Weitere, auch begleitende Maßnahmen siehst Du im Abschnitt »Weißkohl«.

28.3 Bandwurm

Siehe »Weißkohl« in diesem Buch. Eventuell kann Rainfarn helfen.

28.4 Bauchschmerzen

Bei Bauchschmerzen musst Du zu allererst die Möglichkeit einer Vergiftung oder einer Blinddarmentzündung zuverlässig ausschließen.

Bei Gastritis, Magen- und Zwölffingerdarmgeschwüren, beachte die Informationen zu »Weißkohl«.

Gegen Bauchschmerzen helfen oft ein warmer Wickel und ein Tee aus einem oder mehreren der hier im Buch aufgeführten Kräuter. Eine gute Idee ist es aus den getrockneten Kräutern eine spezielle Magen-Darm-Mischung herzustellen, diese kannst Du vermutlich öfters einsetzen.

Zur Geschmacksverbesserung können auch gerne Dinge wie unbehandelte Orangen- oder Zitronenschalen hinzukommen, sofern Du welche zur Hand hast.

28.5 Beatmung

In seltenen Fällen (siehe hierzu Abschnitt »Vergiftung« und »Verwechslung Wilde Möhre mit Schierling«) kann es vorkommen, dass die Atemmuskulatur zeitweise gelähmt ist. Dies bedeutet noch lange nicht, dass auch der Kreislauf sofort zusammenbricht und das Herz seine Tätigkeit einstellt. Stellst Du bei Deinem Patienten einen Atemstillstand fest, so musst Du dessen Atmung sofort per Mund-zu-Mund- oder Mund-zu-Nase-Beatmung unterstützen. Es ist sehr viel leichter und erfolgversprechender lediglich eine Beatmung durchführen zu müssen, als eine komplette HLW (Herz-Lungen-Wiederbelebung). Überprüfe, wenn der Patient bewusstlos ist, zuerst einmal ob sich kein Fremdkörper in dessen Mund befindet, den Du dann erst einmal entfernen musst. Überstrecke nun den Kopf etwas nach hinten, um die Atemwege freizuhalten. Hast Du ein Beatmungstuch oder etwas Ähnliches zur Hand, dann lege dieses auf. Hast Du kein solches Tuch, so kannst Du Dir mit einem Papiertaschentuch, in das du in der Mitte mit Deinem Finger ein Loch stichst, behelfen. Möchtest Du per Mund-zu-Mund beatmen, so vergiss nicht, dabei die Nase zuzuhalten. Beatmest Du hingegen per Mund-zu-Nase, musst Du unbedingt den Mund des Patienten zuhalten. Beatme mit etwa 10–12 Atemzügen pro Minute. Mit etwas Glück übernimmt Dein Patient nach einiger Zeit seine Atmung wieder selbst. Überprüfe während der Beatmung von Zeit zu Zeit immer wieder den Puls des Patienten, solange dieser bewusstlos ist. Kannst Du keinen Puls feststellen, so gehe sofort in die Herz-Lungen-Wiederbelebung über.

Herz-Lungen-Wiederbelebung

Solltest Du beim Patienten an der Carotis- oder Brachialisarterie keinen Herzschlag mehr feststellen können, so musst Du die Pumpaufgabe des Herzens übernehmen. Ist kein Herzschlag mehr vorhanden, so ist in jedem Fall auch keine eigenständige Atmung zu erwarten. Knie Dich sehr nahe neben den Brustkorb Deines Patienten. Lege Deinen Handballen auf die Brustkorbmitte, lege den Handballen Deiner zweiten Hand auf den Handrücken der ersten Hand und drücke nun mit beiden Handballen gleichzeitig im 90° Winkel von oben herab ruckartig auf den Brustkorb, bei Erwachsenen etwa 3–5 Zentimeter tief, bei Kindern weniger tief aber öfter. Wie oft Du drückst, spielt überhaupt keine Rolle, obwohl verschiedene Organisationen von bestimmten Zahlen sprechen, die unbedingt eingehalten werden müssen. Wichtig ist, dass Du überhaupt drückst. Bedenke, die Person vor Dir hat weder Atmung noch Puls, ist also klinisch tot und wenn niemand etwas tut, ist die Person auch gleich hirntot. Hirntote bleiben tot, egal was Du oder ein Arzt veranlassen. Nur Du kannst vielleicht verhindern, dass der Hirntod eintritt, und hier ist es völlig egal, ob Du 10, 30, 50 oder 100mal pro Minute drückst. Theoretiker sagen 30/2 bei einer Rate von 100 pro Minute wären optimal. Dies bedeutet, dass Du jeweils 30mal schnell hintereinander drückst und danach zweimal beatmest, dann wieder 30mal drückst und so weiter. Die Drückfrequenz darf dabei eine Rate von 100 je Minute haben. Mach nach vier Zyklen eine Pause, in der Du Dich lang neben dem Patienten ausstreckst und dabei seine Vitalfunktionen per Atmung und Puls überprüfst. Durch die zwei Beatmungen sorgst Du dafür, dass neuer Sauerstoff in die Lungenflügel kommt und durch die Herzdruckmassage dafür, dass dieser Sauerstoff auch dahin kommt, wo er hin soll, nämlich in jede einzelne Körperzelle. Führt niemand bei dem Betroffenen eine HLW durch, so kann er nach einigen Minuten ohne Sauerstoff in den Zellen nicht mehr gerettet werden. Mach Dir keinen Kopf, wenn die HLW nicht dazu führt, dass Dein Patient kurz danach wieder aufsteht und weiterlebt. Mittels HLW jemanden wieder zum selbständigen Leben zu bekommen ist zwar möglich, aber sehr, sehr schwer. Aber es ist möglich. Das Ausstrecken Deiner Beine nach jeweils vier Zyklen ist sehr wichtig um nicht nach einigen Minuten selbst zum Opfer zu werden. Denn kniest Du längere Zeit neben Deinem Patienten, so klemmst Du die Blutzirkulation von Deinen Knien abwärts ab. Dies hat ein verändertes Volumen (Blutgefäße) in Deinem eigenen Kreislauf-System zur Folge. Deswegen stellen sich in Deinem Körper die Parameter »Blutflüssigkeit« und »zur Verfügung stehender Raum« neu aufeinander ein. Nach einer gewissen Zeit aber beginnen Deine Beine wegen Blutunterversorgung zu schmerzen. Den Schmerz übergehst Du eine Zeit lang, kannst ihm aber auf Dauer nicht widerstehen. Streckst Du erst jetzt Deine Beine, so steht Deinem System, welches eh sehr gestresst ist, plötzlich viel mehr Raum (Blutgefäße) zur Verfügung als vorher. Dein System muss sich neu organisieren. Da nun plötzlich Blut aus der Hirngegend abgezogen wird besteht die Gefahr, dass Du – der eigentliche Retter – bewusstlos wirst und vielleicht selbst Hilfe brauchst. Ein weiterer Vorteil durch das Ausstrecken der Beine alle zwei Minuten besteht in der Tatsache, dass dies eine prima Möglichkeit zur kurzen Erholung für Deinen Körper darstellt.

28.6 Stabile Seitenlage

Ist ein Patient bewusstlos aber ansonsten in Ordnung, so ist es besser, er wird in die stabile Seitenlage gebracht. Erbrochenes kann abfließen und er kann nicht an seiner eigenen Zunge ersticken. Lege ihn dazu so auf die Seite, dass seine Atemöffnungen frei liegen und nach schräg unten zeigen. So ist sichergestellt, dass diese frei bleiben und Speichel und andere Dinge ungehindert abfließen können. Beachte, dass der Patient gut vor Hitze und Kälte geschützt werden muss. Gerade die Bodenkälte entzieht in kurzer Zeit zu viel Körperwärme, lege also in erster Linie unter den Patienten einen entsprechenden Schutz. Rettungsdecken alleine unter dem Patienten sind als Kälteschutz nicht geeignet.

28.7 Beingeschwür

Siehe »Weißkohl« in diesem Buch.

28.8 Blase

Eine Blase kannst Du Dir laufen, wenn wie beim »Wolf gelaufen« die Haut ständiger Reibung oder Druck ausgesetzt ist. Besser wäre es, die Blase völlig unangetastet zu lassen, das geht aber in der Regel nicht. In dem Fall musst Du fast wie bei »Dorn in der Haut« vorgehen:

1. Stelle waschen
2. Stelle desinfizieren
3. Blase mit der desinfizierten Spitze einer Kanüle oder einer Nadel nur sehr klein öffnen
4. Flüssigkeit herausdrücken
5. Blasenhaut in keinem Fall entfernen
6. Blase nochmals desinfizieren
7. Zerdrückten Wegerich oder Schafgarbe auflegen und fixieren
8. Den Verband drei Tage lang jeden Tag erneuern
9. Die Stelle keiner weiteren Reibung oder Druck aussetzen (polstern)

Selbiges gilt bei Brandblasen. Die Blasenhaut sollte so lange dran bleiben bis sich darunter eine neue Hautschicht bilden konnte. Wichtig ist auch, dass keine Bakterien unter die Blasenhaut gelangen können. Die Polsterung des Schuhs mit einem Blatt der Königskerze oder einem Blatt der Nachtkerze kann weiterer Blasenbildung entgegenwirken.

Blasenentzündung

Eine Blasenentzündung kann durch kalte und nasse Füße, durch das Trocknen nasser Kleidung am Körper, längeres Sitzen auf einer sehr kalten Unterlage oder ungenügende Kleidung entstehen.
Erste Sofortmaßnahmen sind wechselwarme oder heiße Fußbäder, um die Durchwärmung von unten her zu realisieren. Bei arterieller Durchblutungsstörung (zum Beispiel Raucherbein) oder Krampfadern dürfen keine wechselwarmen Fußbäder durchgeführt werden. Die Blasengegend durch warme Auflagen (Bettflasche, warme Wickel) unterstützen, die

Beine dürfen während der ganzen Zeit nicht kalt werden. Die Fußbäder können mehrmals täglich wiederholt werden.

28.9 Blinddarmentzündung

Typisch für eine akute Blinddarmentzündung ist eine gekrümmte Haltung. Test: Den linken Unterbauch (der Blinddarm befindet sich rechts) des liegenden Patienten mit zwei Fingern eindrücken, dann ruckartig loslassen – jetzt werden im rechten Unterbauch die Schmerzen sehr viel stärker. Es muss unbedingt ärztliche Hilfe in Anspruch genommen werden ansonsten droht ein lebensgefährlicher Blinddarmdurchbruch. Oft wird eine Blinddarmentzündung von Appetitlosigkeit begleitet. In manchen Fällen kommt es beim Patienten zu Übelkeit, Erbrechen, Appetitlosigkeit, Verstopfung, Durchfall, Blähungen, leichtem Fieber, Schüttelfrost und/oder einer Schwellung des Bauchs. Ist der Blinddarm lediglich gereizt, so kann mit Ingwer, rohem Knoblauch und Zitrone der Entzündung des Darms entgegengewirkt werden. 2–3 Zehen rohen Knoblauch zerdrücken und essen. Zitrone-/Ingwertee mehrmals am Tag trinken. In dieser Zeit keine schwer verdaulichen, fettreichen Lebensmittel zu sich nehmen. Hühnersuppe, Porridge (siehe hierzu den Abschnitt Haferlocken) und ähnliches ist angebracht.

28.10 Blutung

Bei einer Blutung – egal welcher Art – handelt es sich um eine Öffnung der Schutzbarriere Haut in den Körper hinein. Aus diesem Grund sollte zu Beginn zuerst einmal etwas Blut fließen dürfen, um eventuell eingedrungene Bakterien auszuschwemmen. Zuviel solltest Du allerdings nicht fließen lassen, denn der durchschnittliche menschliche Körper besitzt nur etwa sechs bis sieben Liter, je nach Größe. Verlierst Du einen halben Liter Blut, so macht Dir das recht wenig aus, verlierst Du allerdings einen Liter davon, so hat dies schon gravierende Auswirkungen auf Dich, bis hin zum Schockzustand. Verlierst Du zwei Liter Blut, so ist dies schon als lebensbedrohlich einzustufen. Eine Blutung muss zuerst einmal in eine arterielle oder venöse Blutung unterteilt werden, je nachdem musst Du schnell handeln. Der Grund dafür ist, dass das Herz die komplette Blutmenge innerhalb von etwa einer Minute einmal durch den ganzen Körper schickt. Die Blutfließgeschwindigkeit hängt hierbei von der Größe (Dicke) der Blutbahnen ab und variiert von 50 cm/Minute (in den Schlagadern) bis 2 mm/Minute (in den Kapillaren). Wenn Du ansonsten gesund bist, kannst Du die Unterscheidung »arteriell« oder »venös« anhand dreier Merkmale verifizieren:

1. Stärke der Blutung
2. spritzend oder fließend
3. Farbe des Blutes

Arterielle Blutung

Eine arterielle Blutung erkennst Du an einer starken pulsierenden und/oder spritzenden Blutung. Das Blut aus einer Arterie ist in der Regel von hellroter Farbe, da es gut sauerstoffangereichert ist. Eine venöse Blutung hingegen spritzt nicht, sondern läuft beständig, das Blut ist von dunkelroter Farbe, es ist mit dem Abfallprodukt Kohlendioxid (CO_2) angereichert. Da Du bei einer arteriellen Blutung in kurzer Zeit sehr viel Blut verlieren kannst, ist schnelles Handeln und die Stillung der Blutung angesagt. Bei einer starken, arteriellen Blutung hast Du nur eine Chance, wenn Du das betreffende Blutgefäß schnell abbindest oder direkt die betroffene Arterie abklemmst, vorausgesetzt Du weißt wie das geht. Es gibt auch sogenannte Arterienklemmen wie sie in OPs angewandt werden. Vergiss solche Dinge. Ist Deine Arterie durchtrennt, so wirst Du kaum in der Wunde wühlen wollen, um nach ihr zu suchen. Binde schnellstmöglich den betreffenden Arm oder das Bein mit dem Silikonschlauch oder Tourniquet aus Deinem EH-Kit ab und ziehe fest zu. Fixiere die Abbindung und sondiere erst dann die Wundsituation. Eine Abbindung sollte nicht länger als 30 Minuten am Stück bestehen bleiben, ansonsten sind schwere Gewebeschäden zu erwarten.

Je nach vorliegender Situation musst Du nun Entscheidungen treffen. Vielleicht suchst Du nach der Arterie in der Wunde und bindest diese dann isoliert ab. Bedenke unbedingt, dass eine solche Wunde für Bakterien eine Öffnung in den Körper so groß wie ein Scheunentor darstellt. Ich sage nur Desinfektion, Desinfektion, Desinfektion. Das verletzte Körperteil sollte in jedem Fall hoch gelagert werden um Druck aus den Gefäßen zu nehmen. Vielleicht entscheidest Du, die Abbindung alle zehn bis 20 Minuten für zwei Minuten zu öffnen, um das Gewebe wieder mit Sauerstoff zu versorgen und zeitgleich eine medizinische Fachperson zu suchen.

Druckverband

Ist die arterielle Blutung nicht zu stark, so kann man sie in der Regel durch einen Druckverband in den Griff bekommen. Lege dazu zuerst einen normalen Verband an. Nach zwei bis drei Bindenlagen legst Du genau über die Wunde einen Druckverstärker in Form eines Stockes, eines weiteren Verbandpäckchens oder ähnlichem. Hilft der Druckverband nicht und die Blutung läuft weiter, so lege einen zweiten Druckverband über den ersten. Hilft auch das nicht, so binde die Extremität jeweils für mehrere Minuten ab und löse dann die Abbindung wieder. Während der Abbindung hat das im Verband befindliche Blut Gelegenheit zu stocken und dadurch einen Wundverschluss zu erzeugen. Siehst Du kein Blut mehr fließen, so lasse Wunde und Extremität in Ruhe und lagere sie erhöht.

Arterie verschließen

Erzielst Du mit Deinen Druckverbänden keinen Erfolg und hast keinen Zugang zu medizinischem Personal, so muss die verletzte Arterie verschlossen werden. Kleinere Arterien lassen sich mit Hitze (heißer Stahl) »verschweißen«, größere Arterien müssen durch das setzen einer Gefäßnaht verschlossen werden. Hast Du kein Nähmaterial zur Hand oder keine Ahnung von Gefäßnähten, so besteht allerdings noch eine geringe, aber durchaus mögliche Chance. Große Arterien lassen sich in Wunden greifen, sie lassen sich sogar bis zu einem gewissen Grad aus der Wunde ziehen. So ist es möglich die Arterie für sich separat abzubinden. In der Regel werden unsere verschiedenen Körperregionen nicht nur durch eine Arterie mit Blut versorgt. Fällt eine Arterie durch Abbindung aus, so übernehmen in der Regel andere Blutgefäße die Versorgung der betroffenen Körperregion. Dies alles sind schwerwiegende Eingriffe in den Körper, die schwerwiegende Folgen für die betreffende Person haben können. Lasse daher solche Wunden immer von medizinisch ausgebildeten Personen versorgen. Der Desinfektion muss in solchen Fällen höchste Aufmerksamkeit geschenkt werden.

Venöse Blutung

Eine venöse Blutung unterliegt nicht der Dramaturgie einer arteriellen Blutung. Auch eine Kapillarblutung (Schürfwunde) stellt eine venöse Blutung dar. In Deinen Venen herrscht nicht der hohe Druck wie in Deinen Arterien. Aus dem Grund sind venöse Verletzungen besser zu handhaben als arterielle. Eine venöse Blutung muss in der Regel nicht per Druckverband behandelt werden, es reicht in der Regel ein Verband, einen zweiten wirst Du nicht benötigen. Dennoch kannst Du auch über die Venen mit der Zeit zu viel Blut verlieren und in einen Schockzustand geraten. Auch bei venösen Verletzungen muss der Desinfektion größtes Augenmerk geschenkt werden.

28.11 Bronchitis

Von einer Bronchitis spricht man, wenn die Ausatemgeräusche durch rasselnde, pfeifende oder schmurgelnde Geräusche begleitet werden und der Patient beim Husten Auswurf hat. Schleimlösende Mittel und Tees können hier ebenso Linderung verschaffen wie eine pure Salzwasserinhalation oder die Inhalation des heißen Salzwasserdampfs.

VORSICHT: Eine unbeachtete Bronchitis kann zur Lungenentzündung führen.

28.12 Bruch

Ein Knochenbruch ohne die fachgerechte medizinische Versorgung kann zu deutlichen Bewegungseinschränkungen oder Immobilität durch falsches Zusammenfügen der Knochen führen. Es muss unbedingt versucht werden den gebrochenen Knochen – auch wenn es höllisch weh tut – in die richtige Position zu bringen. Die korrekte Ausrichtung muss schnell passieren bevor das umgebende Gewebe anschwillt. Ist der Knochen ausgerichtet, so muss er unbedingt sehr stabil fixiert werden, ohne dass Blutgefäße dabei abgedrückt werden. Zum stabilisieren nimmst Du Stöcke und Tape. Die Stöcke kannst Du mit etwas Mull oder anderem Polstermaterial gegen die Bildung von Druckstellen unterlegen. Der Knochen muss mindestens drei Wochen absolut still gelagert werden und darf in keinem Fall vor Ablauf von fünf Wochen belastet werden, auch nicht leicht. Im anderen Fall kann eine lebenslange Behinderung daraus resultieren. Auch in diesem Fall können Beifuß und Schöllkraut unterstützend eingesetzt werden.
Handelt es sich um einen offenen Bruch, ein Knochen hat also die Haut durchstoßen, so muss ein Streckverband angelegt werden. Die Extremität muss durch den Streckverband auseinandergezogen werden. Eine intensive Desinfektion darf nicht vergessen werden, auch innerhalb der Wunde nicht. Die Extremität gut fixieren und die Wunde keimfrei abdecken. Ein offener Bruch sollte immer – wenn möglich – in einem Krankenhaus behandelt werden, die Infektionsgefahr und verschiedene Komplikationsmöglichkeiten sprechen ganz klar dafür. Um mit gebrochenen Knochen umzugehen ist oftmals eine Schmerzstillung von Vorteil. Beachte hierzu den Abschnitt Lidocain.

28.13 Darmprobleme

Bei Magen- und Darmproblemen hilft in jedem Fall folgende Vorgehensweise: Hafer- oder Reisschleim mit Salz und geriebene Möhren zu einer Suppe zerkochen und über den Tag verteilt zu essen geben. Auf ausreichend Flüssigkeitszufuhr achten. Speisen und Getränke jeweils absolut ungesüßt verabreichen.

28.14 Durchfall

So viel geriebenen Apfel zu essen geben wie der Kranke aufnehmen kann. Beifußtee oder Brombeerblättertee zu trinken geben, (siehe hierzu auch den Abschnitt »Darmprobleme«).

28.15 Dorn oder Holzsplitter in der Haut

In der Natur unterwegs zu sein bedeutet auch oftmals Kontakt mit Pflanzen zu haben, die als Abwehrmechanismus Dornen tragen. Auch beim Beerensammeln kannst Du Dir leicht mehrere Dornen einfangen. Die Arbeit mit Holz birgt immer die Gefahr sich einen Splitter unter die Haut zu rammen. Beide, Dorn sowie Splitter, können sich sehr unangenehm entzünden, wenn sie nicht zeitnah entfernt werden. Kannst Du den Fremdkörper weder mit den Fingernägeln noch mit der Pinzette herausziehen dann gehe folgendermaßen vor:

1. Stelle waschen
2. Stelle desinfizieren
3. Einstichstelle mit der desinfizierten Spitze einer Kanüle oder dem Skalpell öffnen
4. Fremdkörper mit der Spitze der Kanüle oder einem desinfizierten spitzen Gegenstand entfernen
5. geöffnete Stelle anschließend nochmals desinfizieren
6. zerdrückten Wegerich oder Schafgarbe auflegen und fixieren
7. drei Stunden später alles entfernen, die Wunde ist ausreichend verschlossen

Alternative Methode:
Eine Scheibe Zwiebel oder Tomate für etwa eine Stunde auf die Stelle auflegen und fixieren. Die Haut wird dadurch aufgeweicht und der Splitter lässt sich leicht entfernen.

28.16 Entzündungen

Entzündungen an Gelenken oder Muskeln sollten möglichst zeitnah gekühlt werden. Hierzu ein Tuch mit Materialien beaufschlagen, welche möglichst lange Energie abgeben. Quark hat diese tolle Eigenschaft. Hast Du keinen Quark zur Hand so tut es auch Wasser, dieses solltest Du aber öfters austauschen oder immer wieder ein wenig davon über das Tuch geben. Beinwell oder Beifuß unter das Tuch und direkt auf die betroffene Stelle zu legen, kann Linderung verschaffen. Viermal täglich eine Tasse Tee aus Birken- und Brennnesselblättern zu trinken kann helfen, die Entzündung von innen zu bekämpfen und Entzündungsstoffe auszuscheiden.

28.17 Erfrierungen an Händen und/oder Füßen

Eiskalte, gefühllose Extremitäten sind ein Anzeichen für Erfrierungen, zumindest einer deutlichen Unterkühlung. Die betroffenen Extremitäten in keinem Fall in heißes Wasser eintauchen. Isolierend einpacken und danach sehr dosiert Wärme zuführen. Warme Getränke verabreichen, um dem Blut etwas Energie zu geben.

28.18 Erkältung, Schnupfen, Fieber, Grippe

Dinge wie Schnupfen, Erkältung oder Grippe werden genauso wenig an Dir vorbei gehen wie Fieber, nur weil Du Dich draußen in der Natur aufhältst. Deswegen macht es meiner Meinung nach viel Sinn, einige Stücke junge Weidenrinde sowie einige Blätter in Deinem Gepäck mitzuführen. Im Frühjahr ist zwar der Effekt aus diesen Pflanzenteilen größer, besser ist es aber überhaupt einen Effekt zu erreichen. Du kannst im nächsten Frühjahr dann eine neue Ernte anstreben. Weide ist auch ein ganz hervorragendes Schmerzmittel, was man immer gut gebrauchen kann. Bei Fieber hat sich ein Tee aus Hagebutten, die auch im späten Jahr noch zu finden sind, bewährt. Bei Grippe nicht gleich am ersten fieberfreien Tag wieder aufstehen, sondern noch im Bett liegen bleiben. Empfindliche Personen sollten vorbeugen wie unter »Die beste Erste Hilfe« erläutert.

28.19 Fieber

Viele Leute halten Fieber für eine Krankheit, das ist aber falsch. Fieber ist ein notwendiger Schritt der körpereigenen Abwehrsysteme, um Invasoren (Viren, Bakterien) großflächig zu verbrennen. Bei der kleinsten Temperaturerhöhung sofort mit fiebersenkenden Maßnahmen entgegen zu steuern kann genau in die falsche Richtung gehen. Eine Möglichkeit, wenn auch eine recht ungenaue Fieber zu messen, ist die Handrückentechnik. Du legst zuerst Deinen Handrücken an Deine Stirn, fühlst die Temperatur und legst ihn dann sofort auf die Stirn Deines Patienten. Auf diese Art lassen sich bereits sehr geringe Temperaturunterschiede ermitteln, allerdings kannst Du nicht festlegen wie hoch der Unterschied ist, lediglich ob einer vorhanden ist. Für die genaue Messung brauchst Du ein geeignetes Messgerät. (s. Anamnese- und Behandlungs-Kit). Üblicher Weise werden die Stellen Stirn, Achsel, Mund oder After für die Temperaturmessung verwendet, wobei die rektale Messung (After) die genaueste ist. Eine Temperaturmessung unter der Achsel ergibt in der Regel 1 °C weniger als rektal, berücksichtige dies. Steigt das Fieber zu hoch (über 41 °C) so beginnen körpereigene Eiweiße zu gerinnen und es besteht Lebensgefahr. Bei zu hohem Fieber kann man kühle Wickel um den Kopf legen, oder bei Bedarf auch um die Waden. Das kann sogar bis zum Kältebad gehen.

28.20 Fremdkörper im Hals – Heimlich-Methode

Kann die betroffene Person den Fremdkörper im Hals (in der Luftröhre) nicht selbst durch abhusten entfernen, so unterstütze sie indem Du dieser dabei mittelstark auf den Rücken klopfst. Ist die Luftröhre jedoch ganz verstopft und die Person bekommt den Pfropfen nicht selbst herausgewürgt, so kann vielleicht nur noch die Anwendung der »Heimlich-Methode« helfen. Die Technik der »Heimlich-Methode« lernst Du in einem Tactical-First-Aid-Kurs oder auch in einem normalen, guten Este-Hilfe-Kurs. Du kannst zwar – bei falscher Durchführung beim Patienten etwas kaputt machen, tust Du jedoch gar nichts, so wird dieser nach wenigen Minuten ersticken. Stelle Dich zur Durchführung der »Heimlich-Methode« direkt hinter Deinen Patienten, lege Deine Arme um ihn und fasse Dich an Deinen vor seinem Bauch liegenden Händen. Eine Hand ist zur Faust gebildet und mit dem erhöhten Daumenknöchel Richtung Magen auf dem Bauch aufgelegt. Die andere Hand umfasst die Faust. Ziehe nun mit aller Kraft die geballte Faust schnell und ruckartig nach innen-oben. Mit etwas Glück löst sich der Pfropfen durch den erzeugten Überdruck.

28.21 Gelenkschmerzen

Siehe »Rainfarn« in diesem Buch.

28.22 Hämorrhoiden

Siehe »Weißkohl« in diesem Buch.

28.23 Gehirnerschütterung

Durch einen Sturz oder einen vom Baum herabfallenden Ast etc. ist es leicht möglich, eine Gehirnerschütterung davon zu tragen. Eine Gehirnerschütterung kann zu Flüssigkeitsaustritt aus Ohren und Nase, Schwindel, Brechreiz, Übelkeit, Bewusstlosigkeit, starren Pupillen, Anteilslosigkeit, Krämpfen, Reaktionslosigkeit, etc. führen. Einige Tage absolute Ruhe in liegender Position sind in diesem Fall unbedingt einzuhalten.

28.24 Hand-Fuß-Mund-krankheit

Von dieser Vireninfektion sind in erster Linie Kinder betroffen. Auslöser ist fehlende oder zu geringe Hygiene. Es bilden sich an Händen, Füßen, um den Mund und im Mundraum Bläschen. Diese Vireninfektion ist hoch ansteckend. Andere Kinder in der Gruppe sollten in keinem Fall Kontakt mit den Erkrankten haben. Höchste Hygieneintervalle und -abläufe sind erforderlich. In der Regel heilt diese Infektion bei korrekter Hygiene in etwa acht Tagen ab, kann aber auch bis zu fünf Wochen andauern. Ist die Infektion im Mundraum angekommen, so verweigern betroffene Kinder oft Flüssigkeit und Nahrung aufzunehmen, da dies mit Schmerzen verbunden ist. Gesunde erwachsene Personen sind von dieser Infektion eher nicht bedroht. Hier hilft Hygiene einzuhalten und die Bläschen mit einer antiviralen Heilsalbe zu versehen, man sollte den Kindern aber keine Schmerzmittel verabreichen. Im Krankheitsverlauf ergibt sich zuerst eine erhöhte Körpertemperatur bis hin zum Fieber. Danach bilden sich an Händen, Füßen und um den Mund herum kleine rote Stellen. In der Mitte der kleinen Hautrötungen bilden sich in der Folge juckende, flüssigkeitsgefüllte Bläschen. Ich persönlich spüle mit der Chlordioxid-Fertiglösung bei Viren- oder Bakterientätigkeit im Mundraum und/oder auf Körperoberflächen.

28.25 Haut- oder Nagelpilz

Bist Du lange unterwegs und kannst Dich nicht ausreichend um Deinen Körper kümmern, so kann sich durch viel Feuchtigkeit (Regen, Schweiß) in Verbindung mit Hautverletzungen durch Aufreiben etc. ein Hautpilz an verschiedenen Stellen des Körpers einnisten. Manche Pilzsporen sind auf unserer Haut immer präsent und entwickeln sich je nach Situation. Eine für Hautpilze günstige Situation kann durch

fehlende, genauso wie durch übertriebene Hygiene unterstützt werden. Die Behandlung eines Hautpilzes ist langwierig, besser ist es, es erst gar nicht so weit kommen zu lassen. Ein altes Hausmittel rät, die betroffene Stelle mehrmals täglich mit einer Zitronenschale abzureiben. Ich persönlich verwende dazu Chlordioxid und habe damit auch bei sehr hartnäckigem Nagelpilz beste Resultate erzielt.
Hast Du ein Antimykotikum, also ein Pilz-Medikament, in Deiner Erste-Hilfe-Ausrüstung, so kannst Du dieses verwenden. Apfelessig ist ebenso ein probates Mittel, das bis zu zweimal täglich angewandt wird. Alternativ hilft auch das tägliche Auftragen einer Natronpaste: Ein bis zwei Teelöffel Natron mit ein paar Tropfen Wasser verrühren. Die Paste dann einmal alle zwei Tage auf den befallenen Bereich auftragen und nach zehn bis 15 Minuten wieder abwaschen.

28.26 Hitzeerschöpfung

Zeigt sich durch totales Durchgeschwitztsein und meist hochroten Kopf und kalten Schweiß. Lösung: Sofort Schatten aufsuchen, Ballast ablegen, ausruhen und ausreichende Flüssigkeitsaufnahme.

28.27 Hitzschlag

Bei einem Hitzschlag ist dringend Hilfe erforderlich, ansonsten droht ein Kreislaufkollaps. Der Körper ist sehr heiß (bis zu 40 °C), kann aber aufgrund von fehlendem Wasser nicht mehr schwitzen. Geistige Verwirrung kann oft beobachtet werden, bedingt durch ein sich bildendes Hirnödem. Lösung: Sofort Kleidung und Ballast ablegen, Schatten aufsuchen, Flüssigkeitsaufnahme, Isotonische Lösung verabreichen, Kreislauf entlasten (siehe hierzu den Abschnitt »Schock«). Den Körper von außen und innen langsam abkühlen (Getränke, Wickel).

28.28 Hühneraugen

Auf dem Marsch nicht beachtete Druckstellen am Fuß oder Fehlbelastungen können leicht zu einem Hühnerauge führen. Es handelt sich hier um eine kegelartig erhöhte Entzündung mit rotem Zentrum bis zur Hautöffnung (oft eitrig). Mögliche Abhilfe schaffen z. B. zerschnittene Rosinen, oder ein mit Haushaltsessig getränkter Tupfer, oder Arnika-Tinktur, oder den Saft des Schöllkrauts draufgeben und mit einem Verband abdecken. Du kannst auch Salicylsäure haltige Produkte auflegen und fixieren (Weidenrinde, zerdrücktes Aspirin), dann musst Du aber die betroffene Hautstelle anschließend mit einer Fettsalbe pflegen. Auch eine über Nacht mit Zitronensaft beträufelte Zwiebelscheibe auf dem Hühnerauge fixiert führt nach etwa acht Tagen/Nächten zum Ziel. Versuche niemals Hühneraugen selbst heraus zu schneiden, hässliche behandlungswürdige Wunden und Entzündungen können das Ergebnis sein. Hühneraugen verhinderst Du durch Einreiben mit Schweineschmalz/Schmierseife oder viel Barfußlaufen.

28.29 Husten

Bei Husten sollte die Lunge »abgehört« werden (siehe hierzu auch den Abschnitt »Lungenentzündung«). Nimmst Du beim Abhören kein Rasseln in der Lunge wahr, so handelt es sich lediglich um einen ganz normalen erkältungsbegleitenden Husten. Mache in dem Fall Brustwickel mit heißem Wasser, einen besseren Effekt erzielst Du aber, wenn Du einige Zwiebelscheiben mit auf die Haut auflegst. Eine weitere Möglichkeit besteht darin, dass Du aus 100 Gramm Schweineschmalz und zwei Teelöffeln geriebenem Muskat eine Paste anfertigst, diese vorne und hinten auf den Brustkorb aufträgst und mit Tüchern abdeckst, das Ganze kann dann über Nacht einwirken. Eine zusätzliche Verbesserung kannst Du durch Zufügen von zwei Tropfen Eukalyptusöl erreichen. Hast Du weder

Muskat noch Eukalyptusöl zur Hand, dann reicht auch nur Schweineschmalz. Hustentee in Form von Huflattich, Wegerich, etc. können gut unterstützend wirken.

28.30 Kopfläuse

Siehe »Rainfarn« in diesem Buch.

28.31 Kopfschmerzen/ Migräne

Kopfschmerzen können verschiedene Ursachen haben wie z.B. Hitzeerschöpfung, Hitzschlag, Überlastung, Stress oder Dehydrierung. Sind solche Auslöser auszuschließen, dann kannst Du auf Kopfschmerzen/ Migräne durch Weidenrindenextrakt oder -tee lindernd einwirken. Die Augen zu schließen und dunkel zu belegen sowie einen feuchten, kühlenden Lappen aufzulegen kann eine weitere Linderung bringen. Manche Leute sagen, schwere, dauerhafte Migräneanfälle könnten unter Verwendung von Cannabis erfolgreich behandelt werden.

28.32 Krämpfe

Bei einem Krampf zieht sich ein Muskel oder eine Muskelgruppe schmerzhaft zusammen. Dehne den Muskel und massiere ihn und verabreiche eine Isotonische Lösung. Löse zwei Zucker- und ein Salzstick (1/4–12 Tl Salz) in einem Glas Wasser auf und lasse dies trinken. Danach braucht der Muskel etwas Ruhe um sich zu beruhigen. Danach kann langsam wieder Belastung aufgebaut werden, es muss auch auf ausreichende Flüssigkeitsaufnahme geachtet werden. Eine mindestens sechswöchige Behandlung mit hohen Magnesiumdosen ist angebracht.

28.33 Lungenentzündung

Stellst Du beim »Abhören« der Lunge ein Rasseln fest, so handelt es sich in der Regel in Verbindung mit Husten um eine Lungenentzündung. Eine Lungenentzündung kann schnell lebensbedrohliche Ausmaße annehmen. Nach Möglichkeit unbedingt in ärztliche Behandlung begeben. In der Regel muss eine Lungenentzündung mit Antibiotika behandelt werden. Sind weder Arzt noch Antibiotika verfügbar, so kann wie folgt alternativ aber nicht mit gleicher Qualität vorgegangen werden: Bei hohem Fieber, kühle, ableitende Wickel um den Oberkörper legen und im 30-Minuten-Takt wechseln. Bei Beschwerden ohne Fieber, feuchtheiße Wickel und Senfwickel anlegen. Den Lungenbereich vorne und hinten mit Schweineschmalz einreiben und über Nacht bedeckt belassen. Hustentee, wie unter »Husten« beschrieben, zu trinken geben.

VORSICHT: Eine unbeachtete Lungenentzündung kann zu einer Rippenfellentzündung führen.

Eine Rippenfellentzündung liegt dann vor, wenn der Patient beim Atmen Schmerzen in der Brust verspürt, und diese nachlassen sobald er den Atem anhält. Je länger Du also untätig abwartest, umso schwerer kann sich ein anfangs harmloser Zustand ausbilden und dadurch die Heilung erschweren oder gar unmöglich machen. Die Rippenfellentzündung wird identisch wie die Lungenentzündung behandelt.

28.34 Madenwürmer

Siehe »Bärlauch« in diesem Buch.

28.35 Magengeschwür

Siehe »Weißkohl« in diesem Buch.

28.36 Magen- und Darmprobleme

Bei Magen- und Darmproblemen hilft in jedem Fall folgende Vorgehensweise: Hafer- oder Reisschleim mit Salz und geriebenen Möhren zu einer Suppe zerkochen und über den Tag verteilt zu essen geben. Auf ausreichend Flüssigkeitszufuhr achten. Speisen und Getränke jeweils absolut ungesüßt verabreichen.

28.37 Mandel-/Ohrenentzündung

Bist Du mit Kindern unterwegs, so sind Ohren- und Mandelentzündungen keine Seltenheit. Zwiebelscheiben außen an den betreffenden Stellen auflegen und über Nacht fixieren. Am Hals kann die Fixierung per Umschlag geschehen, an den Ohren (hinter und vor dem Ohr) per aufgelegtem und mit Binde fixiertem Tüchlein. Bei einer Ohrenentzündung reichlich heißen Tee trinken. Bei Mandelentzündung mit kühlen Getränken für Linderung sorgen.

28.38 Menstruationsbeschwerden

Manche Frauen haben Probleme mit starken Menstruationsschmerzen. Die Person braucht Ruhe, sie soll sich hinlegen, eine Wärmflasche auf den Bauch legen und warmen Schöllkraut-, Weidenrinden-, Rotklee- oder Beifußtee trinken, oder besser noch eine Kombination daraus. Nach einer Weile wird es besser.

28.39 Mumps

Einen Umschlag mit warmem Speiseöl um den Hals- und Wangenbereich anlegen. Keine fiebersenkenden Mittel verabreichen. Bei hochroten und/oder klopfenden Stellen kühlende Quarkwickel platzieren.

28.40 Muskelquetschung

Siehe »Weißkohl« und »Rainfarn« in diesem Buch.

28.41 Ohr, Fremdkörper im

Unsere Ohren stellen für manche Tiere eine willkommene Gelegenheit dar, sich einen Unterschlupf zu suchen. Es ist warm und dunkel. Es gibt genug kleine Tiere, die genau solche Behausungen suchen. Natürlich ist es für uns nicht sehr angenehm, mit einem Krabbeltier im Ohr unterwegs zu sein. Eine schnelle Lösung kann sein, dass die für das Tierchen positiven Umgebungsbedingungen ins Gegenteil gekehrt werden. An dem Merkmal »dunkel« können wir nicht so schnell etwas ändern, aber an dem Merkmal »warm«. Nimm Deinen Schlauch aus dem EH-Kit, sauge mit dem Mund etwas kaltes Wasser in den Schlauch auf, halte nun das eine Ende des Schlauches an den Gehörgang und blase mit geringem Druck das sich im Schlauch befindliche Wasser hinein. Das Tierchen wird das gar nicht mögen und die Flucht antreten. Kommt es so weit aus dem Gehörgang, dass Du es mit der Pinzette aus dem EH-Kit greifen kannst, so entferne es ganz einfach. Eine alternative Vorgehensweise wird auch im Kapitel »Anamnese- und Behandlungs-Kit« erklärt.
Handelt es sich nicht um ein Tierchen, sondern um einen anderen Fremdkörper im Ohr, so kannst Du diesen auch mittels der aufgeführten Methode aus dem Ohr spülen. Auf diese Art lässt sich auch Sand, Schlamm und anderes aus dem Gehörgang spülen. Durch Spülung mit 3 %igem Wasserstoffperoxid löst Du auch zu viel Ohrenschmalz schonend auf. Zum Ausspülen von Gegenständen sollte das betroffene Ohr so gehalten werden, dass diese herausfallen oder -gespült werden können. Bleibt die erste Spülung ohne Erfolg, so wiederhole den Vorgang so lange bis Du Erfolg hast.

Der Patient sollte bei dieser Prozedur ganz sicher (am besten auf dem Boden) sitzen, da durch die Temperaturunterschiede von rechtem zu linkem Ohr Irritationen des Gleichgewichtssinns mit Schwindel auftreten können. Diese Reaktionen regeln sich aber nach kurzer Zeit wieder ein.
Ist das Ohrenschmalz auf diese Weise nicht zu lösen, so spüle mit handwarmem (in keinem Fall heißem) Öl, das löst jedes Ohrenschmalz zuverlässig an. Es spielt dabei keine Rolle, ob es sich um Speise- oder Maschinenöl handelt.

28.42 Raue Hände

Der ungewohnt lange Aufenthalt in freier Natur und der Umgang mit unterschiedlichsten Materialien lässt die Hände schnell rau werden. Raue Haut an den Händen neigt letztendlich zum Aufreißen und in der Folge zu Entzündungen. Damit dies nicht passiert, nimmst Du einen halben Teelöffel Zucker in die Hand, gibst etwas Speiseöl hinzu und verreibst diese Mischung zehn Minuten lang zwischen Deinen Händen. Danach abspülen und die Hände mit einer Creme behandeln.

28.43 Rissige Haut

Deine Haut ist Dein größtes Körperorgan und wenn sie weg wäre, würdest Du ersticken. Dennoch vernachlässigen viele ihre Haut als ob sie ihnen egal ist. Zu Hause wird Deine Haut nicht zu sehr strapaziert, dies ändert sich jedoch, je länger Dein Aufenthalt in freier Natur andauert. Deine Haut ist ständig Wind und Wetter sowie unterschiedlichen Temperaturen ausgesetzt, mit Deinen Händen fasst Du permanent trockene bis sehr trockene Dinge an. Alles Dinge, die Deiner Haut Feuchtigkeit und Fett entziehen. Fehlt Deiner Haut Fett und Feuchtigkeit, so kann sie den Zusammenhalt der Zellen nicht mehr aufrechterhalten, die Haut wird rissig. Durch kleine und kleinste Risse in der Haut können unerwünschte Bakterien die Hautbarriere überwinden und Entzündungen sowie größere Schäden an Deinem Körper bewirken (siehe hierzu den Abschnitt »Die Natur ›frisst‹ Dich«). Sorge immer dafür, dass Deine Hautbarriere zu 100% intakt ist. Deine Haut kannst Du mit Fetten oder Ölen sehr gut in ihrer Funktion als Bakterienbarriere unterstützen. Nimm dazu alles, was Fett/Öl beinhaltet. Hast Du eine Handcreme, Gesichtscreme oder anderes zur Hand – prima. Hast Du aber keine der üblichen Hautpflegeprodukte zur Hand, dann reichen auch ganz normale Speiseöle und -fette. Kannst Du keinen Nachschub besorgen, so bietet Dir die Natur ihre Fette und Öle an. Viele Samen wie die von Nachtkerzen oder Brennnesseln sind sehr ölhaltig. Auch das Öl der Bucheckern oder anderer Nüsse und Samen kann sehr gut für die Hautpflege verwendet werden. Hast Du keine Ölpresse zur Hand, so musst Du Dich mit dem zufrieden geben, was Dir die Naturprodukte und Deine Fertigkeiten bieten. Zerreibe hierzu Samen oder Nüsse mit zwei flachen Steinen zu einem feinen Brei und gib diesen dann auf die betreffenden Hautstellen. Bei Verwendung von Nüssen mit viel Gerbsäure (Walnüsse, Eicheln, etc.) wird die Haut sehr braun eingefärbt, ein toller zusätzlicher Tarneffekt. Auch andere Pflanzen wie der Saft der Aloe Vera können sehr gut für die Hautpflege eingesetzt werden. Aloe Vera wächst auch in Mitteleuropa. Haben sich bereits Entzündungen in den Hautrissen gebildet, so reinige und desinfiziere die Haut dort zuerst mit einem Brei aus Wegerich oder Schafgarbe. Ich persönlich verwende dazu die Chlordioxid-Fertiglösung.

28.44 Schilddrüsenunterfunktion

Bei Schilddrüsenunterfunktion fehlt dem Körper das für ihn wichtige Jod. Ein milder Jodausgleich kann durch den täglichen Verzehr von Rucola erreicht werden. Rucola (Rauke) wächst das ganze Jahr über.

28.45 Schlangenbiss

Die wenigsten Schlangenbisse enden tödlich. Hat Dich eine Schlange gebissen, so kannst Du die Bissstelle mit einem scharfen Messer einschneiden und versuchen Teile des Giftes auszudrücken. Es wird Dir in keinem Fall ganz gelingen. Binde die Extremität nicht ab und halte sie nicht höher als Dein Herz. Eine Abbindung unterstützt die Bildung von Nekrosen (Gewebszerstörungen) und die Hochlage der Bissstelle bringt das Gift schneller in alle Körperregionen. Sauge die Bissstelle in keinem Fall aus. Durch Schlangengift wird in der Regel eine Schwellung provoziert. Eine Schwellung des Mund- und Rachenbereichs kann ohne ärztliche Hilfe rasch zum Erstickungstod führen. Da eine Schwellung zu erwarten ist, entfernst Du nach dem Biss umgehend alle einengenden/einschnürenden Dinge wie Ringe, Schmuck, Kleidung, etc. Zerdrückten Wegerich auf die Bissstelle aufzulegen kann deutliche Linderung verschaffen. Bleibe in jedem Fall ruhig, Dein größter Feind ist jetzt Deine eigene Psyche. Setze Dich ruhig in den Schatten und gib Deinem Körper Gelegenheit, das Gift zu neutralisieren. Springe auf keinen Fall nervös in der Gegend herum.

28.46 Schneeblindheit

Anzeichen dafür sind gereizte Augen und Irritationen beim Blick in helle Lichtquellen. Augen für 24 Stunden »stilllegen« und geschlossen halten, es geht vorbei. Aufkommende Schmerzen mit entsprechenden Mitteln (siehe hierzu den Abschnitt Lidocain) bekämpfen. Anschließend in Schneegegenden eine Blende mit sehr schmalen Sehschlitzen oder eine Sonnen- oder Gletscherbrille verwenden.

28.47 Schock

Ein Schock kann unterschiedliche Auslöser haben (Schreck, Schmerz, Verletzung, Angst) und kann zu einem lebensbedrohlichen Kreislaufzusammenbruch führen. Schock bedeutet, dass die zur Verfügung stehende Blutmenge und die vorhandenen Blutgefäße raum- und mengenmäßig nicht mehr zusammenpassen.

Merke: Es ist wesentlich einfacher, einen Schockpatienten zu stabilisieren als einen zusammengebrochenen Kreislauf wieder in Gang zu bekommen. Also, schnelle und konsequente Handlung sind hier gefragt.

Wie kannst Du einen vorliegenden Schock erkennen?
Ein Schockpatient hat in der Regel eine bleiche, fahle Hautfarbe (durch zurückgewichenes oder fehlendes Blut), oft kalten Schweiß auf der Stirn (Stoffwechsel rast), verhält sich fahrig und unkonzentriert, kann nur schlecht bis zögernd konkrete Antworten geben, reagiert oft unrealistisch, da die Durchblutung des Gehirns im Schockzustand oft zu wünschen übriglässt.

Die Lösung:
Der Betroffene muss sich sofort hinlegen, am besten Beine etwa 20–40 Zentimeter anheben (Selbstinfusion). Blutungen müssen sofort gestillt werden, den Patienten warm einpacken (vor allen Dingen Schutz gegen die Bodenkälte) und ständig seinen Bewusstseinszustand überwachen. Bei Bewusstlosigkeit den Patienten sofort in eine stabile Seitenlage bringen und alle paar Minuten Kreislauf sowie Atmung überprüfen, bei Herzstillstand sofort mit der Herz-Lungen-Wiederbelebung beginnen.

28.48 Schnitt, tiefer

Du musst draußen sehr viel mit scharfen Instrumenten (Messer, Säge, Axt) umgehen. Einmal abrutschen und das Malheur ist passiert. Hast Du bei dem Schnitt auch eine Arterie verletzt so wird die Wunde stark bis spritzend bluten, gehe rasch vor wie unter »Blutung« beschrieben. Fließt das Blut gleichmäßig so lasse es kurze

Zeit bluten damit eventuell eingedrungene Keime durch das Blut ausgeschwemmt werden können. Während dieser Zeit kannst Du die Wunde und die Wundumgebung schon desinfizieren. Verbinde danach die Wunde, damit weder Schmutz noch Bakterien eindringen können. Mit frischem Baumharz lassen sich Wunden sehr gut schützen. Harz wirkt antiseptisch und hält Bakterien fern.

28.49 Sonnenbrand

Die Haut ist stark gerötet, drückt man kurz einen Finger auf eine gerötete Hautstelle so verfärbt sie sich weiß, wird danach aber schnell wieder so rot wie vorher. Um den Schaden nicht größer werden zu lassen, muss die Sonne unbedingt gemieden oder alle Hautstellen durch eine Schutzschicht vor den direkten Sonnenstrahlen geschützt werden. Dies können sein Schatten, Kleidung, Sonnenschirm, Sonnenmilch oder Wasser-Asche-Gemisch. Die betroffenen Hautstellen mit After Sun, Kokosöl oder einer entsprechenden Heilsalbe versorgen. Ausreichend trinken, da durch den Sonnenbrand vermehrt Flüssigkeit an die Umgebung abgegeben wird. Auf keinen Fall die betroffenen Hautstellen weiterhin den Sonnenstrahlen aussetzen, es drohen schwere und schwerste Hautschäden bis hin zu Krebs. Honig auf bereits bestehenden Sonnenbrand aufgetragen hilft die Heilung zu verkürzen.

28.50 Tierbiss

Tierbisse sind von störend über stark blutend bis tödlich einzustufen. Nicht jeder Biss ist automatisch auch ein tödlicher. Ein Tierbiss ist jedoch in jedem Fall hochinfektiös. Tiere, gerade Fleischfresser, haben oft viele Parasiten, Bakterien und Gifte an ihren Zähnen, die durch den Biss in die Wunde gelangen. Aus dem Grund sollte ein Biss zuerst einmal nicht genäht werden. Schnelles Handeln ist angesagt, wenn einer Infektion entgegengewirkt werden soll. Zuerst muss die Wunde gut gesäubert und mit sauberem Wasser gespült werden. Lidocain kann zur Schmerzstillung beitragen. Danach gebe ich zum Beispiel ausreichend Chlordioxid in und über die Wunde, belege sie dann mit einem Wundheilmittel wie Wundsalbe, Wegerich oder Schafgarbe und mache einen lockeren, luftigen Verband darum. Täglich zweimaliges Reinigen und Desinfizieren bis zur kompletten Schließung der Wunde ist obligatorisch. Ist medizinische Hilfe erreichbar, so ist eine Tetanus- und Tollwutimpfung sehr empfehlenswert, falls ein entsprechender Schutz nicht schon vorhanden ist.

28.51 Unterkühlung

Zuerst wird es Dir kalt, änderst Du nichts an der Situation, so beginnst Du am ganzen Körper zu zittern, in der Folge dann auch unkontrolliert. Bleibt die Situation weiterhin unbeachtet, so hört das Zittern irgendwann auf. Ab jetzt kann es schnell gefährlich werden. Apathie, Teilnahmslosigkeit, Bewusstlosigkeit, Organversagen und schließlich der Tod drohen. Sorge dafür, dass Du trocken und warm bist. Führe Wärme von außen und innen zu. Lass Dich am besten von einer anderen Person beobachten, Du musst bei Bewusstsein bleiben. Sobald sich das Zittern wieder einstellt, ist das Schlimmste überstanden.

28.52 Verbrennung

Die Stelle sofort mit kaltem Wasser oder durch Auflegen von kalten Gegenständen kühlen. In Brennnesselsud getränkten Mull auflegen und dafür sorgen, dass dieser nie austrocknet. Diese Behandlung mehrere Tage am Stück durchführen. Sobald sich neue Haut bildet, diese mit einer Heilsalbe oder wenigsten mit Öl oder Fett in ihrem Wuchs unterstützen. Auf Verbrennungen kann zur Unterstützung der Heilung auch Honig aufgetragen werden. Dieser wirkt antiseptisch und hält Bakterien fern.

28.53 Vergiftung

Eine Vergiftung ist durch Pflanzen jederzeit möglich. Treten Vergiftungserscheinungen direkt nach dem Verzehr einer Mahlzeit auf, so kann Erbrechen durch Rachenreizung oder dem schnellen Trinken von Salzwasser dafür sorgen, dass die Giftpflanzen aus dem Körper befördert werden bevor sie großen Schaden anrichten. Manche Giftpflanzen wie zum Beispiel die Herbstzeitlose oder manche Pilze zeigen ihre zerstörerische Wirkung jedoch erst einige Stunden nach der Aufnahme. In solch einem Fall nutzt Erbrechen überhaupt nichts mehr. Vergiftungserscheinungen sind gekennzeichnet von Kopfschmerzen, Übelkeit, Orientierungsverlust, Krämpfen, Speichelfluss, blutigem Stuhl, Durchfälle, etc.

Kennst Du Dich nicht sehr gut mit Pilzen aus, so solltest Du diese besser ganz von Deinem Speiseplan streichen, das Risiko ist es nicht wert.

Abhilfe bei Vergiftungen

Aktivkohletabletten oder kurz Kohletabletten

Im Vergiftungsfall wird Dir oft geraten, Kohletabletten oder eine größere Menge sehr klein zerstoßene Holzkohle mit viel Wasser zu trinken. Eine Faustregel besagt »je Kilogramm Körpergewicht ein Gramm Aktiv-

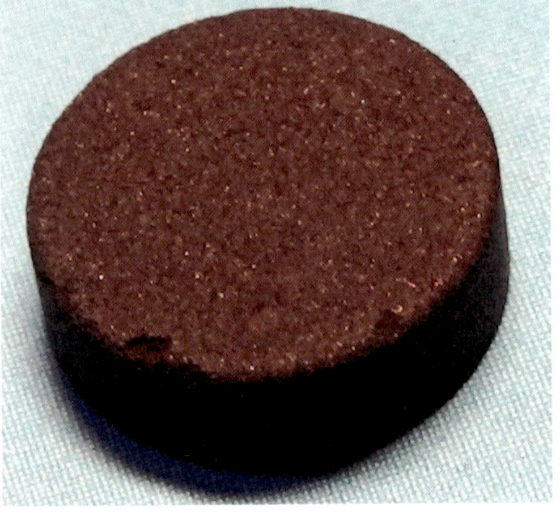

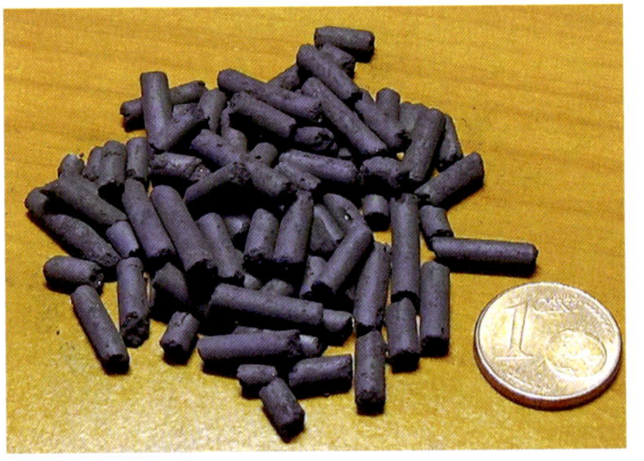

kohle« oder alternativ zehn Gramm zerstoßene Holzkohle. Ich gebe aber zu bedenken, dass eine Kohletablette gerade mal 0,43 Gramm wiegt. Ein 75 Kilogramm schwerer Erwachsener sollte also entsprechend der empfohlenen Faustregel mindestens 150 Kohletabletten oder 750 Gramm fein zerstoßene Holzkohle essen/trinken. Das soll mir erst einmal jemand vormachen. Es ist also nicht so einfach zu sagen: »Ok, ich habe eine Vergiftung, jetzt nehme ich zehn Kohletabletten und alles ist wieder in Ordnung.« Kohletabletten oder Holzkohle haben die Eigenschaft, Gifte an sich zu binden, das ist eine Tatsache. Aktivkohle hat dabei eine deutlich größere Oberfläche für die Adsorption zu bieten. Ein Gramm Aktivkohle bietet eine vergleichbare Fläche von bis zu 2000 Quadratmetern. Eine riesige Fläche um Gifte zu binden.

Du kannst auch die Aktivkohle für die Trinkwassergewinnung verwenden. Im Bild (oben) siehst Du zehn Gramm Aktivkohle aus einem der beiden Kohlefilter (= < 20.000 Quadratmeter) und im Vergleich dazu daneben eine 1-Cent-Münze.

Egal, welche Art von Kohle Du verwendest, sie muss sehr klein zerstoßen sein, am besten zu einem feinen Pulver, damit die Oberfläche voll wirken kann.

Was kann Aktivkohle (Kohle) und was kann sie nicht?

- Mineralsäuren und Laugen kann Kohle kaum binden, diese müssen auf anderem Weg bekämpft/reduziert werden
- bei Eisensalzen, Lithiumsalzen und Zyaniden ist der Effekt durch Kohle eher mäßig bis gering

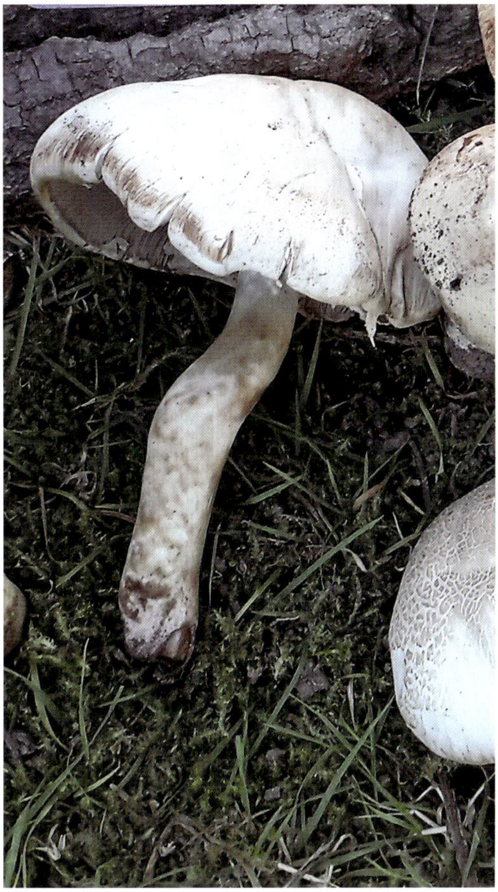

Karbol-Champignon (giftig)

- Alkohole und Lösungsmittel können schlecht durch Kohle gebunden werden
- bei Schwermetallen, Arzneimitteln sowie pflanzlichen und tierischen Giften kann Kohle seine volle Leistung zeigen, solange sich diese im Magen-/Darmtrakt befinden
- organische Verbindungen setzen sich sehr gut an der Kohlestruktur fest

Kohle kann die gebundenen Stoffe nicht auf ewig festhalten. Mit der Zeit lösen sich diese wieder. Deswegen sollte eine Stunde nach der Kohleexposition Erbrechen und anschließend Durchfall herbeigeführt werden, damit die Kohle und die an ihr gebundenen Stoffe schnellstmöglich den Körper wieder verlassen.

Obendrein solltest Du den Elektrolythaushalt im Auge behalten, sowie isotonische Getränke bereithalten und verabreichen, solange der Patient bei Bewusstsein ist. Außerdem Mariendistel- und Goldrutenpräparate (Tee, Tinktur) zur Entgiftung verabreichen. Patient nicht alleine lassen, bei Atemstillstand Atemspende wie im Abschnitt »Beatmung« geben. Der Atemstillstand kann auch längere Zeit anhalten (zum Beispiel nach dem versehentlichen Verzehr von geflecktem Schierling). Während der Atemspende immer wieder den Puls überprüfen und gegebenenfalls HLW (siehe hierzu den Abschnitt Herz-Lungen-Wiederbelebung) einleiten. Es ist möglich dass der Patient nicht überlebt, wenn er nicht in ein Krankenhaus gebracht werden kann, aber der Aufwand lohnt allemal.

28.54 Verstauchung

Einen Knöchel oder ein Handgelenk zu verstauchen ist bei permanenten Lasten, die getragen werden müssen durchaus möglich. Hast Du einen Fußknöchel verstaucht und musst noch weiterlaufen, dann ziehe in keinem Fall den Schuh aus. Der Fuß wird so stark anschwellen, dass er nicht mehr in den Schuh hineinpasst. Stabilisiere bei sehr starken Schmerzen den Fuß dadurch, dass Du mehrere Äste um den Unterschenkel des verletzten Fußes bindest. Die Äste müssen so lang sein, dass Du mit diesen das Fußgelenk stützen kannst. Verwende zur Fixierung der Äste am Fuß Dein Tape. Hast Du ein Handgelenk verstaucht, so bandagiere es sofort und stelle den Arm mittels einer Trageschlinge ruhig. Hast Du feuchte Lappen zur Kühlung, so wickle diese um das betroffene Gelenk. Beifuß zwischen Haut und Auflage zu legen kann schnell zu einer Linderung führen.
Am Lagerplatz angekommen, befreist Du das betroffene Gelenk von allen einengenden Dingen, kühlst es die nächsten Stunden und legst es höher. Mindestens drei Tage absoluter Schonung sind nun angesagt. Beifuß und Schöllkraut als Auflage sowie als Tee und Tinktur können eine positive Wirkung haben.

28.55 »Wolf gelaufen«

Im Abschnitt Hygiene wird beschrieben wie Du Dir »einen Wolf laufen« und wie Du das verhindern kannst. Ist es aber schon zu spät und Du hast Dir einen Wolf gelaufen, dann hast Du Schmerzen und musst folgende Behandlungsschritte durchführen:

1. Oberfläche reinigen
2. Oberfläche desinfizieren (Bakterien)
3. Oberfläche gut trocknen
4. Gleitmittel auftragen (Creme, Öl)
5. Hautoberfläche durch eine Stofflage von anderen Hautflächen sicher trennen
6. Wegerich, Taubnessel und Hirtentäschel auflegen, das hilft bei der Heilung

28.56 Wundversorgung

Im vorherigen Abschnitt »Hygiene« bin ich ausführlich auf das Thema Bakterien eingegangen. Genau diese Bakterien sind es auch, die eine einfache Fleischwunde zu einem tödlichen Desaster werden lassen können. Im Mittelalter sind die Leute meist nicht an dem Pfeil gestorben der sie getroffen hat, sondern am Wundverlauf. Eine Wunde stellt immer die Öffnung Deiner Schutzbarriere »Haut« dar. Da sich Bakterien so rasend schnell vermehren können, sind sie auch in der Lage durch ihre erzeugten Gifte unseren Körper sehr schnell zu vergiften. Versorge eine bestehende Wunde nicht erst später, oder am Abend. Wunden sollten immer sehr zeitnah versorgt und gepflegt werden. In erster Linie muss bei einer entstandenen Wunde nach einer Grobreinigung der umgebenden Hautareale und Entfernung von Fremdkörpern eine sofortige Desinfektion stattfinden. Ich verwende hierzu die Chlordioxid-Fertigmischung aus meiner Ausrüstung. Du kannst auch jede andere Wunddesinfektionslösung verwenden. Alkopads (Alkoholtüchlein) sind für die Wunddesinfektion eher nicht geeignet, da die Pads aufgrund der starken brennenden Schmerzen (durch den im Pad vorhandenen Alkohol) nicht lange genug auf die Wunde gedrückt werden, um die Bakterien zuverlässig abzutöten. Solche Pads eignen sich höchstens um die Hautareale um eine Wunde herum zu desinfizieren und zu reinigen, oder um damit ein Feuer zu entzünden, sie brennen durch den enthaltenen Alkohol sehr gut. Manche Leute geben sofort Wegerich, Schafgarbe oder Hirtentäschel (siehe hierzu den Abschnitt »Heilpflanzen«) auf eine offene Wunde um diese zu versorgen. Diese Pflanzen wirken unter anderem antibakteriell. Ebenso antibakteriell wirkt aufgetragener Honig

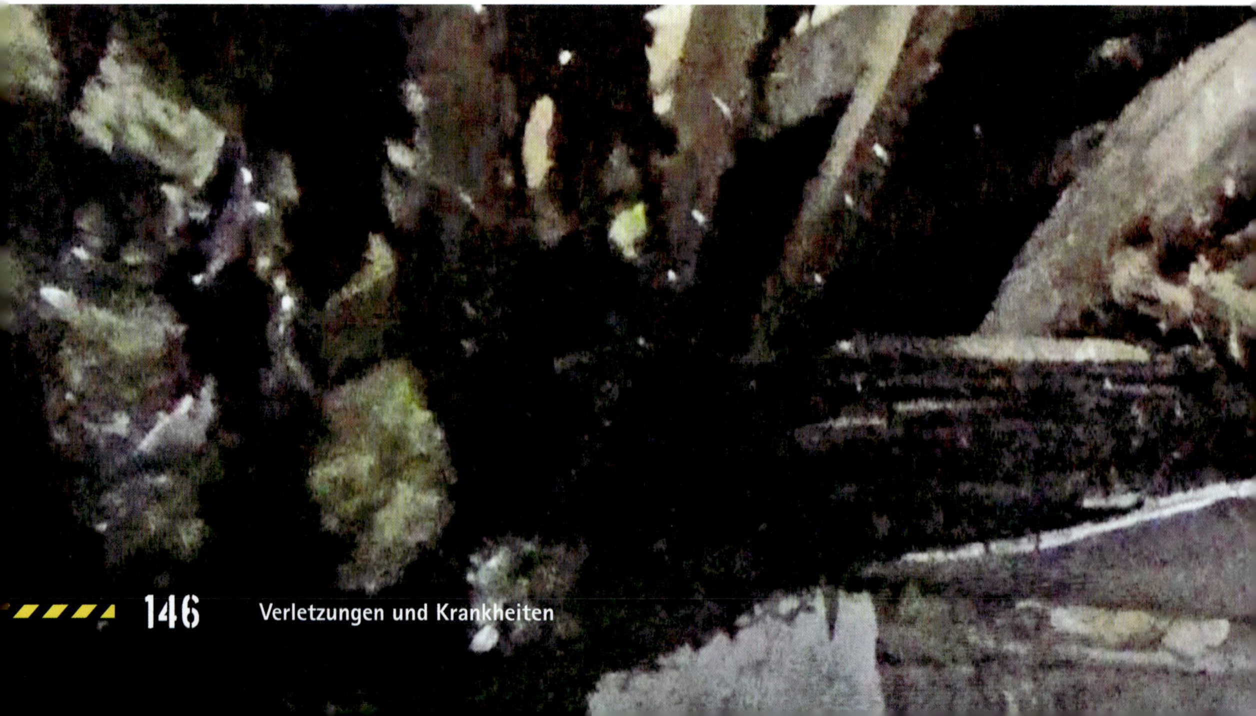

oder frisches Baumharz. Im zweiten Schritt sollte dafür gesorgt werden, dass die Wunde durch eine entsprechende Wundauflage oder Binde vor weiterer Kontamination geschützt ist. Hast Du Baumharz auf die Wunde aufgetragen, so kann eine weitere Wundauflage entfallen, Harz verschließt die Wunde sehr gut. Die folgende Wundversorgung kann dann auf einen späteren Zeitpunkt verschoben werden, wenn dies nicht gleich möglich sein sollte. Bei stark blutenden Wunden müssen natürlich unverzüglich auch noch weitere Maßnahmen ergriffen werden, um die Blutung zu stoppen. Ein Erwachsener kann maximal 1,5 Liter Blut verlieren, bevor der Kreislauf zusammenbricht und es lebensbedrohlich wird.

28.57 Zahnschmerzen

Wenn Du schon einmal richtig starke Zahnschmerzen hattest, dann weißt Du wie desinteressiert und abwesend Du für weltliche Dinge sein kannst. Unaufmerksamkeit kann schlimme Folgen für Dich haben. Ein schmerzender Zahn muss in der Regel irgendwann raus, damit er Deinen Kieferknochen nicht vergiftet. Im Mittelalter sind Leute des Öfteren an faulen Zähnen und einer darauffolgenden Sepsis (Blutvergiftung) gestorben. Im akuten Fall gilt es jedoch zuerst einmal dämpfend auf solche Schmerzen einwirken zu können. Du benötigst eine ungiftige Pflanze mit einem ordentlichen Anteil an Gerbsäure. Die Nuss der Eiche bietet sich in vielen Teilen Europas an. Zerstoße die Eichel zu einem Mehl und nimm dieses in den Mund. Lasse die Säure auf den schmerzenden Zahn wirken. Auch Aphten (offene, blasige Stellen im Mund) lassen sich durch die adstringierende (zusammenziehende) Wirkung der Gerbsäure behandeln. Ebenso lässt sich Weidenrinde hervorragend zur Schmerzstillung einsetzen.

28.58 Zecke oder Bienenstachel in der Haut

Sowohl eine Zecke als auch ein Bienenstachel sollte man beim Entfernen nicht mit den Fingern quetschen. Mit der Zeckenkarte die Zecke oder den Bienenstachel locker entfernen. Ein Bienenstachel lässt sich auch durch Schieben mit dem Daumennagel aus der Haut ziehen. Die Einstichstelle desinfizieren und anschließend etwas zerstampfte Königskerze, zerstampftes Hirtentäschel oder zerriebenen Wegerich draufgeben. Sollte dies alles nicht zur Verfügung stehen, dann eine Scheibe Zwiebel für eine halbe Stunde auflegen.

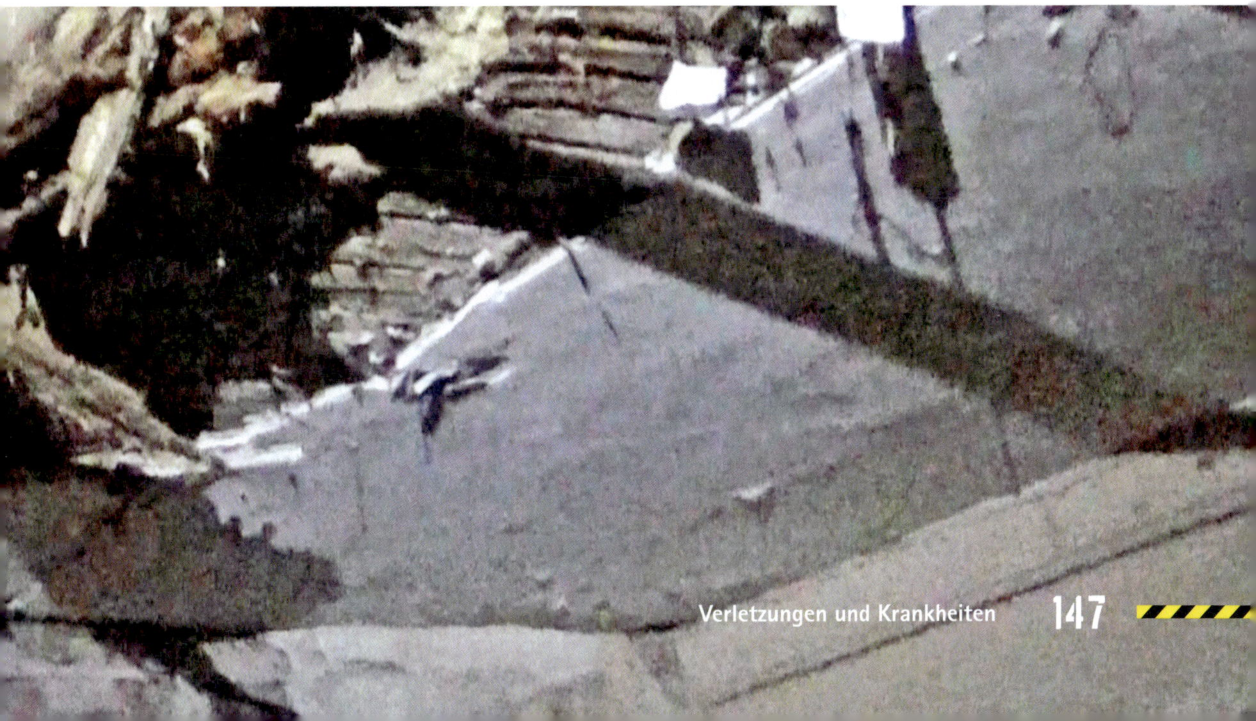

29 NAHRUNGSMITTEL

29.1 Energiebedarf

Bei längerem Aufenthalt in der Natur ist die Nahrungsmittelbeschaffung ein nicht ganz unerhebliches Problem. Du benötigst zwar nicht gar so viele Nahrungsmittel wie heutzutage durchschnittlich vertilgt werden, ein gewisses Mindestmaß an Nahrung ist jedoch eine wichtige Lebens- und Überlebensgrundlage. Während Psyche, Atemluft, Kälte/Hitze und Wasser noch vor den Lebensmitteln stehen, musst Du diese dennoch spätestens nach einer gewissen Zeit organisieren. Die Menge an erforderlichen Kalorien wird durch Deinen täglichen Leistungsaufwand bestimmt. Das bedeutet, arbeitest Du nichts und bewegst Dich normal so sind 1500 Kalorien am Tag ausreichend, verbringst Du den Tag mit schwierigen Marsch- oder Klettertouren, hackst Holz oder baust eine Blockhütte so kann der Bedarf leicht auf 6000 bis 8000 Kalorien ansteigen. Du musst also jegliche Nahrungsquelle nutzen um an genügend Energie heranzukommen. Bedenke bei Deiner Nahrungssuche, dass Du alle Lebewesen, ob Insekten, Kleintiere, Wild oder Fisch immer gut durchbrätst oder kochst. Verzehre die Tiere niemals roh, Du könntest durch die sich in ihnen befindlichen Parasiten schweren Schaden nehmen. Ernähre Dich nicht einseitig, sorge für einen abwechslungsreichen Speiseplan, um sicherzustellen dass Du alle Mineralien, Vitamine, Spurenelemente, Fette, Proteine und Kohlehydrate zu Dir nimmst. Sich einseitig zu ernähren bedeutet, automatisch und schleichend in eine Mangelernährung abzugleiten. Nutze generell alle Möglichkeiten und Gelegenheiten um an Nahrung zu kommen, scheue Dich nicht auch Insekten wie Grillen etc. in Deinen Speiseplan mit aufzunehmen, Du würdest es früher oder später bereuen. Die zu beachtenden Kalorienwerte für Deine Hauptlebensmittelgruppen à 100 Gramm sehen wie folgt aus:

- Korn (Weizen, Roggen, Haferflocken, etc.) — 339 kcal (Kilokalorien)
- Fleisch (auch Insekten) — 143 kcal
- Blätter/Gräser, ca. — 20 kcal
- Zucker — 387 kcal
- Fett — 930 kcal
- Nüsse, im Schnitt — 550 kcal
- Maronen (Edelkastanien) — 170 kcal

29.2 Notnahrung

Immer wieder zu finden ist der Hinweis auf Notnahrung im Prepperlager. Notnahrung ist jedoch wie der Name schon sagt, für die reine Notlage gedacht. Der Prepper ist nicht in Not, sondern nur in einer anderen Situation. Sogenannte Notnahrung wird als NRG-5, NRG-M, BP-WR, etc. am Markt angeboten, hinzukommen Magermilchkomprimate wie F-100 COMPRI. Alle diese Notnahrungen bestehen aus zu Würfeln oder kleine Platten gepressten Trockenprodukten und können, sowohl in ihrer trockenen Form als auch in Wasser angerührt, verzehrt werden. Es ist also nicht unbedingt Fremdenergie erforderlich, um die Komprimate verdaulich zu machen, obwohl sie eine geschmackliche Aufbesserung sehr wohl vertragen und durch Einrühren in heißes Wasser »leichter« zu essen sind. Die Energiedichte dieser Komprimate ist enorm, kommt doch eine kleine Platte in der Größe von ca. (L × B × H) 6,3 cm × 5,6 cm × 1,4 cm auf immerhin 255 kcal bei gerade mal 55,55 Gramm Gewicht. Die erwähnten Komprimate (außer F-100) bestehen in der Regel aus gepresstem Weizen, Soja, Palmfett, Malzextrakt und – mit etwas Glück – einigen wenigen Vitaminen. Der wirklich bedeutende Vorteil für den Prepper auf Tour ist der sehr geringe Platzbedarf im Gepäck. Es ist alles andere als vorteilhaft, sich längere Zeit ausschließlich

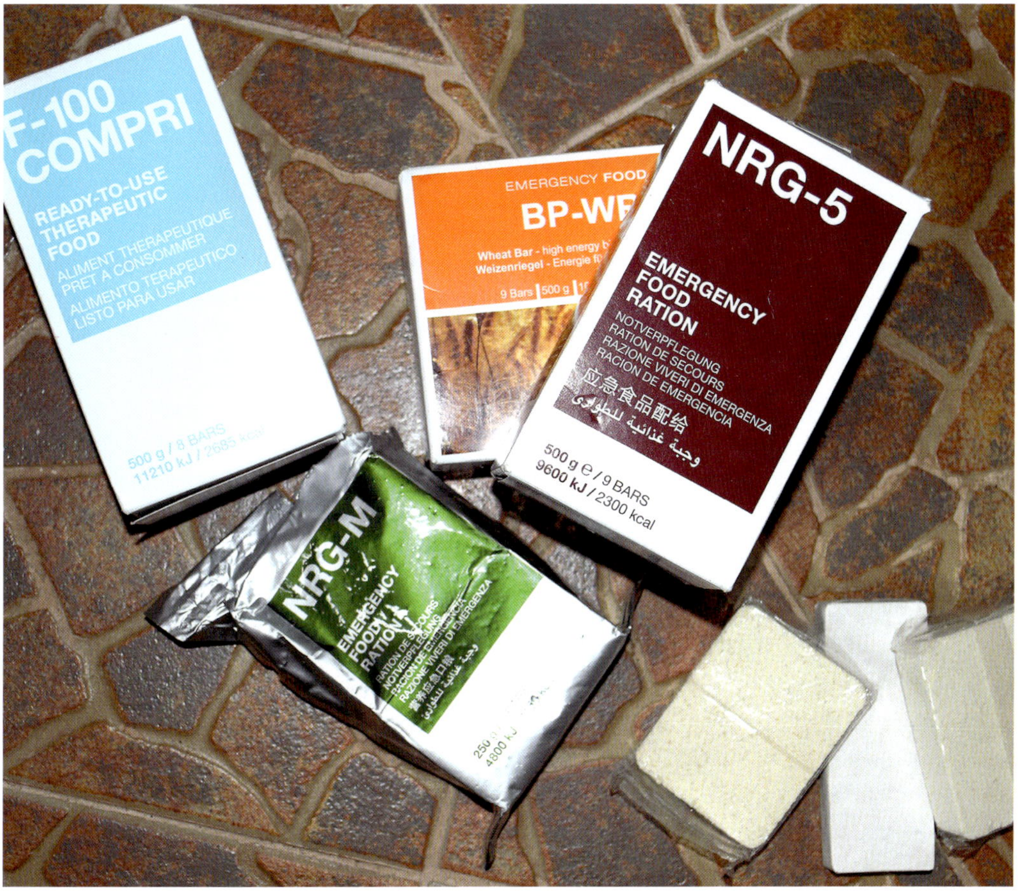

von Komprimaten zu ernähren. Als Grundlage um darauf aufbauend mit anderen Dingen zusammen eine Mahlzeit herzustellen, in Verbindung mit der Tatsache, dass die Riegel »ready to eat« (fertig zum Essen) sind, stellen sie aber eine durchaus interessante Alternative für den BoB dar.

So kann bei geringerem Gewicht auch die Zeit bis zur ersten eigenen Nahrungserzeugung/-generierung gut überbrückt werden. Ein weiterer Vorteil ist, dass diese Komprimate weder gekühlt noch sonst wie behandelt werden müssen, sie sollten lediglich nicht nass werden da sie sonst verderben können.

Ganz speziell der Prepper auf Tour mit Baby im Schlepptau ist mit F-100 COMPRI sehr gut beraten, da durch Beimengung von Wasser schnell eine Babynahrung hergestellt werden kann. Ebenso kann portionsweise vakuumiertes Milchpulver durch Anrühren mit Wasser zu Milch verarbeitet werden. Und das alles bei Bedarf auch ohne etwas kochen zu müssen. Babys ab dem sechsten Lebensmonat können dann schon auf Haferprodukte (Suppe, Schleim, etc.) wechseln und dadurch eine vollwertigere Mahlzeit erhalten, (siehe hierzu den folgenden Abschnitt »Haferflocken«).

29.3 Haferflocken

Mit Haferflocken kannst Du in sehr kurzer Zeit eine vollwertige Mahlzeit für Menschen ab dem sechsten Lebensmonat bis ins hohe Alter herstellen. Engländer essen Haferflocken sehr gerne als Porridge (ausgesprochen Porridsch). Sie werden immer aus dem vollen Korn erzeugt, egal um welche Art von Haferflocken es sich handelt, es werden lediglich die unverdaulichen Teile (Spelz) vorher entfernt. Du bekommst Haferflocken in verschiedenen Ausführungen von Schmelzflocken, die aus Hafergries hergestellt werden, über leicht körnig bis zu sehr knackig.

Je nach Konsistenz dienen sie zur Herstellung von Hafermilch oder Haferschleim (Schmelzflocken), Haferbrei (leicht körnig) oder Müsli (knackig). Hast Du keine Schmelzflocken zur Hand und benötigst Hafermilch für ein Baby unter sechs Monaten, oder Haferschleim, so koche leicht kernige oder knackige Haferflocken und siebe anschließend die festen Bestandteile ab.

Haferflocken lassen sich ganz einfach durch Zugabe von verschiedenen Dingen wie Honig, Nüssen, Früchten, herzhaftem, süßem, salzigem, oder was auch immer schnell und sehr wandlungsfähig einsetzen. Weichst Du Haferflocken einige Stunden in kaltem Wasser ein, so erhältst Du eine sättigende Mahlzeit, ohne dass Du Essensgerüche dabei erzeugst (Tarnung). Des Geschmacks wegen kannst Du die Mahlzeit anschließend mit den vorher genannten Zutaten oder mit Zucker etwas verfeinern.

Haferflocken sind ein traditionelles Hausmittel (zum Beispiel Haferflockensuppe bei Magen-Darm-Erkrankungen), aber leider total und zu Unrecht aus der Mode gekommen. Mit Haferflocken lassen sich auch ganz prima Soßen binden und das Essen allgemein verbessern. Haferflocken liefern viel Eisen, Magnesium und B-Vitamine.

29.4 Insekten

In verschiedenen sogenannten »Survivalkursen« wird den Teilnehmern immer wieder gezeigt wie taff es doch ist, auf Insekten und Würmern herum zu kauen. Den Teilnehmern wird erklärt, dass es in einem Notfall erforderlich sein kann, sich von Insekten zu ernähren. **Falsch!**

Der Mensch ist zwar ein Allesfresser, dennoch ist es müßig sich Gedanken zu machen wie Du an Kakerlaken, Asseln, Würmern, Ameisen, Heuschrecken, etc. herankommst. Um solche Kleinlebewesen in ausreichender Anzahl für eine ganze Mahlzeit finden zu können würdest Du deutlich mehr Kalorien verbrauchen als Du durch die gefundenen Tiere aufnehmen kannst. Eine Negativbilanz also. In dem Fall wäre es – so seltsam es sich anhört – besser, Du würdest Dich ganz still in eine Ecke setzen und abwarten. Auf diese Art verhungerst Du zwar auch, dafür aber etwas langsamer. Warum? Die Rechnung ist einfach: Fleisch hat auf 100 Gramm 143 Kalorien, selbst wenn Du nur die Mindestmenge an Kalorien (1500) zusammentragen willst, sind dafür etwa ein Kilogramm Insekten erforderlich. Insekten bestehen nicht nur aus Eiweiß, sie haben auch Panzer, Füße, Härchen, Augen, Knorpel (Schnecken), etc. und die sind meist unverdaulich, also nutzlos. Zum einen ist es kaum möglich ein Kilogramm Insekten am Tag zu verdrücken, zum anderen wirst Du so viele Insekten nicht einmal finden, wenn Du den ganzen Tag lang wie verrückt suchst. Durch die intensive Suche würdest Du auch wieder deutlich mehr an Kalorien verbrauchen, also ein Ding der Unmöglichkeit was die Ernährungssituation angeht. Dennoch stellen Insekten – der Mensch kann fast alle Arten von Insekten in seinen Nahrungsplan mit aufnehmen – in jedem Fall eine prima zusätzliche Eiweißquelle dar. Dass Du Dich ausschließlich durch gefundene Insekten ernähren kannst ist jedoch ausgeschlossen.

29.5 Kleintiere

Ab hier wird es ernährungstechnisch interessant. Natürlich nur dann interessant, wenn Du keinen reinen Marsch von A nach B durch die Natur unternimmst, sondern gezwungen bist Dich für längere Zeit in der Natur aufhalten zu müssen. Solch eine Situation kann aber nur durch den Niedergang unseres Rechtssystems begleitet sein, außer Du bist auf der Flucht vor der Polizei, was ich jetzt einmal nicht vermute. Von Kleintieren kannst Du Dich sehr wohl ernähren, wenn Du genug davon fangen und erlegen kannst. Allerdings lassen sich Kleintiere nicht so einfach fangen. Hier handelt es sich in der Regel um Fluchttiere, deshalb können sie nur mit äußerster Geduld und List gefangen und erlegt werden. Durch Deine Armbrust (oder Bogen) bist Du in der Lage Tiere zu erbeuten. Das Auflauern verbraucht wenig Energie und ein erfolgreicher Abschuss oder Fang bringt viel Energie in den Kochtopf und anschließend in den Magen. Sich stundenlang auf die Lauer zu legen ist nicht jedem gegeben, vor allen Dingen dann nicht, wenn der Magen so laut knurrt, dass es die Tiere schon von weitem hören und Reißaus nehmen. Eine andere Art um Tiere zu fangen und zu erlegen ist die Arbeit mit Fallen. Eine Falle benötigt – einmal aufgebaut – keine weitere Aufmerksamkeit oder Betreuung durch Dich. Außer der regelmäßigen Kontrolle nach dem Zustand der Fallen und dem Vorhandensein der Köder arbeiten diese stillen Geräte Tag und Nacht für Dich. In meinem nächsten Buch über Bushcraft und Survival werde ich auf Jagdtechniken eingehen und Dir zeigen wie Du Tot- und Lebendfallen in verschiedenen Ausführungen leicht selbst bauen kannst.

29.6 Pflanzen

Bei all Deinen Bemühungen der Nahrungsbeschaffung wirst Du Pflanzen am leichtesten besorgen, sie also recht schnell in Deinen Speiseplan aufnehmen können. Die Natur bietet eine Unmenge an verschiedenen Pflanzen an. Viele dieser Pflanzen sind giftig für den Menschen, viele sind es aber auch nicht. Manche Pflanzen dienen uns als ganz hervorragende Würzmittel, andere wiederum bieten uns ihre heilende Wirkung an. Wenn Du Dich mit Pflanzen nicht sehr gut auskennst, solltest Du unbedingt die Finger davon lassen. Es gibt derart giftige Pflanzen bei uns in Mitteleuropa, dass schon der bloße Hautkontakt beim Pflücken zu einer lebensbedrohlichen Vergiftung führen kann. Auf den Bereich »giftige Pflanzen« möchte ich in diesem Buch nicht speziell eingehen, dieser bräuchte so viel Platz, dass er für sich selbst ein ganzes Buch füllt. Der Bereich »Heilkräuter« wird jedoch gewürdigt, zumindest soweit dies für Dich erforderlich werden kann. Der Bereich Heilkräuter bezieht sich auf frei in der Natur wachsende Pflanzen die eindeutig von giftigen Pflanzen unterschieden werden können. Alle frei wachsenden ungiftigen Pflanzen sind in diesem Abschnitt jedoch nicht enthalten, das würde den Rahmen dieses Buches deutlich überziehen.

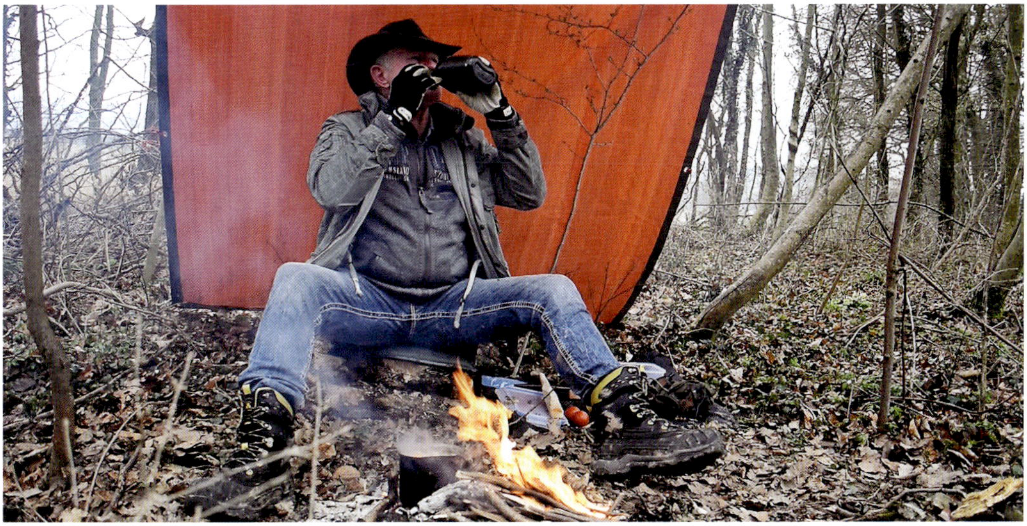

30 APOTHEKE NATUR

Dauert eine Krise länger als der eingelagerte oder zur Verfügung stehende Medikamentenvorrat oder hattest Du die erforderlichen Medikamente nicht im Fokus, so bietet Dir die Natur verschiedene Lösungsmöglichkeiten. Bedenke immer, dass fast alle Medikamente, welche die Pharmaindustrie Dir bietet, aus Stoffen der Natur hergestellt werden oder wurden. Manche Stoffe kannst Du allerdings in der freien Natur nicht so hochkonzentriert bekommen wie sie in so manchen Tabletten oder Tinkturen der Pharmaindustrie vorliegen. Es ist je nachdem auch sehr schwierig, an Wirkstoffe aus der Natur heranzukommen, die Jahreszeit spielt hier eine ganz entscheidende Rolle. Manche Pflanzen beinhalten in den Wintermonaten keine oder nur geringe Wirkstoffe, manche Pflanzen wirst Du im Winter erst gar nicht finden. Bist Du also auf Medikamente angewiesen so sorge dafür, dass sich immer ein mindestens sechsmonatiger Vorrat in Deiner Notausrüstung befindet, oder dass Du eine Adresse hast (wenn es nicht die Apotheke um die Ecke gibt) um Dich jederzeit wieder mit den entsprechenden Medikamenten versorgen zu können. Die aufbereiteten Drogen halten etwa ein Jahr, wenn sie ordnungsgemäß gelagert werden (trocken, dunkel, nicht zu heiß). Tinkturen etc. sollten also jedes Jahr wieder neu angesetzt werden. Bist Du in Pflanzenheilkunde nicht erfahren, so bist Du besser beraten einen Arzt aufzusuchen, bevor Du Dich auf diesem Gebiet betätigst. Die in diesem Abschnitt enthaltenen Informationen dienen nicht der Anwendung durch Dich, sondern rein der Aufklärung wie diese Pflanzen früher angewandt wurden.

In der Folge zeige ich einige sehr sinnvolle und hoch wirksame Pflanzen, die Du in der Regel auf der Nordhalbkugel überall in der freien Natur findest. Wichtig war mir auch, dass die vorgestellten Pflanzen nicht vom Aussterben bedroht sind, obwohl dieser Umstand in einer echten Notsituation unwichtig ist. Ich habe mich bemüht bestimmte Pflanzen in verschiedenen Stadien abzubilden, damit Du diese anhand ihrer Erkennungsmerkmale besser zuordnen kannst. Manche der Pflanzen sind auch im Winter noch für Dich erkennbar, auch wenn sich fast alle anderen Pflanzen zurückgezogen haben. Eine klare Warnung möchte ich an dieser Stelle aber noch einmal aussprechen, nicht alle Pflanzen in freier Wildbahn sind für unsere Gesundheit förderlich. Es gibt Pflanzen deren Verzehr den sicheren Tod bedeuten, oder zumindest schwere Schäden an Zellen und Organen verursachen. Bist Du Dir bei einer Pflanze unsicher, so lass in jedem Fall die Finger davon. Die hier vorgestellten Pflanzen sind anhand der beigefügten Bilder ganz klar von Giftpflanzen zu unterscheiden und sind diesen auch nicht ähnlich. Eine Verwechslungsgefahr kann bei gewissenhaftem Umgang in keinem Fall bestehen. Im Zweifelsfall ist es dringend anzuraten zu warten bis sich die Blüten einer bestimmten Pflanze zeigen, da sich oft das Kraut von ungiftigen und sehr giftigen bis tödlichen Pflanzen stark ähnelt. Auf den folgenden Bildern kannst Du so ein Beispiel anhand der Blätter von Eisenhut (tödlich), Rainfarn (giftig) und Beifuß (harmlos) sehen.

Zum Eisenhut sei gesagt, dass es diesen nicht nur mit blauen Blüten gibt, Du solltest also auch auf die helmartige Blütenform achten, wenn Du einen Verdacht hast. Wie bei der Herbstzeitlosen ist hier die ganze Pflanze tödlich giftig, besonders aber Wurzeln und Samen. 0,2 Gramm Eisenhut führen bereits zu Vergiftungserscheinungen, als tödliche Dosis gelten für einen Erwachsenen 2–4 g der Knolle. Die Pflanze schmeckt insgesamt scharf brennend und der Tod tritt in der Regel nach sehr schmerzhaften 30 bis 180 Minuten durch Atemlähmung oder Herzversagen ein (siehe hierzu den Abschnitt »Vergiftung«). Eisenhut wurde zwar früher auch als Heilkraut eingesetzt, das

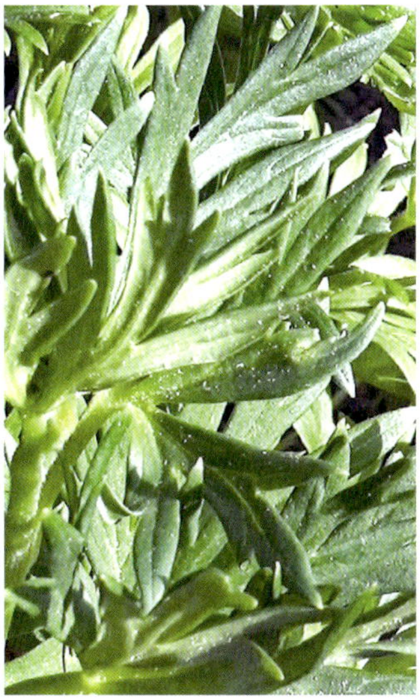

Blauer Eisenhut (tödlich)

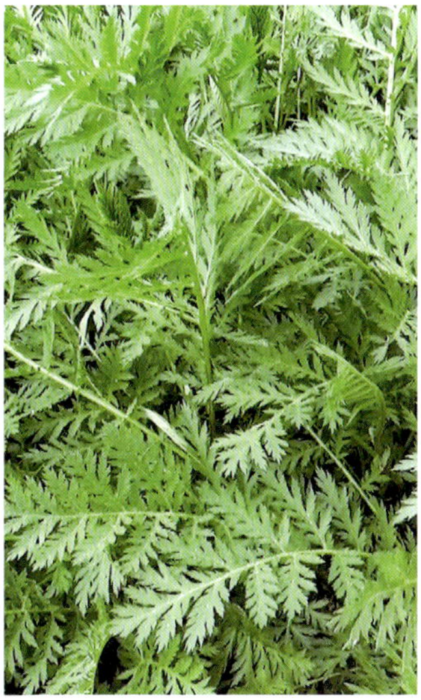

Rainfarn (giftig)

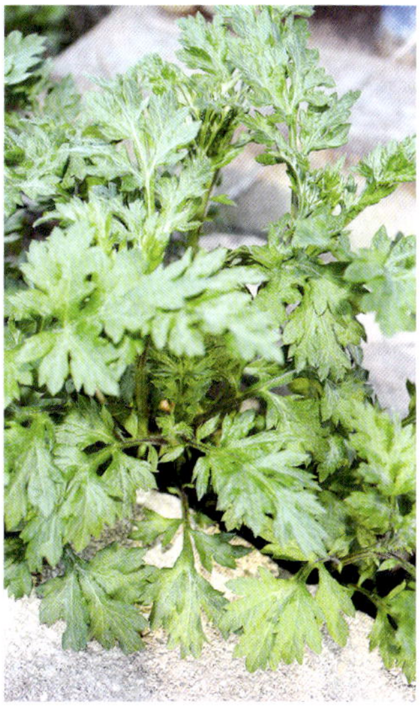

Beifuß (harmlos)

Überleben des Patienten war jedoch nicht gesichert. Die beiden Auswirkungen »Heilung« und »Tod« liegen beim Eisenhut viel zu dicht beieinander, um eine sichere Dosierung nennen zu können.

Wie Du bei einem Vergleich der Anwendungsgebiete leicht feststellen kannst, gibt es bei den Heilwirkungen von Pflanze zu Pflanze durchaus auch Überschneidungen. Dies habe ich bewusst so gewählt, denn nicht immer kann der Heiler eine bestimmte Heilpflanze direkt auch sofort finden, wenn er sie braucht. Ist dies der Fall, so kann sofort auf eine andere, hoch wirksame Heilpflanze ausgewichen werden. Zudem können sich verschiedene Heilpflanzen mit demselben Wirkspektrum gegenseitig verstärken. Um nur ein Beispiel zu nennen: Manche zerdrücken oder zerkauen für Wunden etwas vom Wegerich und legen diesen Brei dann auf die Wunde. Finden sie keinen Wegerich so nehmen sie einfach etwas Schafgarbe. Wegerich ist auch im Winter zu finden, Schafgarbe nicht. Schafgarbe ist in den Sommermonaten fast auf jeder normalen Wiese zu finden, Wegerich vielleicht nicht überall. Die Klassifizierung und Einteilung in die verschiedenen Heilbereiche geschah aufgrund von Anwendungserfahrungen und nicht aufgrund von Laborerfahrungen. Es gibt natürlich noch eine Unmenge mehr an Heil- und Nahrungspflanzen in freier Natur. Diese Auflistung soll Dir lediglich für die meisten erforderlichen Bereiche gute und sichere Informationen bieten, wie diese Pflanzen früher erfolgreich angewandt wurden.

30.1 Arten der Applikation bei Heilkräutern

Kräuter wurden immer entweder direkt angewandt oder in verschiedene Darreichungsformen umgewandelt, unter anderem um diese auch für längere Zeit haltbar zu machen. In Frage kamen also:

1. direktes Auflegen/Essen der Kräuterteile
2. ausquetschen des Pflanzensaftes und direkte Anwendung
3. getrocknete Kräuter/Samen
4. Kräutertee
5. Sud
6. Kräutersirup
7. Kräuter-Sitzbad/-Bad
8. Heilöl aus Kräutern
9. Heilöl aus Samen
10. Tinktur und Urtinktur
11. Salben

Je nach Anwendung und Ausführung ist die jeweilige Heilkraft der Kräuter höher oder geringer. Ich gehe hier speziell auf die Bereiche ein, welche der Heiler draußen in der Natur ohne Rückhalt einer gut funktionierenden Infrastruktur selbst herstellen konnte. Manche Tees etc. die von der üblichen Vorgehensweise abweichen (Dosierung, Herstellung) werden direkt unter dem jeweiligen Heilkraut speziell erläutert. Einen Sirup herzustellen ist sicherlich unterwegs auch möglich, vorausgesetzt es befindet sich ausreichend viel Zucker mit im Gepäck. In diesem Buch gehe ich nicht auf die Herstellung spezieller Cremes ein. Um zum Beispiel eine Creme mit einer Wasser- und einer separaten Fettphase herzustellen sind Gerätschaften und Fertigkeiten erforderlich, die unterwegs mit Sicherheit nicht so leicht vorhanden sind. Wollte der Heiler unserer Vorfahren lediglich eine Applikationsmöglichkeit mit Fettphase erzeugen, so verwendete er hierfür das leicht herzustellende Kräuteröl in Kombination mit Bienenwachs.

1./2. Kraut- und Pflanzensaft

Verwende nur frisch geschnittene Kräuter. Die Kräuter sollten nicht in Gebieten gesammelt werden in denen mit Verschmutzung durch Menschen oder Tiere zu rechnen ist. Wasche die Kräuter vor der Anwendung in jedem Fall sauber ab. Auch die Hände sollten vorher gut gereinigt sein. Achte auf sehr gute Sauberkeit und Desinfektion, wenn offene Wunden behandelt werden sollen.

3. Getrocknete Kräuter und Samen

Frisch geschnittene Kräuter werden an den Stängeln gebündelt und die Bündel dann an einem luftigen, schattigen, trockenen Plätzchen mit dem Kopf nach unten aufgehängt. Idealerweise sollte die Trocknungstemperatur 30 °C nicht übersteigen, wenn die Kräuter ätherische Öle besitzen, ansonsten wäre eine Trocknungstemperatur von maximal 42 °C wünschenswert. Draußen in freier Natur gibt es aber nicht viele Möglichkeiten die Temperatur zu regulieren, da muss genommen werden was da ist. Schattig, trocken und luftig sollten aber immer zu realisieren sein. Werden nur Blüten oder Samenstände geerntet, so wird die Ernte flach auf einem Baumwolltuch, einem Netz oder engmaschigen Gitter ausgelegt, damit sie auch von unten immer genug Luft bekommt. Die Kriterien luftig, trocken und schattig gelten hierfür natürlich auch. Eine Folie oder etwas Ähnliches unter dem Netz verhindert, dass die Samen verlorengehen. Die Kräuter sind – je nach Dicke des Materials – nach fünf bis maximal zehn Tagen durchgetrocknet und werden dann in luftdichte Behältnisse abgepackt. In einem offenen Behälter nehmen manche Kräuter anschließend wieder Feuchtigkeit aus der Umgebungsluft auf und es bildet sich Schimmel, die Kräuter werden unbrauchbar. Kräuter mit ätherischen Ölen sollten besser nicht getrocknet, sondern gleich zu Tinkturen etc. verarbeitet werden.

4. Kräutertee

Wird möglichst im Sommer aus frisch geernteten Pflanzen zubereitet. Heilkräuter mit ätherischem Öl werden dabei am besten immer kurz vor der Mittagshitze geerntet. Außerhalb der Erntezeit wird der Tee aus getrockneten Heilkräutern zubereitet.
Pro 250 ml-Tasse Tee werden 1–2 Teelöffel getrocknetes Kraut oder die doppelte Menge der frischen Pflanze hineingegeben. Dann wird alles mit kochendem Wasser übergossen und 5–10 Minuten abgedeckt stehen gelassen. So kann die maximale Heilkraft in die Flüssigkeit übergehen. Danach werden die Kräuter abgesiebt und der Tee kann verwendet werden.

5. Sud

Einen Sud erzeugst Du wie Tee, nur dass Du mindestens die doppelte Menge an Kraut verwendest. 300 Gramm Pflanzenteile mit zwei Liter kaltem Wasser übergießen, aufkochen und zehn Minuten lang kochen lassen.

6. Kräutersirup

Zwei große Hände voll frischem Heilkraut waschen und zerkleinern. Das zerkleinerte Heilkraut in einen Topf geben, ein Glas Wasser und ein Kilogramm Zucker zufügen, dann alles unter ständigem Rühren 20–40 Minuten leicht köcheln lassen. Danach durch ein Sieb in ein verschließbares Glas füllen und abkühlen lassen.

7. Kräuter-Sitzbad

Eine große Hand voll frische oder eine normale Hand voll getrockneter Kräuter in 1-2 Liter Wasser geben, alles zusammen aufkochen, danach 20 Minuten ziehen lassen und anschließend ins Badewasser geben.

8. Heilöl aus Kräutern

Einen Behälter mit großer Öffnung (großes Marmeladenglas, Nalgene Weithalsflasche, Milchflasche oder ähnliches) etwa zu zweidrittel oder dreiviertel mit dem zerkleinerten Heilkraut füllen und dieses dann mit ausreichend Öl übergießen. Alle Pflanzenteile müssen mit Öl überdeckt sein. Es darf ruhig ein gutes Bioöl wie z. B. Jojoba-, Distel- oder Mandelöl sein, ansonsten geht auch Sonnenblumenöl. Schwimmen die Kräuter auf, so werden sie mit einem Stein oder ähnlichem beschwert. Nun wird das Glas verschlossen und drei bis vier Wochen lang in der Sonne stehen gelassen. Man kann das Glas jeden Tag einmal kräftig durchschütteln, dies kann das Ergebnis verbessern. Dazu wird aber das vorhandene Gewicht kurz herausgenommen. Nach dieser Zeit werden die Kräuter abgesiebt und verworfen. Nun wird das Öl in undurchsichtige Glasbehälter wie zum Beispiel Braunglasfläschchen gegossen und diese verschlossen. Es ist dafür Sorge zu tragen, dass die Glasbehälter anschließend nicht mehr in der direkten Sonne stehen. Da Heilöle ohne Konservierungsstoffe nicht sehr lange haltbar sind, solltest Du nie größere Mengen ansetzen. Je trockener die Materialien sind, die Du zerreibst, desto länger ist das Öl haltbar.

9. Heilöl aus Samen

Aus den Samen verschiedener Pflanzen kannst Du auch ohne Ölpresse leicht ein Heilöl herstellen. Gib hierzu einige getrocknete Samenkörner in einen Mörser. Zerreibe die Samenkörner gut. Gib nun etwa zwei volle Schnapsgläser eines Öles Deiner Wahl hinzu und mörsere diese Mischung für weitere 3-5 Minuten. Nach zehn Minuten wiederholst Du diesen Vorgang noch weitere fünfmal. Lasse zum Schluss alles etwa eine Stunde stehen, rühre dann noch einmal durch und siebe das Öl durch ein sauberes Baumwolltuch oder einen Tee-/Kaffeefilter in kleine Braunglasfläschchen. Stelle die Fläschchen möglichst kühl und nicht ins Sonnenlicht. Da Heilöle ohne Konservierungsstoffe nicht sehr lange haltbar sind solltest Du nie größere Mengen ansetzen. Je trockener die Materialien sind die Du zerreibst, desto länger ist das Öl haltbar.

10./11. Tinktur und Urtinktur

Eine Tinktur wird aus getrockneten Kräutern hergestellt und hat eine hohe Heilkraft/Heilwirkung. Eine Urtinktur wird aus frisch gesammelten Kräutern hergestellt und hat eine noch höhere Heilkraft/Heilwirkung. Tinktur und Urtinktur halten bis zu zwei Jahre, nach einem Jahr lässt jedoch die Wirkung langsam nach. Besser ist es jedes Jahr eine neue Tinktur anzusetzen. Verwendet wird hierzu ein klares Glas mit Deckel (Einmachglas, Marmeladenglas, etc.). Idealerweise wird maximal 70%iger Alkohol verwendet (nicht höher, da der Wasseranteil beim Auszug auch zum Tragen kommt), Du kannst aber auch normalen Trinkalkohol verwenden (z. B. 40%iger Wodka). Kräuter und Alkohol werden im Verhältnis 1:3 - also 100 Gramm Kräuter zu 300 Milliliter Wodka gemischt. Einfacher ist es, wenn das Glas etwa dreiviertel mit Kräutern gefüllt und dann so lange Alkohol reingegossen wird bis die Kräuter allesamt bedeckt sind. Schwimmen die Kräuter auf so werden diese beschwert. Alle Kräuter müssen mit Alkohol bedeckt sein. Nun wird das verschlossene Glas für sechs Wochen direkt in die Sonne gestellt. Tägliches Durchschütteln des Ansatzes bringt meist noch bessere Ergebnisse, ist aber nicht ausschlaggebend. Das Ansetzdatum sollte auf dem Glas notiert werden, so kann besser abgeschätzt werden wann die Tinktur genug gezogen hat und fertig ist. Danach wird die Flüssigkeit mit einem nichtmetallischen Sieb (wichtig) gesiebt. Um auch noch die vielen Schwebeteilchen aus der Flüssigkeit herauszubekommen, lässt Du die Tinktur einen weiteren Tag stehen und filterst sie dann durch einen Kaffeefilter oder ein sehr feines Baumwolltuch. Das Baumwolltuch sollte vorher nicht mit einem Weichspüler und nur mit sehr wenig Waschmittel behandelt worden sein. Nun wird die

Tinktur in dunkle Flaschen gefüllt und schattig, kühl und trocken gelagert. Praktisch sind 50 oder 100 ml Braunglasfläschchen mit Tropfer oder Tropfpipette, denn die Tinktur wird tropfenweise portioniert. Danach werden die Flaschen mit dem Namen der Tinktur, dem Abfülldatum und dem Alkoholgehalt (wichtig für die Dosierung) gekennzeichnet. Aufgrund des Alkoholgehalts schließt sich die Anwendung von Tinkturen zum Beispiel aus:

- in der Schwangerschaft
- bei Babys und Kleinkindern
- bei Alkoholkranken
- bei Leberproblemen
- bei Epilepsie

Tinkturen wurden von jeher innerlich und äußerlich angewandt. Für die innerliche Anwendung wurde ein 20 ml-Schnapsgläschen zur Hälfte mit Wasser gefüllt und dann 20-30 Tropfen der Tinktur hineingegeben. Nun wurde die Mischung in den Mund genommen und dort für einige Minuten belassen. Dadurch konnten die Wirkstoffe bereits effektiv über die Mundschleimhaut aufgenommen werden. Ein Kräutertee ließ sich durch zusätzlich zehn Tropfen der Tinktur in seiner Wirkung deutlich verstärken. Äußerlich wurden Tinkturen für Wickel und Einreibungen verwendet, natürlich durfte sie nicht in offene Wunden oder in die Augen gebracht werden. Fertige Tinkturen konnten dann auch mit anderen Tinkturen zu gezielten Kombinationen zusammengemischt werden.

12. Salben

Salben werden im Gegensatz zur Tinktur nicht unter Zuhilfenahme von Alkohol, sondern unter Verwendung von Pflanzenöl und Bienenwachs hergestellt. Anstelle von Pflanzenöl kann auch Schmalz oder Butter verwendet werden, dann ist die Haltbarkeit der Salbe jedoch sehr eingeschränkt.

Rezept Salbe 1:

Butter, Schmalz oder Vaseline bei schwacher Hitze im Wasserbad erwärmen, bis es flüssig ist. Beliebig viele Pflanzenteile beimischen, erhärten lassen und 3-4 Tage an einem kühlen Ort (nicht im Kühlschrank) ziehen lassen. Wieder vorsichtig im Wasserbad verflüssigen, filtrieren und abermals erhärten lassen. Fertig.

Rezept Salbe 2:

Pflanzenteile ohne ätherische Öle zuerst schonend trocknen, um möglichst viel Wasser zu entfernen. Dann die Teile in ein Gefäß geben und soweit mit Pflanzenöl auffüllen bis alle Pflanzenteile sicher mit Öl bedeckt sind. Das Gemisch für mindestens 4-6 Wochen in der Sonne stehen lassen und jede Woche einmal durchrühren. Damit alle Pflanzenteile sicher immer unter der Öloberfläche sind, können diese auch mit einem Stein oder ähnlichem beschwert werden. Danach die Pflanzenteile herausfiltrieren und das Öl in einem Wasserbad handwarm erwärmen. In einem zweiten Wasserbad Bienenwachs soweit erwärmen, dass es eben flüssig und klar wird. Nun langsam immer mehr Bienenwachs in das warme Öl hineingeben. Dies so lange wiederholen bis sich das anhaftende Material an einem kalten, kurz in die Masse getauchten Löffel rasch verfestigt. Fülle die Masse nun in desinfizierte Glastiegel, lasse diese erkalten und beschrifte die Tiegel mit Inhalt und Abfülldatum. Deine selbst hergestellte Salbe ist bis zu einem Jahr haltbar, sofern Du sauber gearbeitet und anschließend durch den Gebrauch keine Fremdstoffe eingetragen hast.

13. Zäpfchen

Zäpfchen werden in erster Linie für Kinder oder Personen mit Verletzungen im Hals-Mund-Bereich benötigt. Die Zäpfchen-Herstellung verläuft sehr ähnlich wie die Salbenherstellung nach dem »Rezept Salbe2«. Lediglich der Bienenwachsanteil ist etwas höher, um dem Zäpfchen eine höhere Formstabilität zu geben. Die fertige Mischung gießt Du in eine mit Plastik, Papier oder Alufolie ausgelegte Rinne mit etwa eineinhalb Zentimeter Durchmesser. Ist die Masse in der Gießform gut abgekühlt aber noch formbar, so nimmst Du sie mitsamt ihrer Verpackung aus der Form und rollst sie zwischen Deinen Fingern bis Du eine Wurst hast. Lasse nun alles weiter abkühlen. Ist die Zäpf-

Lieber Leser,

vielen Dank für Ihre Antwort.
Nur durch Ihre Anregungen und Ihre Kritik können wir uns ständig verbessern. Bitte schreiben Sie uns doch auf dieser Antwortkarte, wie Ihnen das Buch gefallen hat.

Schreiben Sie uns und gewinnen Sie!

Unter den Einsendern werden jeden Monat 10 Büchergutscheine im Wert von jeweils € 50,– verlost.

Autor und Titel des Buches:

Meine Meinung zu diesem Buch:

☐ sehr gut ☐ gut ☐ weniger gut ☐ nicht so gut

Kommentar:

Vorname

Nachname

Straße

PLZ, Ort

Geburtsdatum

Email-Anschrift (☐ Ja, ich möchte per E-mail über Neuerscheinungen informiert werden)

Bitte schicken Sie mir **gratis** Ihren Prospekt mit allen lieferbaren Titeln zum Thema:

- ☐ **Personenwagen / Nutzfahrzeuge**
- ☐ **Motorrad**
- ☐ **Eisenbahn / Modelleisenbahn**
- ☐ **Luftfahrt / Raumfahrt**
- ☐ **Militärgeschichte / Waffen**
- ☐ **Aktive Freizeit**
- ☐ **Pferde / Hunde Katzen**
- ☐ **Jagd / Angeln**
- ☐ **Typenkompass** Personenwagen / Nutzfahrzeuge / Motorrad / Luftfahrt / Zeitgeschichte / Maritim / Eisenbahn

Bitte mit **€** 0,45 frankieren, Danke!

Antwortkarte

Paul Pietsch Verlage
Hauptstätter Straße 149
70178 Stuttgart

chenwurst abgekühlt, so kannst Du diese in entsprechende kurze Stücke schneiden und jeweils mit einer Spitze zum leichteren Einführen versehen.

30.2 Heilkräuter

Die wichtigsten Heilpflanzen für den Prepper sind hier in einer Reihenfolge aufgeführt, die keinerlei Wertung darstellt. Deswegen sind die Heilpflanzen auch nicht durchnummeriert. Es kann zwar sein, dass der eine oder andere Prepper seine ganz spezielle Abstufung macht, dies macht jedoch keinen Sinn. Die Heilpflanze, welche Du gerade benötigst, ist immer die wichtigste. Es gibt zwar teilweise Überschneidungen bei der Heilwirkung, dennoch solltest Du versuchen alle aufgeführten Heilkräuter zu finden und für Dich nutzbar zu konservieren. In der Regel werden Heilkräuter jedes Jahr neu konserviert. Der Heiler benötigte also immer nur in etwa die Menge um ein Jahr gut zu überstehen. Bei den hier vorgestellten Heilkräutern gab es früher drei Prämissen: Verfügbarkeit in Mitteleuropa, Unverwechselbarkeit mit Giftpflanzen und leichte Identifikation. Somit konnte in der Vergangenheit beim Fehlen einer medizinischen Versorgung, auf alle möglichen auftretenden gesundheitlichen Probleme eingegangen werden.

Merke: Suche bei Problemen nach Möglichkeit immer medizinisches Fachpersonal auf und verlasse Dich nicht auf die alleinige Heilkraft der Natur. Hast Du absolut keinen Zugang zu Fachpersonal, so können die Heilkräfte aus der Natur vielleicht zumindest etwas Linderung verschaffen.

Bärlauch – Allium ursinum

Bärlauch ist nicht nur eine hervorragende Medizinpflanze, sie schmeckt auch sehr gut. Zudem hat Bärlauch eine ähnliche Wirkung wie Knoblauch. Die wirksamen Inhaltsstoffe des Bärlauchs sind Mineralsalze, Schleimstoffe, Allicin, ätherische Öle (Vinylsulfid, Lauchöl), Eisen, Flavonoide und Vitamin C. Genauer gesagt enthalten 100 Gramm Bärlauch 336 Milligramm Kalium, 150 Milligramm Vitamin C, 130 Mikrogramm Vitamin B1, 200 Mikrogramm Vitamin A, 2,87 Milligramm Eisen, 422 Milligramm Chlorophyll, 50 Milligramm Phosphor, 76 Milligramm Magnesium, 320 Mikrogramm Mangan und 76 Milligramm Kalzium.

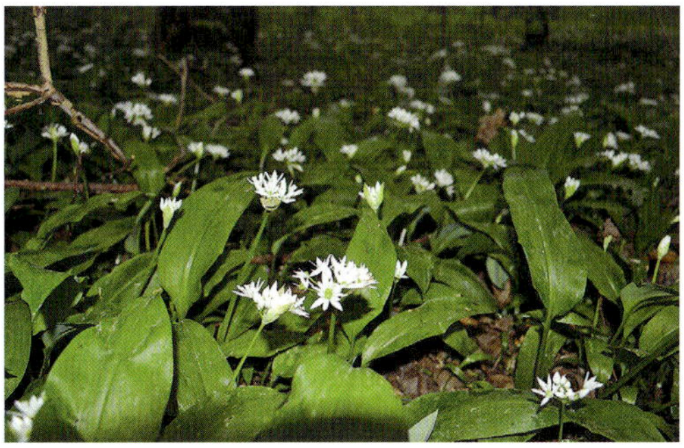

Bärlauch wirkt desinfizierend, pilztötend, entzündungshemmend, antibiotisch, appetitanregend, blutreinigend, blutdrucksenkend, blutzuckersenkend, cholesterinsenkend, durchblutungsfördernd, entschlackend, harntreibend, adstringierend und schleimlösend. Kleiner Tipp: Wenn Du Bärlauch nicht so sicher bestimmen kannst, dann warte bis er seine Blüten zeigt (siehe Bild). So kannst Du eine Verwechslung mit anderen – vielleicht giftigen – Pflanzen ganz sicher ausschließen.

Bei Madenwürmern wird der Saft einer zerdrückten Bärlauchzwiebel in ein Glas Milch gegeben und den Tag über schluckweise getrunken.

Bärlauch wird eingesetzt bei Beschwerden an/mit/für:

- Arteriosklerose
- Appetitlosigkeit
- Asthma
- Beklemmung
- Blähungen
- Bluthochdruck
- Blut, zu dick
- Bronchitis
- Cholesterin
- Durchfall
- Fettstoffwechselprobleme

- Fieber
- Frühjahrsmüdigkeit
- Gallenfunktionsstörung
- Gedächtnisschwäche/Gedächtnisstörungen
- Hautheilung, schlechte durch Mangeldurchblutung
- Hautirritationen
- kalte Füße oder Hände
- Kopfschmerzneigung
- Krebs (Prostata-, Brust-, Lungen-, Darmkrebs plus Lymphome und Neuroblastome)
- Leberfunktionsstörung, -entzündung
- Leistungsschwäche
- Magen-Darm-Beschwerden
- Plaque in den Gefäßen
- Rheuma
- Schlafstörungen
- Schmerzen beim Gehen (Schaufensterkrankheit)
- Schwermetallentgiftung (sanft)
- Schwindel
- Verdauungsbeschwerden
- Wurmbefall

Um Bärlauch für das ganze Jahr zu konservieren, lohnt es sich, eine Tinktur/Urtinktur anzusetzen. Ihn zu trocknen solltest Du besser unterlassen. Beim Trocknungsvorgang verflüchtigen sich viel zu viele ätherische Öle, zurück bleibt ein getrocknetes Blatt das kaum noch ätherische Öle besitzt. Da keine Gegenanzeigen bekannt sind, wird Bärlauch ganzjährig angewandt. Im Frühjahr, wenn sich der Bärlauch üppig zeigt, kann ganz prima eine vierwöchige Kur absolviert werden. Dazu wird täglich eine Handvoll Blätter verzehrt.

Beifuß – Artemisia vulgaris

Selbst im Winter kannst Du Beifuß sehr gut erkennen. Er »verschwindet« nicht wie andere Pflanzen, sondern bleibt bis ins Frühjahr stehen, wenn er nicht gestört wird (Mähen, Plattwalzen). Im Winter hat er deutlich weniger Heilkräfte, aber er hat noch welche. Es müssen im Winter einfach deutlich mehr Pflanzenanteile verwendet werden, um zum selben Ergebnis zu kommen. Gut erkennen kannst Du den etwa 1,50–1,80 Meter hohen Beifuß ganz einfach an seinen gerade hoch wachsenden Stängeln. Seine Stängel, die sich noch im Frühjahr und Sommer deutlich rot zeigen, sind im Winter braun. Seine Blätter verfärben sich von dunkelgrün auf der Oberseite zu dunkelbraun, lediglich die helle Unterseite ist weiterhin hell geblieben. Die Blüten- und Samenrispen sehen genauso aus wie im Frühling, Sommer und Herbst, tragen aber weder Blüten noch Samen. Dennoch kann man sie an ihrem hochstehenden Blütenstand gut erkennen, beachte aber die Unterschiede zu Rainfarn. Findest Du im Winter stehende Beifußstängel, so präge Dir den Platz gut ein. Genau dort werden im nächsten Frühjahr neue Beifußpflanzen sprießen. Das Verbreitungsgebiet von Beifuß ist fast auf der ganzen Nordhalbkugel. Somit ist er in Mitteleuropa so gut wie überall zu finden. Als Pflanze fällt er fast nicht auf, da er keine leuchtenden Blüten oder andere auffällige Merkmale trägt. Beifuß kommt mit anspruchslosen Standorten wie Brachflächen, sandigen Plätzen, Bahntrassen oder Schuttflächen prima klar und ist eine mehrjährige Pflanze, allerdings sollte der Boden durchlässig sein. Wenn Du ihn findest, dann gleich meist in großer Anzahl, er wuchert gerne. Beifuß ist frostbeständig. Es entspringen mehrere Stängel aus einer Wurzel. Wurzeln und Blüten verströmen einen sehr aromatischen Geruch. Die Stängel sind Finger- bis Daumendick, innen recht weich und mit einer harten, holzigen Außenhülle versehen. Die Beifußblätter haben eine leicht filzige Unterseite die immer deutlich heller als die Oberseite ist. Die Farbe der Blattoberseite und der Stängel wechselt wie schon erwähnt je nach Jahreszeit. Beifuß gehört zur Familie der Korbblütler (Asteraceae) und ist ein typisches Artemisiengewächs (Artemisia). Dabei handelt es sich um eine mehr als 400 Pflanzen umfassende Gattung. Er ist mit anderen bekannten Kräutern verwandt wie z. B. Eberraute (Artemisia abrotanum), Estragon (Artemisia dranuculus) und Wermut (Artemisia absinthum). Beifuß entwickelt nahezu dieselben heilenden Kräfte wie Wermut, der in sehr warmen Gegenden wie dem Mittelmeerraum wächst, seine Wirkung

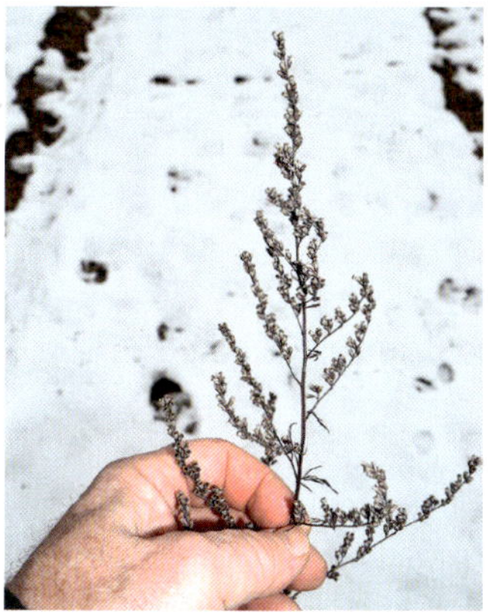
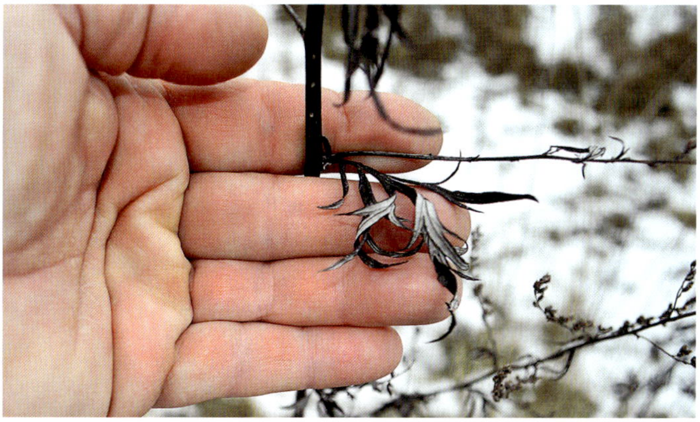
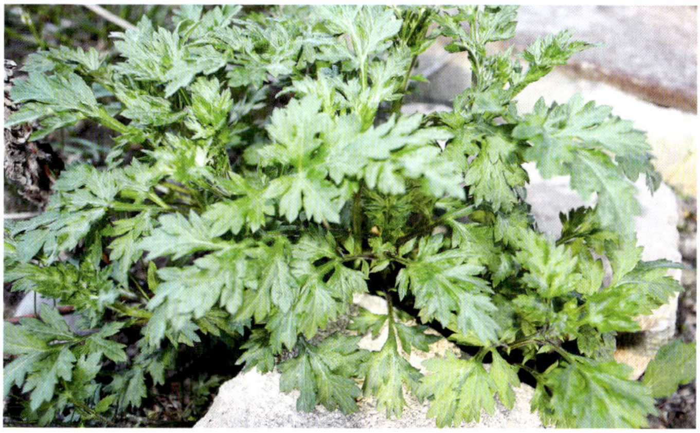
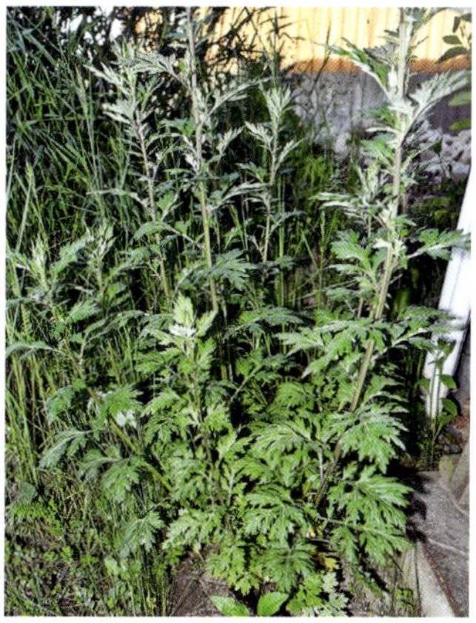

ist jedoch noch etwas stärker. Die Inhaltsstoffe des Beifußes umfassen ätherische Öle (Thujon, Linalool, Cineol, Campher), Bitterstoffe (Sesquiterpenlactone), Cumarine, Flavonoide (u.a. Quercetin und das hoch wirksame Artemisin). Die Blütezeit ist je nach Wetterbedingungen Juni bis September. Die Blüten sind sehr Pollenreich (Vorsicht Allergiker). Optimale Aussaatzeiten sind später Herbst oder frühes Frühjahr. Als Lichtkeimer sollte der Samen nur leicht mit Erde bedeckt und angedrückt werden. Eine Überdüngung führt bei dieser anspruchslosen Pflanze leicht zu Krankheiten und Qualitätsverlust. Mit geringer Wasserversorgung kommt Beifuß bestens klar. Verwendest Du Blumenerde und -kübel, so solltest Du die Erde mit Sand vermischen und die Kübel größer wählen. Im Kübel ist etwas mehr Wasser erforderlich als im Freiland. Als Gewürz wurden die Rispen und zarten Blättchen, als Heilkraut die ausgewachsenen Blätter, Rispen und die Wurzeln verwendet. Beifuß wirkt antibakteriell und antifungizid. Das indische Mixakraut, eine Unterart des bei uns beheimateten Beifußes, ist grundsätzlich etwas reichhaltiger in der Zusammensetzung der ätherischen Öle, wodurch es einen anderen Geschmack hat. Beifuß hat einen deutlichen Eigengeschmack, den ich nicht genau definieren kann, er kommt auf der Zunge eher säuerlich rüber.

Nebenwirkungen: Die starken Heilkräfte können bei Überdosierung oder zu langer Anwendung ins Gegenteil umschlagen. So wird zum Beispiel dreimal täglich zu den Mahlzeiten ein ungesüßter Beifußtee getrunken, aber nicht länger als eine Woche. Anschließend wird dann mindestens eine dreiwöchige Pause eingehalten. Beifuß darf nicht während einer Schwangerschaft angewandt werden, da er wehenanregend

wirkt. Diabetiker profitieren vom Beifuß durch seine durchblutungsanregende Wirkung und dem positiven Einfluss auf die Bauchspeicheldrüse. Beifuß wirkt antibakteriell, antimykotisch, appetitanregend, beruhigend, durchblutungsfördernd, galletreibend, krampflösend, stärkend, verdauungsfördernd, wehen- und menstruationsfördernd.
Beifuß wird eingesetzt bei Beschwerden an/mit/für:

- Appetitlosigkeit
- Bauchspeicheldrüsenfunktionsschwäche (leichte)
- Beine, müde
- Blähungen
- Blasenleiden
- Darmentzündungen
- Durchblutungsstörungen
- Durchfall (chronisch)
- Entzündungen
- Epilepsie
- Erkältung
- Ermüdungserscheinungen
- Fehlgeburten (leichtere Austreibung)
- Füße, schmerzende oder kalte
- Gallebeschwerden
- Geburtserleichterung
- Gewebsverbesserung
- Hämorrhoiden
- Hände, kalte
- Harnfluss, Probleme mit dem
- Kinderkrankheiten
- Kopfschmerzen
- Krämpfe
- Krebs
- Leberbeschwerden
- Magenbeschwerden
- Malaria
- Menstruationsfördernd
- Menstruationsschmerzen
- Mundgeruch
- Muskelkater
- Nervenkrankheiten, leichte
- Neuralgien
- Schlaflosigkeit
- Schwindsucht
- Sodbrennen
- Übelkeit
- Übersäuerung
- Unruhezustände, innere
- Verdauungsschwäche
- Verkrampfung von Gebärmutter und Unterleib
- Verspannungen
- Völlegefühl
- Wechseljahre, Beschwerden

Zubereitung Tee: 1 Löffel Beifußkraut auf 250 ml Wasser. Das Wasser nach dem abkochen kurz abkühlen lassen, dann das Kraut 3–5 Minuten lang im nicht mehr siedenden Wasser ziehen lassen und anschließend filtrieren.

Beinwell – Symphytum officinale

Beinwell wird üblicherweise äußerlich angewandt und der Brei oder die Scheiben werden meist aus der frischen Wurzel hergestellt. Der Einsatz der Heilpflanze ist bei folgenden Beschwerden medizinisch anerkannt:

- Prellungen
- Zerrungen
- Verstauchungen
- Schmerzen und Schwellungen der Muskeln und Gelenke
- Rückenschmerzen
- Gelenkarthrose
- Sehnenscheidenentzündung
- Gelenkveränderungen mit Knorpelabbau (Osteoarthritis)
- Knochenentzündungen (Epikondylitis)
- lokale Durchblutungsförderung

Beinwell kannst Du sowohl als flache Bodenpflanze als auch als Staude finden. Die in der Pflanze enthaltenen Pyrrolizidinalalkaloide sind lebertoxisch, erbgutverändernd und krebsfördernd, die Einnahme ist ebenso zu vermeiden wie die Anwendung bei Schwangerschaft oder in der Stillzeit. Wegen großer Nebenwirkungen

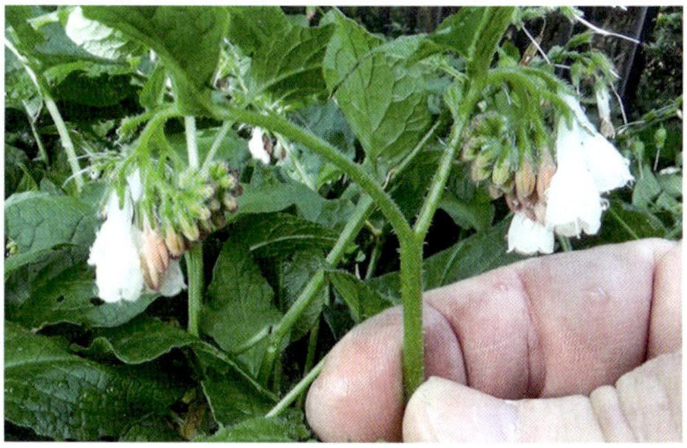

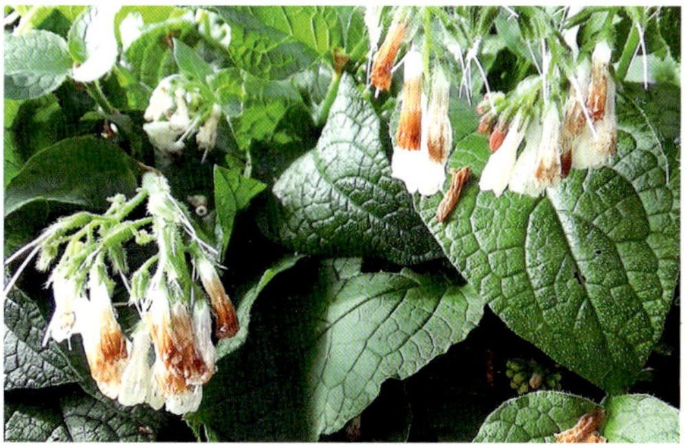

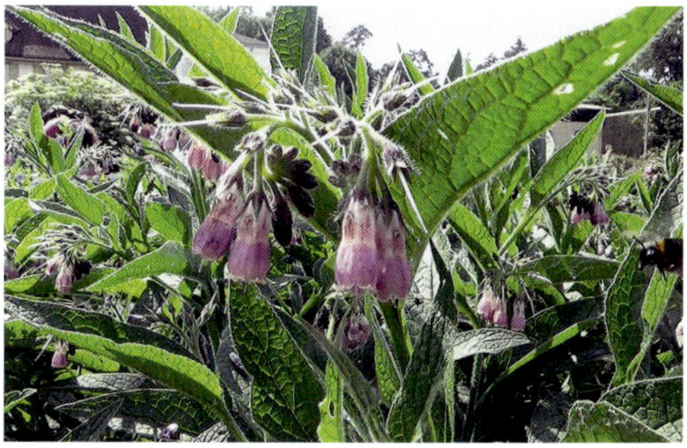

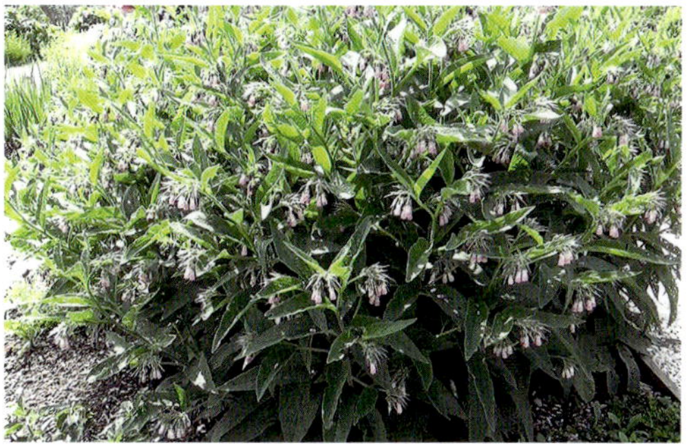

sollte Beinwell überlegt eingesetzt werden. Besser ist oft der Einsatz von Beifuß. Es wird vom Beinwell in erster Linie die rübenartige schwarze Pfahlwurzel und oft auch das Kraut verwendet. Beinwell wirkt adstringierend, beruhigend, blutbildend, blutreinigend, blutstillend, entzündungshemmend, erweichend, kühlend, lindernd, wundheilend und schmerzstillend. Beinwell sollte maximal bis zu sechs Wochen pro Jahr angewandt werden, er steht im Verdacht bei Langzeitanwendung Venenthrombosen zu verursachen. Die dicken saftigen Pfahlwurzeln der Pflanze werden im Frühjahr oder Spätherbst ausgegraben und gesäubert. Danach werden die Wurzeln der Länge nach gespalten oder in Scheiben geschnitten und bei Temperaturen bis 60 °C getrocknet. Das Kraut wird normal getrocknet. Anschließend werden die Pflanzenteile weiter behandelt und konserviert. Alle genannten Teile des Beinwells können auch frisch angewandt werden.

Beinwell wird eingesetzt bei Beschwerden an/mit/für:

- Abszess
- Arthritis
- Arthrose
- Asthma
- Bein, offene Wunde
- Blutarmut
- Bluterguss
- Brandwunden
- Bronchitis
- Brustdrüsen, Verhärtung der
- Diabetes mellitus II
- Durchfall
- eiternde Wunde
- Ekzem
- Gastritis
- Gelenkschmerzen
- Geschwüre
- Gichtknoten
- Grippe
- Insektenbisse, -stiche
- Ischias
- Juckreiz
- Hämorrhoiden
- Haut, rissige
- Hornhaut

- Knochenbruch
- Knochenhautentzündung
- Krampfadern
- Lungenentzündung
- Magenschleimhautentzündung
- Menstruation, starke
- Muskelkater
- Nasennebenhöhlenentzündung
- Nierenerkrankung
- Phantomschmerzen
- Quetschungen
- Rheuma
- Schleimbeutelentzündung
- Schmerzen
- Schnittwunden
- Schuppenflechte
- Sehnenscheidenentzündung
- Spinnenbiss
- Varizen
- Venenentzündung
- Verbrennungen
- Verdauungsbeschwerden
- Verrenkung, Verstauchung
- Wunden, schlecht heilende

Birke – Betula pendula

Birken wurden von jeher als blutreinigend und harntreibend eingesetzt. Verwendet werden im März die Blattknospen, von März-Mai der Saft (Anzapfen) und von Mai-Juni die Blätter. Du kannst die Birke schon von weitem durch ihre recht helle Rinde erkennen. Die Inhaltsstoffe sind hauptsächlich Gerbstoffe, Hyperosid, Avicularin, Bitterstoffe, Triterpene, Phenolcarbonsäuren, Vitamin C, Harz, Saponine, Flavonoide und ätherische Öle. Die Birke trägt sowohl bis zehn Zentimeter lange männliche als auch zwei bis drei Zentimeter lange weibliche Blütenkätzchen gleichzeitig. Durch die stark harntreibende Wirkung der Birke, lässt sie sich gut gegen Rheuma, Gicht und andere Stoffwechselerkrankungen einsetzen. Für eine Grundreinigung sollte man zwei Wochen lang, täglich zwei Liter dünnen Birkenblättertee trinken. Ansonsten über mehrere Wochen hinweg drei bis vier Tassen Birkenblättertee über den Tag verteilt trinken. Sogar manifestierte Nierensteine können sich dadurch wieder auflösen.

Nebenwirkungen: Leidest Du aufgrund einer Herz- oder Nierenfunktionsstörung an Wassereinlagerungen (Ödeme) im Gewebe, so darfst Du Birkenpräparate nicht einnehmen. Selbiges gilt auch, wenn eine Allergie gegen Birkenpollen vorliegt.

Birke wird eingesetzt bei Beschwerden an/mit/für:

- Allergien
- Augenringe
- Blasenentzündung
- Blutreinigung
- Diabetes (nur unterstützend)
- Durchfall
- Ekzeme
- Flechten
- Frühjahrsmüdigkeit
- Gicht
- Haarausfall

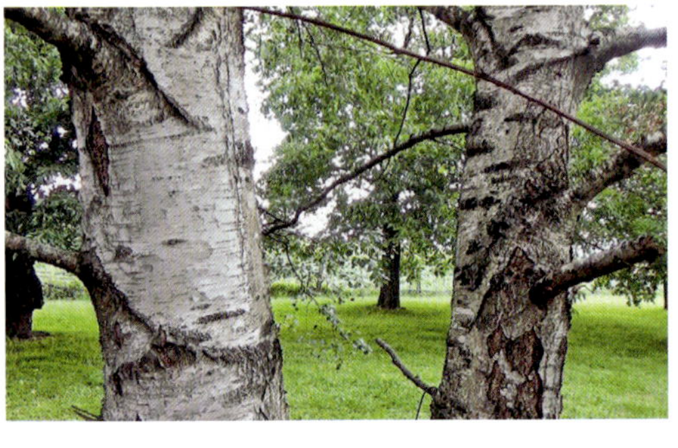

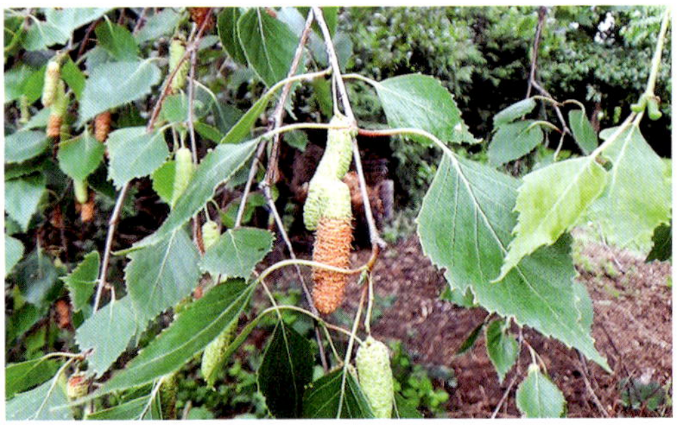

- Harnwege, bakteriellen und entzündlichen Erkrankungen der
- Harndrang und Schmerzen beim Wasserlassen
- Harnwege, Durchspülung der
- Hautprobleme
- Husten
- Nierengries
- Nierenleistung, Förderung der
- Nierenschwäche
- Nierensteine (über mehrere Wochen täglich drei Tassen Tee)
- Ödeme
- Rheumatische Beschwerden (nur unterstützend)
- Schuppen

Brennnessel – Urtica

Es gibt verschiedene Brennnesselarten, die mal als einjährige oder mal als mehrjährige krautige Pflanzen wachsen. Je nachdem erreichen sie eine Wuchshöhe von 10–300 Zentimetern in Mitteleuropa. Sie ist leicht zu identifizieren, denn ihre grünen Pflanzenteile sind mit Brenn- sowie Borstenhaaren (hauptsächlich auf der Blattoberseite und nach oben stehend) besetzt. Hautkontakt mit diesen Brennhaaren erzeugt schmerzhafte Quaddeln (Schwellungen). Die Brennhaare bestehen an den Spitzen vorwiegend aus Kieselsäure und brechen schnell ab. Aus diesem Grund kannst Du die Brennhaare leicht vom Blatt entfernen, wenn Du die Pflanze einige Mal von unten nach oben mit der Hand abstreifst. Auch beim Kochen werden die Brennhaare vernichtet. Die Brennnessel wächst aufrecht und gerade. Sie wird gerne als Unkraut angesehen und wächst eigentlich überall, ist aber für den Menschen generell essbar. 100 Gramm Brennnessel haben immerhin 70 kcal. Ebenso ist sie eine sehr gute Eisenquelle (Förderung der Milchsekretion während der Stillzeit). Sie lässt sich zu gekochtem Blattgemüse oder Tee verarbeiten, den Samen kann man rösten und enthält viele wichtige Inhaltsstoffe wie Eiweiß, Mineralien, Spurenelemente (vor allem Eisen, aber auch Kieselsäure), Vitamine [C, B2, K1 (Phyl-

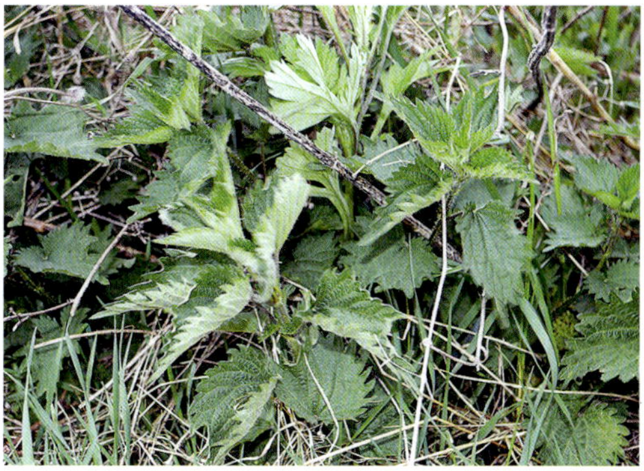

lochinon), Carotinoide], Flavonoide, organische Säuren (wie Kaffeesäure, Kaffeoyläpfelsäure und Pantothensäure), Steroide (P-Sitosterin, Phytosterole), Serotonin, Cholin, Azetylcholin, Triterpene, Bitterstoffe, sehr viel Chlorophyll sowie verschiedene Öle. Brennnessel wirkt blutreinigend, blutbildend, blutstillend und blutzuckersenkend.

Nebenwirkungen: Bei empfindlichen Menschen können Brennnessel zu Ausschlägen, Allergien, Juckreiz oder Magen- und Darmbeschwerden führen.

Brennnessel wird eingesetzt bei Beschwerden an/mit/für:

- Appetitlosigkeit
- Arthrose
- Arthritis, rheumatoide
- Atmungsorgane, Verschleimung der
- Ausleitung von Schlacken und Toxinen
- Blähungen
- Blasenprobleme
- Bluthochdruck
- Blutverdünnung
- Blutzucker, senkende Wirkung bei Diabetes mellitus
- Darmerkrankungen, entzündliche wie Colitis ulcerosa oder Morbus Crohn
- Durchblutungsstörungen
- Durchfall
- Ekzeme
- Entzündungen
- Frühjahrsmüdigkeit
- Gelenke, Problemen mit
- Geschwürbildung, Neigung zur (Magen, Darm, Mund, Lippen)

- Gicht
- Haare, Ergrauen der
- Haarprobleme, Stärkungsmittel bei
- Haarwachstum, Anregung des
- Hämorrhoiden
- Harnsäureablagerungen, krankhafte Neigung zu
- Harnwegserkrankungen
- Harntreibend
- Hautbeschwerden
- Hautprobleme, juckende und/oder allergische
- Immunschwäche
- Kopfhaut, fettige
- Kräftigungsmittel
- Leber- und Gallenleiden
- Magenprobleme
- Menstruationsbeschwerden
- nässende Stellen hinter den Ohren bei Kindern
- Nieren- und Harnsteine, Schutz vor
- Nierentätigkeit, leichte Anregung der
- Prostataleiden (Wurzelauszug)
- Prostatavergrößerung, gutartige (Wurzelauszug)
- Regulierung der Blutgerinnung
- Rheumatismus der Muskeln und Gelenke
- Rheuma
- Schuppen
- Sonnenbrand
- Stoffwechselförderung
- Urogenitaltrakt, Entzündungen im (Blätter)
- Völlegefühl
- Verbrennungen, leichte
- Verdauungsstörungen
- Verstopfung
- Wassersucht
- Wundheilung

Brennnesseltee kann man sehr gut als Gesichtswasser gegen Allergien, die sich über die Haut äußern, verwenden. Er verbessert bei Pickeln, Ekzemen und Akne das Hautbild. Durch den täglichen Verzehr von 50 Gramm gedämpftem Brennnesselgemüse lässt sich die Schmerzmitteldosis (Diclofenac) von 200 Milligramm auf 50 Milligramm reduzieren und dennoch verbessern sich die Blut- und Entzündungsparameter enorm.

Wichtig: Wird Brennnessel wegen Harnwegsinfekten eingenommen, so sollte darauf geachtet werden genügend zu trinken, dies kann den spülenden Effekt unterstützen. Wer unter Wasseransammlungen im Körper leidet, die durch eine eingeschränkte Herz- oder Nierenfunktion hervorgerufen werden, sollte Brennnesseln nicht anwenden.

Brombeere + Himbeere – Rubus sectio Rubus + Rubus idaeus

Sowohl die Früchte als auch die Blätter haben eine heilende Wirkung. Blätter von Brombeere und Himbeere können im jungen Zustand nicht nur gegessen werden, sie sind auch ein prima Mittel gegen Durchfall. Hier hilft ein Tee aus einer kleinen Handvoll Blätter (ob jung oder alt) und von diesem dreimal am Tag eine Tasse voll in kleinen Schlucken trinken. Beide Blätter-

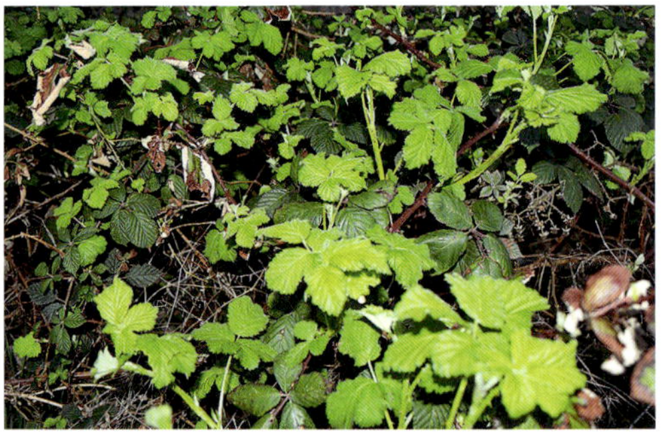

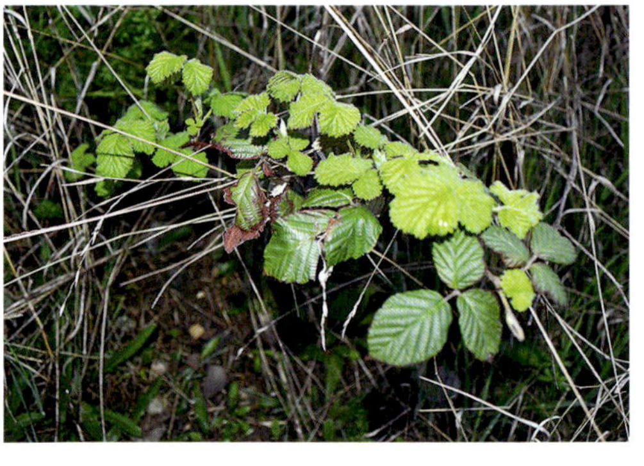

arten wirken in etwa identisch. Überhaupt ist es durchaus möglich Blättertee täglich zu trinken, es schadet in keinem Fall. Auch werden die Blätter zum Gurgeln bei Entzündungen im Mund- und Rachenraum, äußerlich zu Waschungen bei chronischen Hauterkrankungen, gegen Gallensteine und gegen offene Stellen im Genitalbereich verwendet. Früchte und Blüten sind obendrein harntreibend.

Du kannst die alten und jungen Blätter leicht voneinander unterscheiden, die jungen sind ganz hellgrün, an diesen befinden sich an der Unterseite auch kaum kleine Stacheln.

Die Blätter von Brombeere und Himbeere sind schleimlösend, adstringierend, blutreinigend, harntreibend, blutstillend und tonisierend.

Die Inhaltstoffe sind Apfelsäure, Ätherisches Öl, Oxalsäure, Gerbstoff, Pektin, Milchsäure, Bernsteinsäure, Salicylsäure, Zitronensäure, Flavonoide und Vitamin C.

Brombeere/Himbeere wird eingesetzt bei Beschwerden an/mit/für:

- Blasenentzündung
- Blinddarmreizung, chronische
- Diabetes
- Durchfall
- Ekzeme
- Fieber
- Flechten
- Hautausschläge
- Hautunreinheiten
- Kopfschmerzen
- Mandelentzündung
- Magen- und Darmkatarrh
- Mundschleimhautentzündung
- Sodbrennen
- Wassersucht (hier wurden die Wurzeln eingesetzt)
- Weißfluss
- Wundheilung

Zubereitung Tee: 4 Teelöffel getrocknete und zerkleinerte Blätter mit 0,5 Liter heißem Wasser übergießen und zehn Minuten ziehen lassen. Von dem Tee können auch größere Mengen getrunken werden.

Fermentierter Tee aus Brombeerblättern, als Ersatz für Schwarztee: Lasse die frischen Blätter kurz trocknen. Danach zerdrücke sie mit einem Rollholz, feuchte sie mit etwas Wasser wieder an und knote sie in ein Leinentuch ein, welches an einem warmen Platz aufgehängt wird. Nach 2–3 Tagen entsteht durch den Fermentierungsvorgang ein an Rosen erinnernder Duft. Dann werden die fermentierten Blätter fertig getrocknet und in dicht schließenden Dosen gelagert.

Echte Kamille - Chamomilla recutita

Die echte Kamille [andere nicht verwandte Arten sind Hundskamille, falsche Kamille (Mutterkraut), geruchlose Kamille oder Strandkamille] wird in diesem Text nur Kamille genannt. Wie kannst Du aber echte und falsche Kamille (Matricaria inodora) unterscheiden, sie sind sich zum Verwechseln ähnlich? Echte Kamille erreicht samt Blütenstand maximal einen halben Meter Wuchshöhe, unechte Kamille jedoch bis zu 80 Zentimeter. Die Blüten der echten Kamille werden etwa 2–2,5 Zentimeter groß und sind innen hohl, die der falschen Kamille sind mit etwa vier Zentimeter fast doppelt so groß und innen nicht hohl. Echte Kamille verströmt ein kräftiges Aroma (wie Kamillentee), falsche Kamille ist fast geruchslos. Weitere Unterscheidungs- und Erkennungsmerkmale: Die Blätter am Stängel der Kamille sind in der Regel zwischen drei und acht Zentimeter lang. Sie stehen sich wechselständig gegenüber, sind relativ zierlich und spitz zulaufend. Der unbehaarte, verzweigte Stängel der Kamille steht aufrecht. Der gelbe Blütenkorb wird umgeben von etwa 26–28 Hüllblätter, die weiß gefärbt

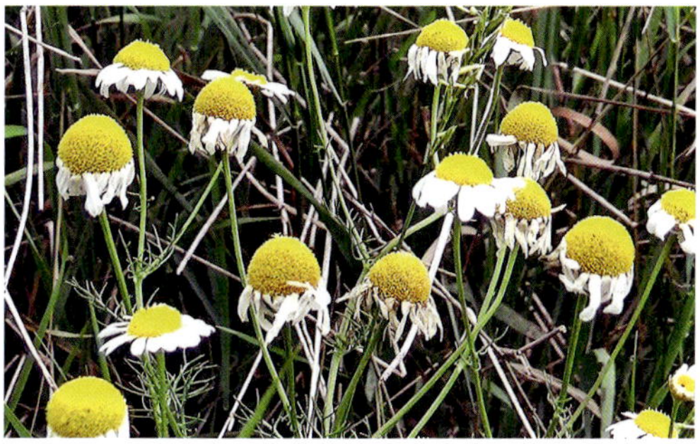

sind. Die weißen Hüllblätter zeigen in der Regel Richtung Boden. Die Blütezeit dieser einjährigen Pflanze liegt zwischen Mai und Oktober, sie kann in Höhen bis 1700 Meter über dem Meeresspiegel angetroffen werden. Sie bildet nur relativ dünne Wurzeln aus. Die Kamille ist vor allem auf nährstoffreichen Äckern, Wildwiesen und gerne auch Brachflächen zu finden, sonnenexponierte Flächen mit nährstoffreichen und mäßig feuchten Mischböden (lehmig und sandig) sind optimal geeignet. Die Inhaltsstoffe der Kamille sind sowohl gesundheitsfördernd als auch heilkundlich interessant. Sie enthält zahlreiche ätherische Öle (Bisabolol, Farnesen, Spathulenol, Chamazulen), Flavonoide (Apigenin, Quercetin, Rutin, Luteolin, Hyperosid), Sesquiterpenlaktone (Matricin), Cumarine, Kaffeesäure und Bitterstoffe. Die entzündungshemmende Wirkung wird den Stoffen Bisabolol, Matricin, Umbelliferon und Chamazulen zugeschrieben. Die Kamille wurde in viele Länder eingeschleppt und weist heute eine hohe Verbreitung auf. Du kannst sie heute in den meisten Ländern Europas sowie auch in Asien, Nordamerika und sogar Australien in wilder Form finden. Als Lichtkeimer sollte der Samen nur leicht mit Erde bedeckt und angedrückt sein. Die Aussaat erfolgt normalerweise Anfang Mai, wenn Du eine temperaturgeschützte Umgebung gewählt hast, dann kannst Du die Pflänzchen auch bereits ab Ende März auswildern. Wichtiger beim Anbau ist, dass die Erde nicht austrocknet und einigermaßen gleichmäßig feucht gehalten wird. Die heilende Wirkung der Kamille steckt in Blättern wie Blüten gleichermaßen, egal ob frisch oder getrocknet. Die Kamille ist ein sehr umfangreich einsetzbares Heilkraut. Sie wirkt harntreibend, antibakteriell, schmerzlindernd, schweißtreibend, austrocknend, krampflösend, beruhigend, entzündungshemmend, tonisierend und blutreinigend.

Kamille wird eingesetzt bei Beschwerden an/mit/für:

- Afterjucken
- Angina
- Asthma
- Augenerkrankungen
- Bindehautentzündung
- Blähungen
- Blässe
- Blasenprobleme
- Darmprobleme
- Durchfall
- Ekzeme
- Erkältung
- Fieber
- Fistel
- Gerstenkorn
- Grippaler Infekt
- Gürtelrose
- Hämorrhoiden
- Harnwegsprobleme
- Haut, entzündete, wunde und juckende
- Hautblasen, schmerzende
- Husten
- Koliken
- Kopfschmerzen
- Magen- und Darmentzündungen
- Magenkrämpfe
- Magenprobleme
- Magenschleimhautreizung
- Mundgeruch
- Muttermilch, zu wenig
- Nasennebenhöhlenentzündung
- Nasenschleimhautentzündung
- Neuralgien
- Rachenentzündung
- Reizmagen
- Reizdarm
- Rheuma
- Schlaf, unruhiger
- Schlaflosigkeit
- Schleimhautentzündungen
- Schwellungen
- Sodbrennen
- Verstopfung
- Weißfluss
- Wunden, schlecht heilende
- Wunden, entzündete
- Zahnfleischentzündung
- Zahnschmerzen

Eiche – Quercus

Die Eiche ist in fast ganz Europa verbreitet. Ihre Blätter besitzen eine unverwechselbare Form. Gesammelt wird die Rinde von jungen Zweigen, hauptsächlich im Frühjahr kurz vor und während der Blütezeit. Aber auch zu anderen Jahreszeiten kann die Eichenrinde ihre heilende Wirkung zeigen, nur etwas weniger. Der hauptsächliche Wirkstoff in Eichenrinde ist der hohe Anteil an Gerbstoffen (8–20%). Diese sorgen dafür, dass Blutungen schneller gestillt werden, Wunden sich schneller schließen und Entzündungen schneller abheilen. Verwendet werden von der Eiche Rinde und Nuss. Eiche wirkt blutstillend, adstringierend, entzündungshemmend und antibakteriell.

Der Sud aus abgekochter Eichenrinde und/oder -nuss kann innerlich wie auch äußerlich zur Anwendung kommen.

Eichenrindensud wird eingesetzt bei Beschwerden an/mit/für:

- Afterjucken (Sitzbad)
- Blasenentzündung
- Blutbrechen
- Bluthusten
- Blutungen
- Blutzucker senken
- Brandwunden
- Darmentzündung
- Darmblutung
- Dekubitus
- Durchfall
- Ekzeme, nässende
- Entzündungen aller Art
- Frostbeulen
- Fußpilz
- Hämorrhoiden (Sitzbad)
- Hals- und Drüsenschwellung
- Hauterkrankungen
- Krampfadern
- Magenentzündung
- Magengeschwür
- Mastdarmfistel

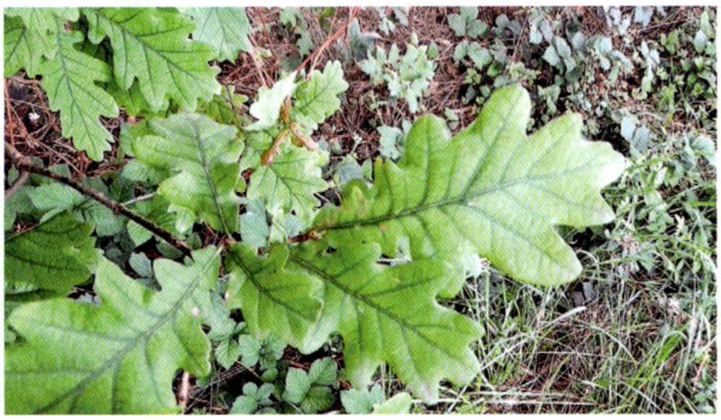

- Mundschleimhautentzündung
- Schilddrüsenvergrößerung
- Schnittwunden
- Schweißfüße
- Unterschenkelgeschwüre
- Vergiftung
- Zahnfleischbluten

Zubereitung Eichenrindentee: einen halben Teelöffel zerkleinerte, getrocknete Rinde in einer Tasse kaltem Wasser kurz aufkochen, abkühlen lassen und über den Tag verteilt trinken. Schmeckt sehr gewöhnungsbedürftig, hilft aber. Täglich neuen Tee ansetzen. Anwendungsdauer drei bis fünf Tage.

Zubereitung Spül- und Gurgellösung: 2 Esslöffel zerkleinerte, getrocknete Rinde mit 0,5 Liter kaltem Wasser übergießen, aufkochen und 10 Minuten kochen lassen. Danach sieben und abkühlen lassen. Mehrmals täglich anwenden für maximal drei Wochen.

Zubreitung Sitz- oder Vollbad: 500–1000 Gramm zerkleinerte, getrocknete Rinde mit 5 Liter kaltem Wasser übergießen, aufkochen und 20 Minuten kochen lassen. Danach auf Hauttemperatur abkühlen lassen und dem Badewasser zugeben. Keine Seife verwenden. Personen mit Herzschwäche sollten keine solchen Bäder machen.

Maximale Anwendung:

- täglich Wasser auf Körpertemperatur
- jeweils 20 Minuten Badezeit
- drei Wochen

TIPP: Findest Du keine Eichen so kannst Du auch die Rinde des Walnussbaums nehmen.

Eicheln lassen sich – mehrfach und lange ausgespült, damit die Gerbstoffe ausgewaschen werden – zu Kaffeeersatz oder Mehl verarbeiten. Schäle und zerkleinere die Eichelnüsse, koche den Nussbruch so lange in Wasser bis dieses aufschäumt. Hänge die zerkleinerten Nüsse danach in einem Baumwollsäckchen einen Tag lang in ein fließendes, sauberes Gewässer (Bächlein). Trockne den Nussbruch in der Sonne. Zerkleinere die Teile weiter, aber noch nicht zu fein. Koche den Nussbruch nun nochmals so lange bis das Wasser schäumt. Anschließend wieder alles in das Leinensäckchen einpacken und einen weiteren Tag wässern und anschließend trocknen. Viele der Gerbstoffe hast Du nun ausgewaschen, Du kannst den Wasch- und Trocknungsablauf nach Belieben wiederholen, falls Dir der restliche Gerbstoffanteil noch zu hoch sein sollte. Am Ende zerkleinerst Du den getrockneten Nussbruch sehr fein. Nun hast Du Eichelmehl vorliegen, mit dem Du Dein Mehl sehr einfach strecken kannst. Eichelmehl für sich alleine zum Backen zu verwenden ist zwar auch möglich, aber es fehlt dem Mehl der Kleber. Möchtest Du aus dem Eichelmehl Kaffee erzeugen, so röste es nun in Deiner Pfanne über dem Feuer. Achte darauf, dass das Mehl nicht verbrennt.

Gänseblümchen – Bellis perennis

Gänseblümchen wachsen und blühen fast das ganze Jahr über. Die wenigsten wissen, dass dieses kleine und unscheinbare Gewächs aus der Familie der Korbblütler (Compositae/Asteraceae) ein wirksames

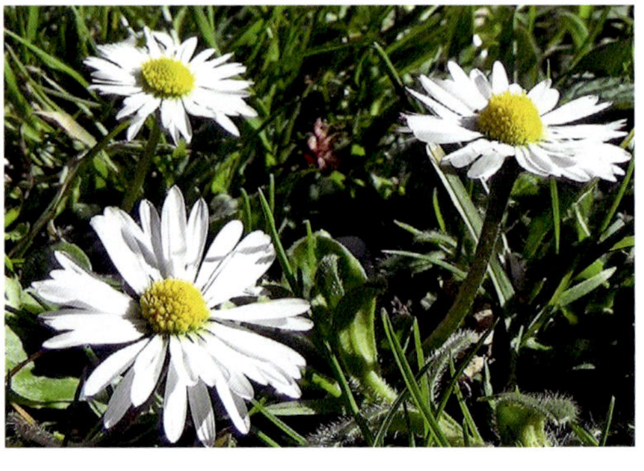

Pharmakon darstellt. Mit dieser so gut wie jederzeit verfügbaren Pflanze verfügten die alten Gelehrten über ein ganz tolles Wund- und Schmerzmittel. Beim Gänseblümchen handelt es sich um eine ausdauernde, mehrjährige Pflanze. Gänseblümchen wirken lösend und abkühlend, haben blutreinigende, leicht abführende, krampfstillende, appetitanregende, entzündungshemmende und schleimlösende Qualitäten, regen den Stoffwechsel an und werden deswegen erfolgreich gegen Gicht und rheumatische Beschwerden eingesetzt. Die Blütenknospen können wie Kapern in Essig eingelegt oder auch aufs Butterbrot gelegt werden. Außerdem kann aus der ganzen, noch jungen Pflanze oder den Blütensprossen ein schmackhafter, leicht bitterer Salat oder auch ein Gemüse zubereitet werden. Verwendet werden Blätter, Blüten und Samen. Die Inhaltsstoffe des Gänseblümchens sind ätherische Öle, Bitterstoffe, Eisen, Flavonoide, Gerbstoffe, Inulin, Kalium, Kalzium, Magnesium, Saponine, Schleimstoffe, Vitamin A, Vitamin C und Vitamin E (Tocopherol).

Gänseblümchen werden eingesetzt bei Beschwerden an/mit/für:

- Akne
- Appetitlosigkeit
- Arterienverkalkung
- Blasensteine
- Blutungen, sowohl innerlich wie äußerlich
- Bronchitis
- Darmentzündung (Morbus Crohn, Colitis ulcerosa)
- Eiterungen
- Ekzeme
- Erkältung
- Fieber
- Frühjahrsmüdigkeit
- Furunkulose
- Gallenblasenentzündung (Sud)
- Gebärmutterprobleme
- Gastroenteritis (Sud)
- Gicht
- Hämatome
- Hämorrhoiden

- Hauterkrankungen
- Herpes
- Husten
- Insektenstiche
- Katarrhe der oberen Luftwege (Sud)
- Katarrhe des Magen-Darm-Traktes (Sud)
- Knochenschmerzen
- Leber, Erkrankungen der
- Menstruationsbeschwerden
- Muskelschmerz
- Nierensteine
- Ödeme
- Pickel
- Prellungen
- Quetschungen
- Rheuma (Sud, Tee)
- Verstopfung
- Wassersucht
- Weißfluss
- Wundschmerz
- Zahnfleischentzündungen

Goldrute – Solidago virgaurea

Die Goldrute ist in ganz Europa weit verbreitet und hat ihre Blütezeit ab September. Die ausdauernde und bis zu 1,40 Meter hohe Pflanze hat einen knolligen Wurzelstock. Gesammelt werden die Blüten, die jungen Triebe und die Blätter. Eingesetzt werden die gesammelten Pflanzenteile frisch oder getrocknet. Die frischen Pflanzenteile können auch direkt auf Wunden oder befallene Hautstellen gelegt und mit einer Binde oder einem Pflaster fixiert werden. Die Goldrute wirkt stark harntreibend, hemmt durch ihre antibakterielle Eigenschaft die Vermehrung von Keimen im gesamten Urogenitaltrakt (Nieren, Blase, Harngänge) und stärkt diesen. Nicht zuletzt macht die entzündungshemmende Eigenschaft eine wundervolle Heilpflanze aus ihr. Die Hauptinhaltstoffe der Goldrute sind Gerbstoffe, Saponine, Flavonoide, Bitterstoffe, ätherische Öle und Kaffeesäureverbindungen. Verwendet wird die ganze Pflanze, außer der Wurzel.

Goldrute wird eingesetzt bei Beschwerden an/mit/für:

- Arthritis
- Asthma
- Bettnässen
- Blasenentzündung
- Blutungen
- Bronchien (Schleim verflüssigen um abzuhusten)
- Diabetes
- Drüsenschwellungen
- Entgiftung
- Entzündungen
- Erkältung
- Galle
- Gicht
- Hämorrhoiden
- Harnsteine

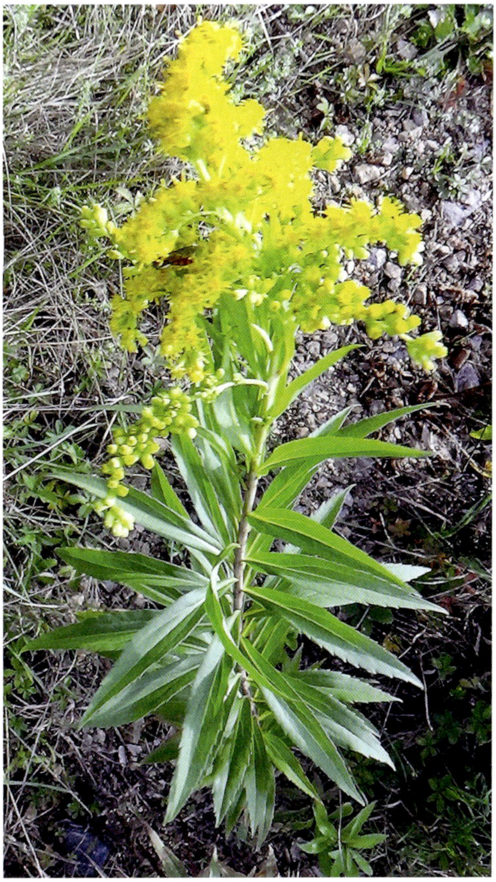

- Harnwege, Entzündungen der
- Hautkrankheiten
- Husten, chronisch
- Krämpfe
- Leberleiden, Leberschwellung
- Magenprobleme
- Mund-, Rachenraum, entzündet
- Myome (Gebärmutter)
- Nieren, Entzündungen der
- Nierensteine, Nierengrieß
- Prostatavergrößerung (BPS)
- Psyche
- Reizblase
- Rheumatische Gelenkentzündungen
- Schmerzen
- Tuberkulose
- Schwermetallausleitung
- Wunden, eitrig
- Zahnentzündung, Zahngeschwüre

Zubereitung Tee: 3 Esslöffel des zerkleinerten Krauts mit 0,5 Liter kaltem Wasser übergießen, aufkochen und 10 Minuten kochen lassen. Danach sieben und den Tee über den Tag verteilt trinken.
Zubereitung Tinktur: 3 × täglich 20 Tropfen
Nebenwirkungen: Bei eingeschränkter Herz- oder Nierenfunktion sollte die Goldrute nicht angewandt werden.

Harnstoff – Urea

Harnstoff ist bei Hautproblemen eine wichtige Stütze für die Heilung. Harnstoff hält die Haut feucht da er prima Wasser bindet. Er wirkt bakterientötend und mildert bestehenden Juckreiz. Harnstoff macht die Haut widerstandsfähiger, glättet sie und macht sie geschmeidig. Harnstoff verbessert allgemein die Widerstandsfähigkeit der Haut und kann dauerhaft zur Hautpflege eingesetzt werden. Sind keine Pflegeprodukte mit Urea erhältlich so bedenke, dass unser Körper über den Urin täglich zwischen 15 und 35 Gramm Harnstoff ausscheidet. Somit eignet sich Urin ganz hervorragend, um Hautprobleme zu behandeln.

Hirtentäschel - Capsella bursa pastoris

Ist Hirtentäschel noch sehr klein wie im nächsten Bild, so kann es kaum als solches erkannt und identifiziert werden. Wenn die Pflanze etwas größer ist und die typischen dreieckigen Samenkapseln am Stiel (zweites Bild) gebildet hat kannst Du es allerdings überall finden. Da diese Pflanze allgemein als Unkraut angesehen wird, ist es nicht leicht, Samen hierfür käuflich zu erwerben. Sie wächst auch problemlos überall in der Natur. In einer hohen Graswiese wirst Du Hirtentäschel allerdings vergeblich suchen. Es wächst vornehmlich dort, wo andere Pflanzen noch nicht oder schlecht hinkommen. Aufgrund seiner geringen Größe würde es durch die hohen Wiesengräser verdrängt werden, lange bevor es Samen gebildet und abgeworfen hat. Hirtentäschel ist als Heilkraut leider (zu Unrecht) etwas in Vergessenheit geraten, vielleicht auch weil es so unscheinbar aussieht neben den anderen Pflanzen.
Die bodenständigen, etwas weiter entwickelten Blätter des Hirtentäschels, welche als Rosette angelegt sind, können gut mit den Blättern des Löwenzahns verwechselt werden, aber nur mit den sehr kleinen. Löwenzahnblätter werden deutlich größer. Es gehört mit zu den ersten Pflanzen die auf verlassenen nährstoffreichen (Stickstoff) Brachflächen, sehr niederen Wildwiesen und Äckern an sonnigen Stellen wächst. Der Zeitpunkt der Aussaat ist unerheblich, da Hirtentäschelsamen bis zu 30 Jahre keimfähig bleiben, die Blüte- und Sammelzeit ist meist von April bis Juli, oft bis September. So besitzt sie in dieser Zeit oft verblühte und neue Samenkapseln nebeneinander. Als sogenannter Lichtkeimer darf der Samen nur leicht in den Boden gedrückt werden. Hirtentäschel enthält Kampferöl, Terpene, Kalium, Kalzium, Eisen, Saponin, ca. 32% Aminosäuren und Proteine, Flavonoide, Acethylcholin, Luteolin, terpenoide Verbindungen, Quercetin, Rutin, Disomin, Disometin, Senföle, Vitamin C und einen hohen Eiweißgehalt. Es wurde gerne zur Blutstillung eingesetzt. Die nussig schmeckenden, herzförmigen Samenkapseln und die Blätter (frisch)

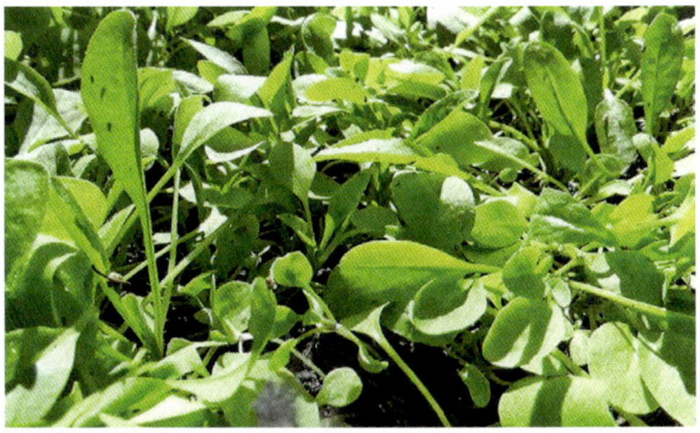

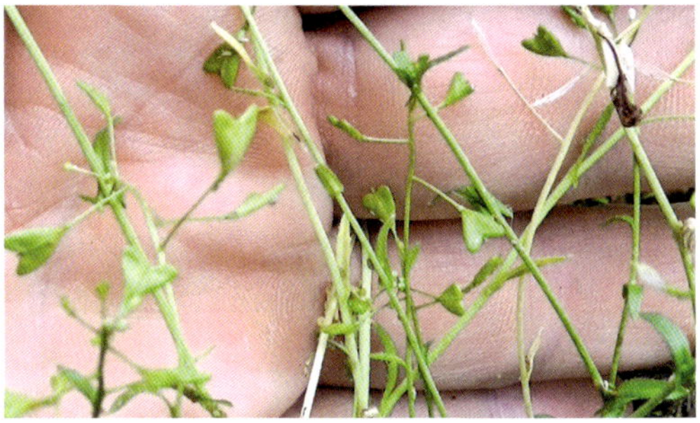

machen sich ebenso wie die Blüten gut in einem Wildkräutersalat. Hirtentäschel ist auch für die Dekoration und Zubereitung von Suppen, Eintöpfen, Salaten, Aufläufen, Quarks und Frischkäse sehr gut geeignet. Verwendung finden die ganzen oberirdischen Pflanzenteile und zwar roh, gegart, gegrillt oder gedünstet. Aus Hirtentäschel lässt sich beispielsweise auch ein aromatischer Senf herstellen. Als Heilkraut kann Hirtentäschel genauso frisch wie auch getrocknet angewandt werden. Sein Verbreitungsgebiet war ursprünglich Mitteleuropa, heute wächst es auf der ganzen Welt. Es wirkt leicht antibiotisch. Die bis zu 90 Zentimeter tief reichenden Wurzeln schmecken wie Ingwer, die grünen Teile der Pflanze wie Senf. Die Wurzel wird kurz vor dem Austreiben der Pflanze geerntet und getrocknet. Anschließend fein gemahlen und dann wie Ingwerpulver zum Würzen von Speisen und Getränken eingesetzt. Um Senf herzustellen werden die reifen Samen zwischen Juni und September geerntet. Anschließend werden die Samen zermahlen und mit Essig und Öl zu Senf verarbeitet. Jedes der »Täschel« beherbergt mehrere Samenkörner. Eine einzige Pflanze kann es in einer Wachstumsperiode auf über 60.000 Samenkörner bringen. Ein gewaltiges Vermehrungspotenzial.

Nebenwirkungen: Hirtentäschel darf in der Schwangerschaft nicht eingenommen werden, da es zu Gebärmutterkontraktionen führen kann und dadurch eventuell zu einem Abort. Andererseits kann es zu einer leichteren Geburt beitragen. Hirtentäschel ist ein hochwirksames Heilkraut, deswegen durfte und darf es nicht zu hoch dosiert werden.

Hirtentäschel wird eingesetzt bei Beschwerden an/mit/für:

- Altersflecken reduzieren (längere Anwendung)
- Arteriosklerose
- Blutungen äußerlich (Öl, Pflanzenmaterial)
- Blutungen innerlich (Tee, Tinktur, Pflanzenmaterial)
- Blutreinigend
- Bluthochdruck
- Blutdruck, zu geringer
- Bronchitis
- Durchblutung, fördernd
- Ekzeme
- Entzündungen
- Erkältung
- Fieber
- Galle
- Gicht
- Hämorrhoiden
- Harn, treibend
- Harnwege, Infektionen der
- Hautausschlag
- Herz, zu schwach (wirkt ausgleichend)
- Krampfadern
- Kreislaufschwäche
- Kreislaufprobleme
- Leber
- Lungenschwäche
- Magenleiden
- Malaria
- Menstruation, fördernd
- Muskelbeschwerden
- Nierenprobleme
- Rheuma

- Schmerz, lindernd
- Sehstörungen
- Skorbut
- Verdauungsförderung
- Verstopfung
- Wehen, Förderung der
- Wunden, schlecht heilende

Zubereitung Tee: 3 × täglich eine Tasse. Der Tee kann verwendet werden für Wundbehandlung, innerlich, Hautbehandlung, als Wickel oder Sitzbad. Die Samen lassen sich leicht trocknen, um daraus auch später einen Tee herstellen zu können.

Huflattich – Tussilago farfara

Vom Huflattich erscheinen lange vor den Blättern die Blüten. Er hat eine Wuchshöhe von fünf bis 30 Zentimeter. Kleine Wurzelstücke entwickeln wieder eine neue Pflanze. Schwangere und stillende Frauen sollten Huflattich aufgrund seines Giftes nicht einnehmen. Er enthält ätherische Öle, Bitterstoffe, Gerbstoff, Gerbsäure, Hyperin, Inulin, Mineralstoffe, Pyrrolizidinalkaloide, Salpeter, Saponine, Tannine, Taraxasterol, Violaxanthin und Zink. Der Huflattich zeigt zuerst seine Blüten und erst später seine hufeisenförmigen Blätter. Die Blütezeit des Huflattichs ist meist im März bis April, in warmen Gegenden kannst Du ihn durchaus schon im Februar sehen. Die hufförmigen Herzblätter des Huflattichs kannst Du in der Regel ab Mai sammeln. Hier kann es aber durchaus sein, dass sich zwischen den Blättern des Huflattichs noch verblühte Blüten befinden. Du kannst die Blätter leicht mit den jungen Blättern des Pestwurz verwechseln, wenn keine Huflattichblüten oder Pestwurzblüten zum Abgleich vorhanden sind. Huflattich wirkt antibakteriell, entzündungshemmend, blutstillend, adstringierend, anregend, erweichend, schleimlösend, Stoffwechsel anregend, schweißtreibend und tonisierend. Der Boden auf dem Huflattich wächst enthält oft Ton oder Lehm. Ein wichtiger Baustoff für viele Anwendungen, der auch in der Küche sehr gut zu gebrauchen ist. Huflattich ist auch sehr gut als Salzersatz zu verwenden (siehe hierzu den Abschnitt »Gewürze«). Die Pflanze enthält hepatotoxische Pyrrolizidinalkaloide. Deswegen wurden in erster Linie Huflattichblätter verwendet, nicht die Blüten oder Wurzeln. Das Problem ist nur, dass Blüten und Blätter in der Regel nicht gleichzeitig zu sehen sind. Somit muss man beides sehr gut kennen um sie nicht mit anderen Pflanzen zu verwechseln. Aus den Blättern wird durch Abkochung ein Sud hergestellt. Die frischen Blätter lassen sich auch direkt als Umschläge verwenden. Von den getrockneten Huflattichblättern sollten nicht mehr als zwei Teelöffel täglich für die innere Anwendung verwendet werden. Ein Tee aus Spitzwegerich- und Huflattichblättern wird auch gern bei Katarrhen der oberen Luftwege angewandt. Der Tee kann mit aromatischen Kräutern geschmacksverbessert werden.

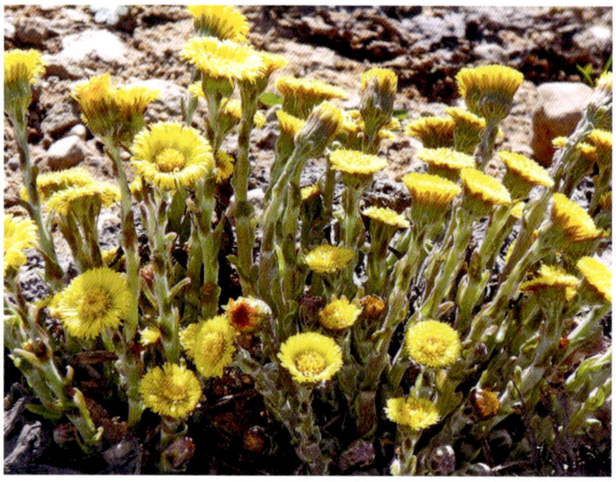

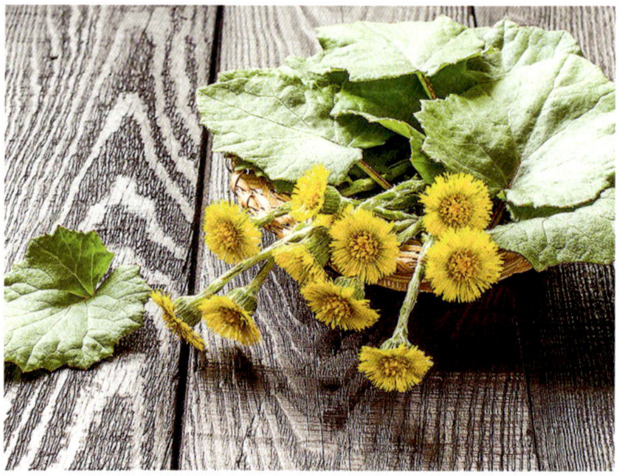

Huflattich wird eingesetzt bei Beschwerden an/mit/für:

- Appetitlosigkeit
- Asthma
- Augenentzündung
- Husten
- Brandwunden, leichte
- Bronchitis
- Reizhusten
- Raucherhusten
- Brustfellentzündung
- Darmentzündung
- Durchfall
- Ekzeme
- Erkältung
- Fieber
- Frühjahrsmüdigkeit
- Furunkel
- Gastritis
- Gesichtsrose
- Heiserkeit
- Kehlkopfentzündung
- Magen- /Darmkatarrh
- Nervenschmerzen
- Nervensystem stärkend
- Ohrenentzündung
- Pickel
- Unterschenkelgeschwür
- Verstopfung
- Venenentzündung
- Wunden, entzündete
- Wunden, schlecht heilende

Zubereitung Tee: 1–2 Teelöffel getrocknete Blätter in 0,5 Liter heißem, nicht mehr kochendem Wasser 5–10 Minuten ziehen lassen. Über den Tag verteilt trinken.

Ingwer – Zingiber officinale

Der gesundheitliche Vorteil durch den Verzehr von Ingwer übersteigt den von sehr vielen anderen Pflanzen und Kräutern. Ingwer ist zwar eine tropische Pflanze, kann aber auch in unseren Breiten leicht an-

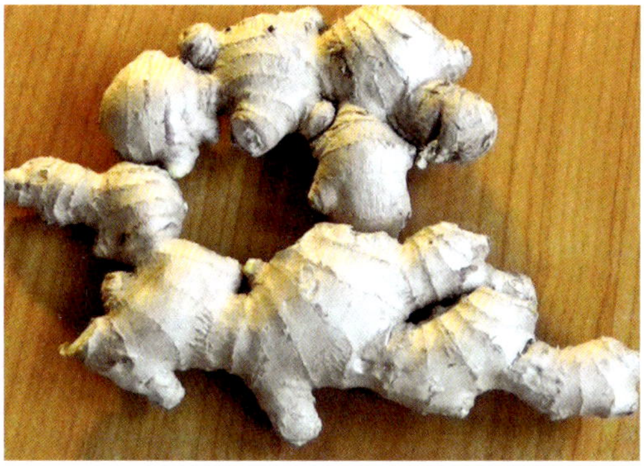

gebaut und vermehrt werden. Lege dazu eine Wurzelknolle über Nacht in lauwarmes Wasser. Setze die Knolle dann in eine breite, nicht zu tiefe Schale und bedecke sie mit guter Erde, besser mit Humus. Danach mit zimmerwarmem Wasser aus einer Sprühflasche befeuchten. Zum Erhalt der Feuchtigkeit (tropische Pflanze) sollte die Schale leicht mit Lebensmittelfolie abgedeckt werden, aber nicht ersticken (kleine Öffnungen). Nun stelle die Schale an einen hellen, warmen und zugfreien Platz ohne direkte Sonneneinstrahlung. Der Boden sollte nun täglich mit der Sprühflasche befeuchtet werden, wobei die Erde aber nicht zu nass werden sollte um Schimmelbildung zu vermeiden. Wenn sich nach einigen Wochen der erste Trieb zeigt, kann die Pflanze umgetopft und an einen sonnigen Ort gestellt werden. Gewöhne die Pflanze jedoch schrittweise an das direkte Sonnenlicht.

Ingwer besteht aus vielen (über 160) verschiedenen Inhaltsstoffen. Er enthält unter anderem: Eisen, Vitamin C, Vitamin B6, Kalzium, Kalium, Natrium Phosphor, ätherische Öle (Zingiberol, Zingiberen, Gingerole, Shoagole) und Diarylhetanoide. Ingwer kann als Tee, Trunk oder Limonade getrunken und trocken oder frisch zu heißen oder kalten Speisen hinzugefügt werden. Ebenso können frische Ingwerscheiben an betroffenen Körperstellen aufgelegt werden. Ingwer ist ein hervorragendes allgemeines Stärkungsmittel, wirkt schleimbildend und entzündungshemmend. Ingwer als Schmerzmittel eingesetzt, verursacht weder Magen-Darm-Blutungen noch Geschwüre.

Ingwer wird eingesetzt bei Beschwerden an/mit/für:

- Allgemeinbefinden, Steigerung des
- Arthritis
- Arthroseschmerzen
- Bauchspeicheldrüse
- Bluthochdruck
- Blutgerinnung, hemmt die
- Brechreiz (auch bei Chemo, drei Tage davor und danach anwenden)
- Darmreinigung
- Diabetes
- Durchblutung
- Entzündungen am Zahnfleisch
- Entzündungen der Mundschleimhaut
- Fettverbrennung aktivieren
- Gastritis
- Gehirnschlag
- Gelenkschmerzen
- Giftstoffe ausleiten
- Grauer Star
- Herpes
- Herzerkrankungen
- Kater
- Koliken
- Krämpfe
- Magengeschwüre
- Magensäure, zu wenig
- Multiple Sklerose
- Muskelschmerzen
- Osteoporose
- Reisekrankheit (nicht Seekrankheit)
- Schmerzmittel, natürliches
- Schwangerschaftsübelkeit
- Sodbrennen
- Stoffwechsel-Ballast ausschwemmen
- Stoffwechsel ankurbeln
- Übelkeit

Zubereitung Tee: Ein etwa daumengroßes Stück Ingwer schälen und fein raspeln. Die Ingwerraspeln in ein Teesieb geben und in einem Liter heißem (nicht kochendem) Wasser ziehen lassen. Danach das Teesieb entfernen und das Ingwerwasser mit Zucker oder Honig geschmacklich verfeinern. Es kann auch etwas Zitronen- oder Orangensaft beigegeben werden. Jeweils ein Liter des Tees pro Tag und über längere Zeit getrunken kann die Beschwerden lindern.

Johanniskraut – Hypericum perforatum

Das Echte Johanniskraut ist verbreitet in Europa, Westasien, Ostasien, Nordafrika, Nord- und Südamerika sowie Australien. Du kannst es in tiefen bis mittleren Höhenlagen in Gebüschsäumen, in Magerwiesen und -rasen, an Waldrändern, auf Waldlichtungen (aber nicht im Wald), an Wegen und Böschungen, in Brachen, in Ginster- sowie Heidekrautheiden oder auf Bahnschotter finden. Johanniskraut ist also eine echte Pionierpflanze. Es tritt vorwiegend in größeren Gruppen auf. Johanniskraut liebt eine bestimmte Bodenbeschaffenheit. Es darf gleichmäßig trocken bis mäßig feucht und stickstoffarm sein. Auf stark saurem Boden (Wald) wirst Du es deshalb, wie bereits erwähnt, nicht finden. Es handelt sich hierbei um eine mehrjährige und krautige Pflanze die zwischen 15 Zentimeter und bis zu einem Meter hoch wird. Die Blütezeit ist von Juni bis August. Der aufrechte Stängel hat zwei durchgehende »Kanten«. Die Blätter sind mit durchscheinenden Öldrüsen besetzt, am Blattrand befinden sich schwarze Drüsen. Bei den durchscheinenden Punkten handelt es sich um Gewebslücken, in denen sich das helle ätherische Öl befindet. Ein gutes Erkennungsmerkmal sind die goldgelben Blüten, die sich rot verfärben, wenn man sie zerreibt. Johanniskraut wird gut gegen leichte bis mittelschwere Depressionen eingesetzt, die Behandlung dauert aber längere Zeit. Johanniskraut enthält Hypericin, Hyperforin, Flavonoide, Bitterstoffe, Gerbstoffe, ätherische Öle und Phytohormone wie Beta Sitosterol und Taraxasterol (Leberschutz). Es wirkt stimmungsaufhellend, adstringierend, beruhigend, blutbildend, entzündungshemmend, antibakteriell, krampflösend, schmerzstillend und tonisierend. Es wird ihm nachgesagt, dass es zwar langsamer wirke, aber besser als chemische Antidepressiva.

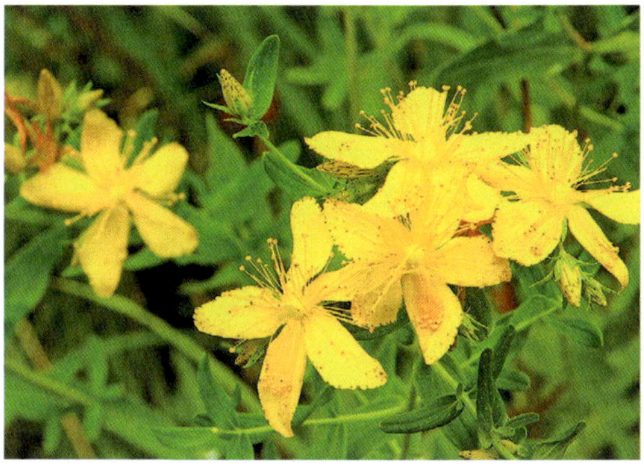

Nebenwirkungen: So gut – so bedenklich. Schwere Depressionen lassen sich mit der geringen Dosierung, welche die Natur anbietet, nicht behandeln. Durch Johanniskraut kann es zu einer Wechselwirkung mit der Pille, Antibiotika, AIDS-Medikamenten, chemischen Antidepressiva, Herzglycosiden, Blutdrucksenkern, Gerinnungshemmern und Antiepileptikas sowie einer Anzahl anderer Medikamente kommen. Müssen bestimmte Medikamente eingenommen werden, dann ist die Anwendung von Johanniskraut unbedingt vorher mit dem Arzt absprechen. Bei Verwendung von Johanniskraut wird die Person bzw. deren Haut sehr sonnenempfindlich, deshalb unbedingt direktes Sonnenlicht meiden. Die längerfristige Anwendung ist innerlich sowohl als auch äußerlich für die Probanden immer gefahrlos möglich gewesen. Das Absetzen von Johanniskraut hat im Gegensatz zu anderen chemischen Mitteln keinerlei negative Folgen.
Johanniskraut wird eingesetzt bei Beschwerden an/mit/für:

- Akne, entzündliche
- Allergien
- Angstzustände
- Blähungen
- Bluthochdruck
- Burnout
- Darm
- Depressionen (Trauer, Stress-Situationen)
- Durchblutung
- Ekzeme
- Entzündungen
- Gelenkschmerzen
- Juckreiz
- Krämpfe
- Magen
- Narben
- Nervosität
- Neurodermitis
- Niedergeschlagenheit
- Panik-Attacken
- Prämenstruelles Syndrom
- Reizdarm
- Rheuma
- Rückenschmerzen
- Schlafstörungen
- Schlaf- und Entwicklungsstörungen bei Kindern
- Schuppenflechte
- Schwankungen, hormonelle (Pubertät, Wechseljahre)
- Schwindelgefühle
- Sonnenbrand
- Stress
- Traurigkeit, anhaltende, unerklärliche
- Übelkeit
- Unruhe, innere
- Verbrennungen (verhindert die Entstehung von »wildem Fleisch«)
- Verdauungsschwäche
- Verspannungen
- Wechseljahrbeschwerden
- Winterdepressionen
- Wunden, kleine, auch offene

Zubereitung Öl: 10 Esslöffel frische Blüten zerstoßen (Mörser) und danach 1 Liter möglichst hoch raffiniertes Öl mit hauptsächlich gesättigten Fettsäuren hinzugeben. Alles in einem offenen, klaren Glas acht Wochen lang an einem warmen Platz an der Sonne stehen lassen. Das hellrot verfärbte Öl wird gesiebt und in eine verschließbare Flasche gefüllt. Das Öl kann sowohl innerlich als auch äußerlich angewandt werden.
Zubereitung Tee: 2 Esslöffel frisches oder getrocknetes Kraut mit kochendem Wasser übergießen und 5 Minuten ziehen lassen. Täglich bis zu drei Tassen trinken.

Knoblauchsrauke – Alliaria petiolata

Die Knoblauchsrauke (siehe hierzu den Abschnitt »Gewürze«) ist in lichten Laubwäldern und an Hecken- und Wegrändern, überall in Europa zu finden. Ihre Wuchshöhe beträgt im Durchschnitt 60 bis 70, selten 100 Zentimeter. Die bodennahen Ranken haben eher rundliche Blätter, die aufstrebenden Pflanzen eher brennnesselartige. Die brennnesselartigen Blätter haben keine Brennhaare, die Stängel haben dagegen Haare, welche aber nicht brennen. Die von Mitte April bis Anfang August erscheinenden 5–8 Millimeter großen Blüten der Knoblauchsrauke sind weiß. Jede Blüte

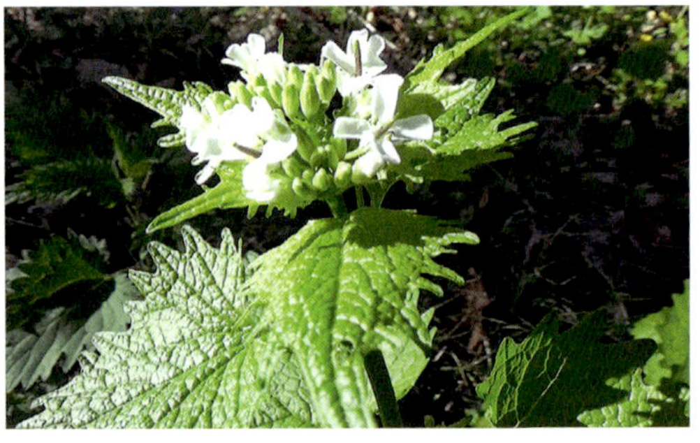

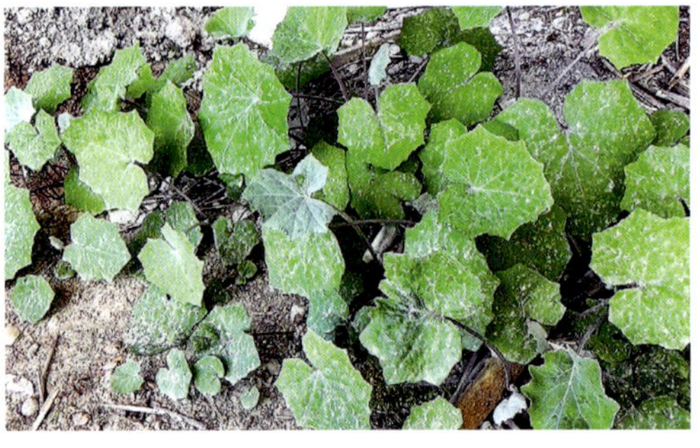

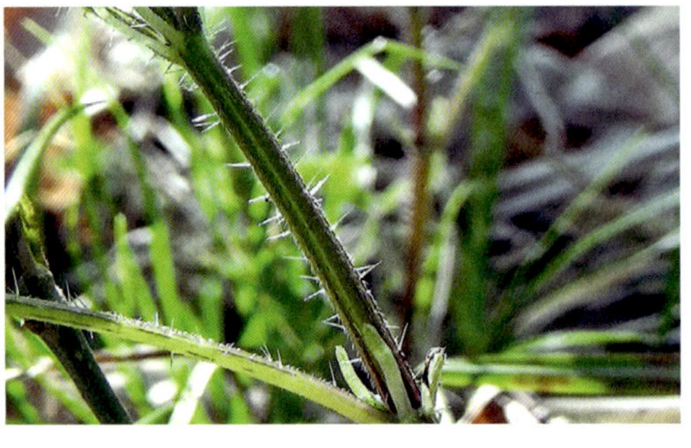

besteht aus vier Kelchblättern, vier Kronblättern und sechs gelben Staubblättern. Es wachsen nur jeweils an den Spitzen der Pflanze Blüten, dort bilden sie dann aber kleine Trauben. Die durch eine Haut zweigeteilte Schote ist 3–6 Zentimeter lang. Der Samen in der Schote ist im ausgereiften Zustand schwarz, etwas abgeflacht, länglich und gefurcht. Knoblauchsrauke lässt sich problemlos im Schatten oder Halbschatten anbauen, sie braucht als Kaltkeimer die Frosttage und ist winterfest. Von der Knoblauchsrauke lässt sich alles verwenden, eine Verwechslungsgefahr ist höchstens mit dem ebenfalls essbaren Gundermann gegeben. Sie enthält ätherische Öle, Glykoside, Mineralsalze, Saponine, Senfölglykoside, Vitamin A und Vitamin C. Knoblauchsrauke wirkt blutreinigend, entgiftend, desinfizierend, harntreibend, entzündungshemmend, schleimlösend und verdauungsanregend. Knoblauchsrauke ist ein ganz hervorragendes Aufbaumittel in der Rekonvaleszenz und bei Atemwegsproblemen. Knoblauchsrauke wird oft als Ersatz für Knoblauch oder Bärlauch bei kalten Gerichten eingesetzt, gerade dann, wenn Unverträglichkeiten bekannt sind. Knoblauchsrauke sollte immer frisch verwendet werden, da sich die enthaltenen ätherischen Öle leicht verflüchtigen.

Knoblauchsrauke wird eingesetzt bei Beschwerden an/mit/für:

- Asthma
- Bronchitis
- Entgiftung
- Entzündungen des Mund- und Rachenraums
- Erkältungsbeschwerden
- Frühjahrsmüdigkeit
- Gicht
- Husten
- Insektenstiche
- Rheuma
- Verdauungsbeschwerden
- Wunden
- Würmer
- Wundheilung
- Zahnfleischentzündung

Königskerze – Verbascum densiflorum

Sie wird vielerorts auch Fackelblume oder Fackelkraut genannt. Durch ihre besondere Struktur (Behaarung in Kombination mit einem starken Stängel) konnte sie gut mit Harz oder Pech übergossen und angezündet als Fackel verwendet werden. Der starke Stängel wurde oft als sehr leichter Wander-, Spazier- oder Gehstock eingesetzt. Die Königskerze ist in Mittel- und Südeuropa, Kleinasien, Nordafrika und Äthiopien heimisch. Sie ist ein unproblematischer Lichtkeimer. Zum Einpflanzen höchstens samendick mit feiner Erde überdecken, besser nur oberflächlich leicht andrücken und von Frühjahr bis Sommer aussähen. Die Königskerze gibt es als einjährige, zweijährige oder mehrjährige Pflanze und keimt in der Regel zwei Wochen nach der Aussaat. Bei der zweijährigen Art bildet sich im ersten Jahr die bodennahe Blattrosette, erst im zweiten Jahr bildet sich der ein bis zwei Meter lange Blütenstengel. Bei der großblumigen Königskerze teilt sich der Blütenstengel im oberen Teil mehrmals und sieht wie eine nach oben stehende Traube aus. Die Blütezeit ist von Juli bis August. Besonders wohl fühlen sich Königskerzen auf nährstoffarmen, durchlässigen und trockenen Böden an sonnigen Standorten wie Waldlichtungen, Hängen, Böschungen und auf Ödland. Im Halbschatten oder gar im Vollschatten kann die Königskerze nicht gedeihen. Es gibt etwa 300 verschiedene Arten der Königskerze. Verwendung finden Blätter und Blüten, diese werden in der Blütezeit gesammelt und gleich getrocknet.
Sie enthalten ätherische Öle, Flavonoide, Invertzucker, Iridoide, Karotin, Phenolcarbonsäuren, Saponine und

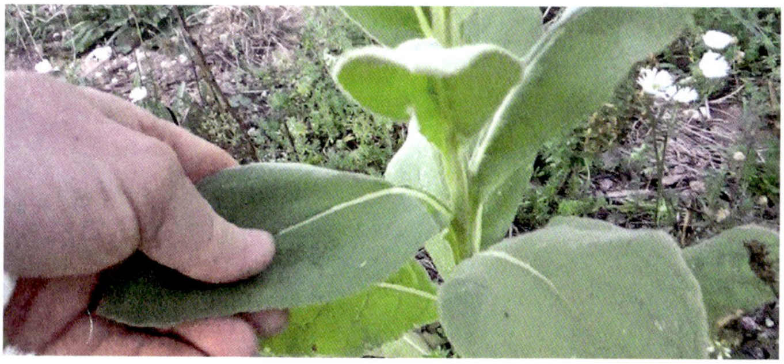

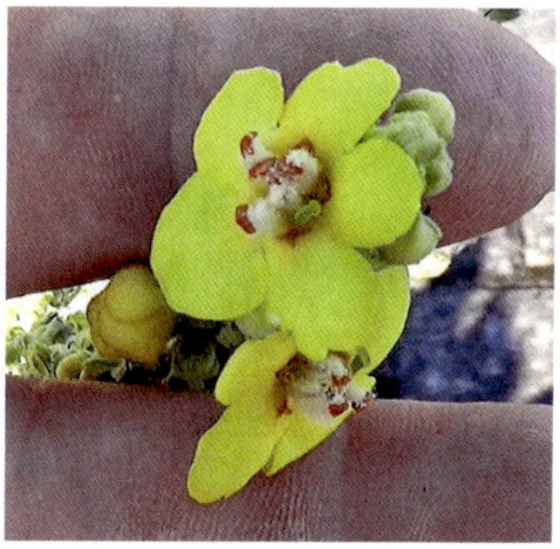

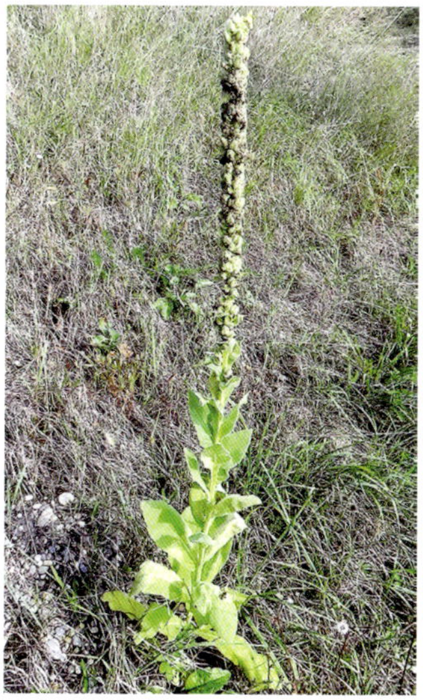

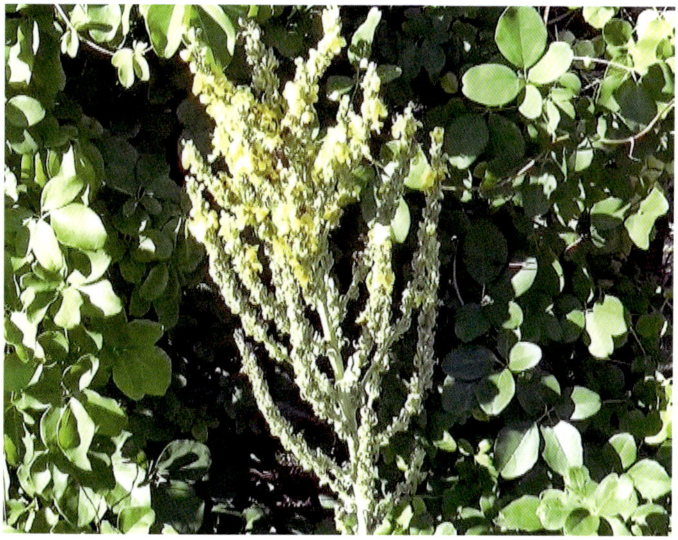

Schleimstoffe. Die enthaltenen Schleimstoffe wirken reizlindernd, die Saponine helfen den Schleim zu lösen, Iridoide hemmen Entzündungen an der weiteren Ausbreitung. Erkältung, Grippe, Bronchitis, Katarrhe der oberen Atemwege sowie Verschleimungen sind das Einsatzgebiet dieser Heilpflanze. Der relativ hohe Invertzuckergehalt macht die Anwendung auch bei Kindern recht einfach. Die Blätter der Königskerze lassen sich auch prima als Handtuch oder Toilettenpapier verwenden. Bei manchen Menschen erzeugt der Kontakt mit der Königskerze allerdings eine Hautreaktion. Deswegen sollten Königskerzenblätter erst nach Abklärung als Toilettenpapier eingesetzt werden. Aber auch als Schuheinlage oder zum Auspolstern sind die Blätter der Königskerze prima geeignet. Durch ihre haarige Struktur wirken sie in Schuhen als prima Schrittdämpfer. Ein positiver Nebeneffekt ist, dass solche Schuheinlagen zudem auch Fußgeruch prima unterbinden oder zumindest eindämmen können. Um die Blätter als Handtuch zu verwenden sind sie zwar etwas klein, aber theoretisch möglich ist es in jedem Fall.

Vorsicht ist bei der kleinwüchsigen schwarzen Königskerze geboten, sie ist giftig. Die schwarze Königskerze erkennt man sehr leicht an den intensiv dunkelviolett leuchtenden Blütenstempeln, die bei der ungiftigen Königskerze vollkommen fehlen.

Die Königskerze wird eingesetzt bei Beschwerden an/mit/für:

- Asthma
- Atemwegserkrankungen
- Kehlkopfkatarrh
- akutem und chronischem Lungenleiden
- Mandelentzündung
- Mittelohrentzündung
- Ohrenschmerzen
- Reizhusten
- Augenentzündung
- Brandwunden
- Bronchitis
- Schnupfen
- Grippe
- Hauterkrankungen
- Heiserkeit
- Husten
- Durchfall
- Magenschleimhautentzündungen
- Hämorrhoiden (Sud aus Blättern)
- Afterjucken (Sud aus Blättern)
- Entzündungen der oberen Luftwege
- zur Wundheilung
- Geschwüre
- vereiterte Geschwüre
- Magen-Darm-Katarrh
- Tinnitus

Zubereitung Tee: Ein Esslöffel fein geschnittene Blüten in eine Tasse mit 60 °C bis 65 °C warmen Wasser geben und 15 Minuten ziehen lassen.

Zubereitung Sud für äußere Anwendung: Vier Esslöffel fein geschnittene Blüten oder Blätter in 0,5 Liter Wasser oder Milch kochen und danach abkühlen lassen.

Löwenzahn – Taraxacum sect. Ruderalia

Der Löwenzahn ist eine 10–30 Zentimeter hoch wachsende mehrjährige Pflanze, die in allen Pflanzenteilen einen weißen Milchsaft enthält. Seine fleischige Pfahlwurzel kann bis zu einem Meter lang werden. Die Blüten sind von Hüllblättern umgeben, die sich je nach Tageszeit und Wetter öffnen oder schließen. In Mitteleuropa ist die Hauptblütezeit von April bis Mai. Selten können sich Blüten auch noch bis in den Herbst hinein bilden. Löwenzahn ist eine sehr starke und gute Pflanze. Sie hat etwa 100 Namen und Bezeichnungen, wie z. B. »Bettpisser«, »Pisserblume«, »Kuhblume« oder »Pusteblume«. Am Löwenzahn ist für den Menschen alles essbar. Blüten, Blätter, Stängel, Wurzeln. Die jungen, grünen Blätter schmecken in einem Wildsalat sehr gut (führt bei Kindern manchmal zum Bettnässen). Löwenzahn ist bei uns weit verbreitet, wächst wild und vermehrt sich schnell. Durch seine enthaltenen Bitterstoffe schmeckt er auch leicht bitter. Er enthält neben dem Bitterstoff Taraxin, Carotinoide, Flavonoi-

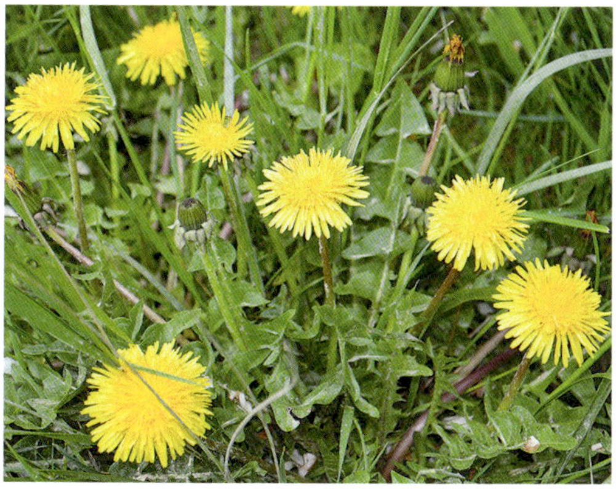

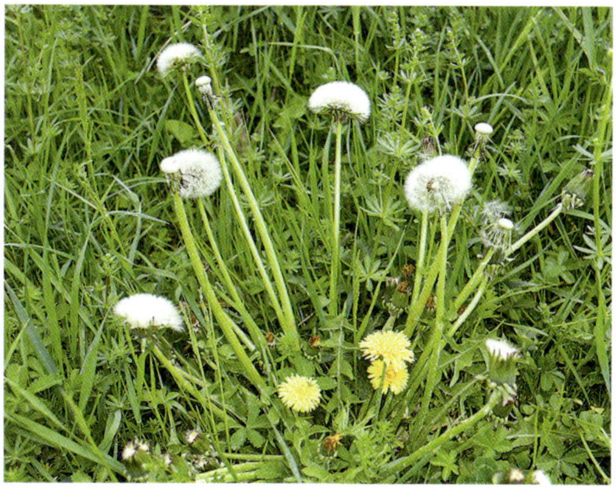

de, Gerbstoffe, Vitamin C und viele andere Vitamine, Mineralstoffe (Kalium), Schleimstoffe und ist reich an Inulin (in der Wurzel). Aus den gelben Blüten lässt sich ein honigähnlicher Sirup oder Gelee herstellen. Aus der getrockneten Löwenzahnwurzel wurde früher ein Ersatzkaffee hergestellt (Zichorienkaffee). Auch als Tiernahrung ist Löwenzahn hervorragend geeignet.

Nebenwirkungen: Bei Kindern kann der Pflanzensaft zu entzündlichen Hautreaktionen führen. Bei Überdosierung kann Löwenzahn zu schmerzender Leber, Durchfällen und rheumatischen Beschwerden führen, da er eine so starke Heilpflanze ist.

Blätter und Wurzelstock werden April bis Mai geerntet, bei etwa 40 °C getrocknet und zerkleinert. Junge, frische Blätter werden im Frühjahr zum Salat gegeben. Löwenzahl hat eine sehr hohe blutreinigende und entgiftende Wirkung.

Löwenzahn wird eingesetzt bei Beschwerden an/mit/für:

- Antriebsverlust
- Appetitlosigkeit
- Auswirkungen nach übermäßigem Alkoholgenuss
- Beseitigung von Stoffwechselschlacken
- Blähungen
- Blasenprobleme
- Bluthochdruck
- Diabetes
- Durchblutung
- Entgiftung
- Gallenleiden
- Gelbsucht
- Gicht
- Harntreibend
- Harnwegsprobleme
- Husten
- Kater
- Kopfschmerzen (z. B. durch zu wenig Nahrung)
- Leberproblemen
- Leberreinigung
- Magenbeschwerden
- Nierenleiden
- Rheuma
- Schmerzbehandlung bei Gicht und Rheuma
- Stärkend für geschwächte Menschen
- Verdauungsprobleme
- verhindert Gallensteine oder deren Wachstum
- Verstopfung
- Völlegefühl
- Wundheilung

Zubereitung Blättertee: Zwei Esslöffel geschnittene Blätter mit 0,5 Liter kaltem Wasser übergießen und dann kurz aufkochen lassen. Danach 10 Minuten ziehen lassen. Drei Tassen täglich trinken.

Zubereitung Wurzeltee: Zwei Esslöffel geschnittene und getrocknete Wurzel mit 0,5 Liter kaltem Wasser aufgießen und danach 5 Minuten lang kochen. Zwei Tassen täglich trinken.

Eine Löwenzahnkur sollte unbedingt fünf Wochen andauern.

Mariendistel – Silybum marianum

Die Mariendistel »verschwindet« nicht im Winter. Sie hat aber in dieser Jahreszeit keinen Heilnutzen mehr. Lediglich ihr hölzerner Stängel mit dem weichen Innenkern kann dann noch für verschiedene Funktionen im Outdoorbereich genutzt werden. Beachte auch die dortigen Informationen »Nahrungspflanze Mariendistel«. Die Mariendistel trägt vor allem zwei Merkmale: »stachelig« und »violett blühend«. Sie ist besonders in warmen Regionen wild am Wegesrand oder auf Schuttplätzen und auf meist trockenen, steinigen Böden wachsend anzutreffen. Für die Heilwirkung wird ausschließlich der Samen verwendet. Die Mariendistel wird bis zu 1,5 Meter hoch und besitzt einen aufrechten, verzweigten Stängel. Der Stängel hat einen weichen Kern bei harter, holziger Ummantelung. Die grundständigen Laubblätter sind 25–50 Zentimeter lang und 12–25 Zentimeter breit, länglich bis elliptisch, weiß gefleckt, glänzend und am Rand mit gelblich-weißen, bis acht Millimeter langen Dornen besetzt. Die Mariendistel wird gerne verwendet um freie Radikale abzufangen. Leberschädigende Stoffe werden durch die Mariendistel abgeschwächt oder sogar aufgehoben. Sie kommt vor allem in Südeuropa, Nordafrika und Westasien vor und blüht von Juni bis September. Sie enthält Silymarin, ein Wirkstoffgemisch, das sich aus verschiedenen Flavonolignanen zusammensetzt wie Silibinin, Isosilibinin, Silychristin und Silydianin. Des Weiteren enthält die Mariendistel Bitterstoffe, biogene Amine, Gerbstoffe, Farbstoffe, in geringem Anteil auch ätherische Öle, unbekannte scharfe Substanzen und Harze. Die Samen bergen auch fettreiches Öl, bestehend aus Fettsäuren wie Linol- und Ölsäure, sowie reichlich Eiweiß. Bei Unterschenkelgeschwüren werden die offenen Beine mit Mariendistelpulver bestreut oder feuchte Umschläge mit Disteltee gemacht. Die Samen der Mariendistel können von September bis Oktober gesammelt und anschließend getrocknet werden. Das enthaltene Silymarin hat eine hohe Schutzwirkung für die Leber und beschleunigt deren Regeneration.

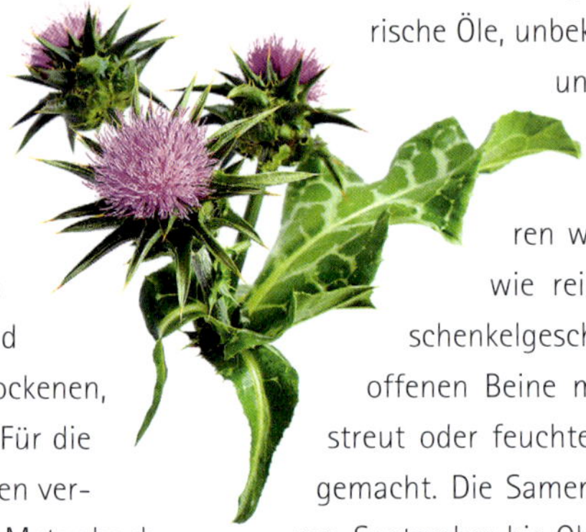

Mariendistel wird eingesetzt bei Beschwerden an/mit/für:

- Blähungen
- Erbrechen
- Fettleber
- Gallenbeschwerden
- Hepatitis C Vergiftung (Gelbsucht) – Vorsicht ansteckend

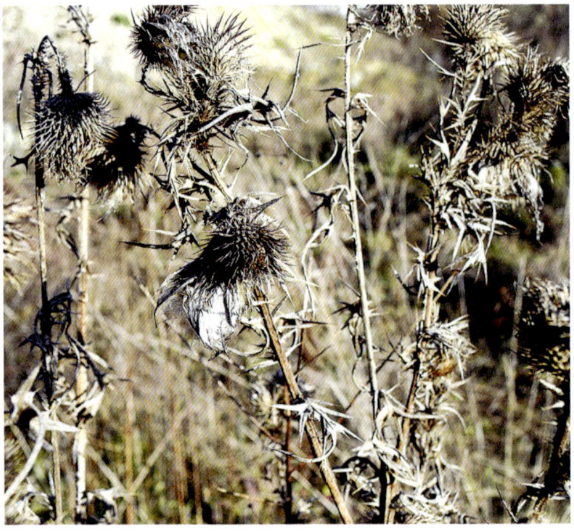

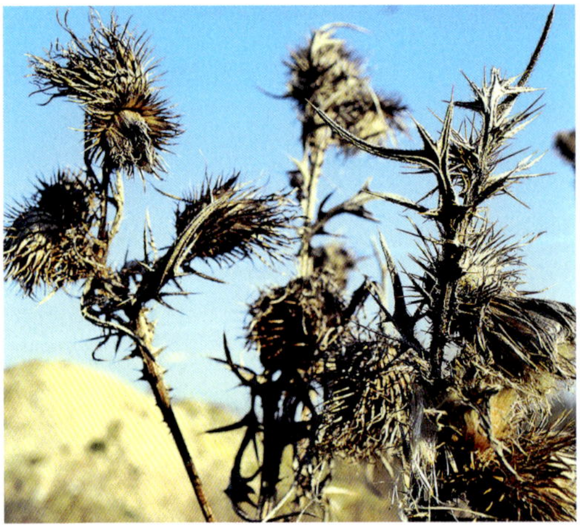

- Hirnödeme
- Krampfadern
- Leber (akute und chronische Erkrankung)
- Leberverfettung
- Magenbrennen
- Migräne
- Oberbauchschmerzen
- Pfortaderstauung mit darauffolgender Magenblutung
- Reisekrankheit
- Sättigungsgefühl, frühes
- Schwangerschaft
- Trigeminusneuralgie
- Übelkeit
- Unwohlsein
- Vergiftungen (z. B. vom Knollenblätterpilz)
- Völlegefühl

Tipp: Die Gänsedistel ist fast so universell einsetzbar wie die Mariendistel, falls Du keine Mariendistel finden kannst.
Eine Distelkur sollte mindestens acht Wochen lang ununterbrochen durchgeführt werden. Es darf in dieser Zeit kein Tropfen Alkohol getrunken werden.
Zubereitung Tee: Zwei Esslöffel getrocknete Samenkörner mit 0,5 Liter kochendem Wasser übergießen und 15 Minuten ziehen lassen. Den gesiebten Tee warm und schluckweise über den Tag verteilt trinken. Zur Geschmacksverbesserung können auch andere Kräuter beigemengt werden.
Pulverkur: 3 × täglich einen Teelöffel voll gepulverte Samenkörner mit Müsli, Joghurt oder Tee zusammen einnehmen.

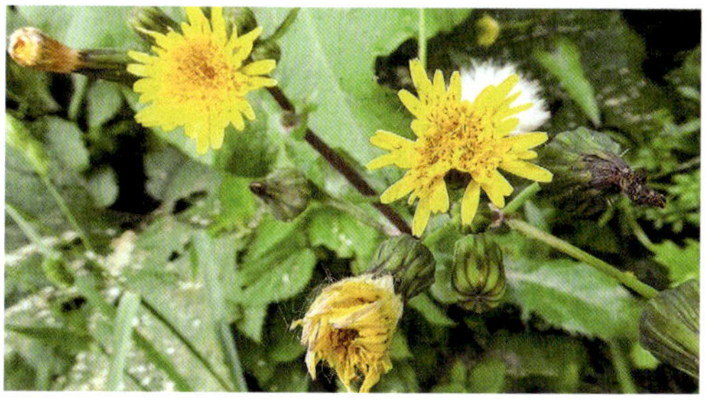

Nachtkerze – Oenothera biennis

Sie wirkt beruhigend, blutreinigend, entspannend, entzündungshemmend und krampflösend. Stellst Du ein Heilöl aus den Samen her (siehe hierzu den Abschnitt »Heilölherstellung«), so kannst Du auch ein wenig der Blätter im Mörser mit hinzufügen. Die Blätter haben durch die enthaltene Gerbsäure eine entzündungshemmende Wirkung auf der Haut. Abgesehen davon ist das selbst hergestellte Nachtkerzenöl aus rein natürlichen Bestandteilen ein wunderbares Hautpflegeöl. Frische, zerstoßene oder zerkaute Blätter werden bei Entzündungen oder Hautproblemen direkt auf die betroffenen Areale aufgelegt und fixiert, sie wirken adstringierend und beruhigend. Die Samen enthalten zehn Prozent Gamma-Linolensäure, damit gehört die Nachtkerze zu den Hauptlieferanten dieser wertvollen, mehrfach ungesättigten Fettsäure.

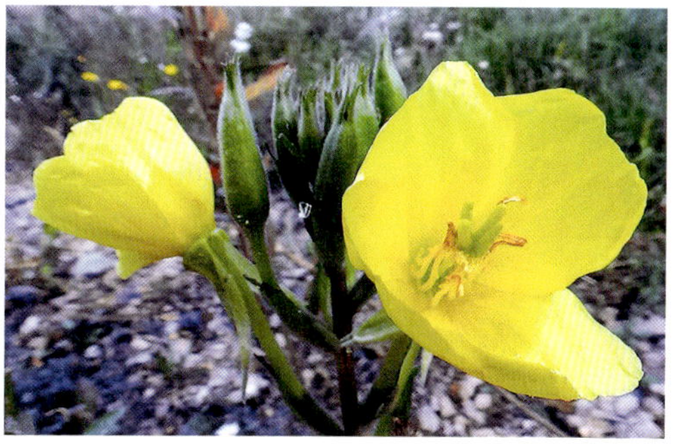

Nachtkerze wird eingesetzt bei Beschwerden an/mit/für:
- Akne (Blätter, Samen)
- Arthritis (Samen)
- Arteriosklerose (Samen)
- Asthma (Blätter)
- Bluthochdruck (Blätter)
- Ekzeme (Blätter, Samen)
- Gicht (Blätter)
- entzündeten Gelenken (Blätter, Samen)
- bei hohem Cholesterinwert (Wurzeln)
- Husten (Blätter)
- Durchfall (Blätter)
- Leberschäden (Wurzeln, Blätter)

- Magen-Darmbeschwerden (Blätter)
- Neurodermitis (Blätter, Samen)
- Quetschungen (Blätter)
- Prämenstruelles Syndrom (Blätter)
- Stärkung (Wurzeln)
- Rekonvaleszenz (Wurzeln)

Pestwurz – Petasite

Bei der Pestwurz erscheinen zuerst die Blüten und enthalten das gleiche leichte »Gift« wie Huflattich, beide Pflanzen sind sehr eng miteinander verwandt. Pestwurz stellt ein prima Antihistaminika dar. Pestwurz wirkt beruhigend, entzündungshemmend, harntreibend, krampflösend, menstruationsfördernd, schleimlösend, schmerzstillend und schweißtreibend. Die Inhaltsstoffe von Pestwurz sind ätherische Öle, Petasin, Polyphenole, Alkaloide, Pyrrolizidinalkaloide und Beta-Sitosterol. Pestwurz wird nicht erst beim akuten Migräneanfall verwendet, sondern schon einige Zeit vorher, um die entkrampfende Wirkung voll zum Tragen zu bringen. Pestwurz wächst am liebsten an Flussufern oder an anderen feuchten Stellen. Der Wurzelstock ist etwa vier Zentimeter dick und mehrjährig. Die Blüten erscheinen zwischen März und Mai und sehen wie Kolben aus. Die jungen Blätter können leicht mit den Blättern des verwandten Huflattichs verwechselt werden, später werden sie jedoch riesengroß, im Gegensatz zu den Huflattichblättern. Die Blätter einiger Arten werden 30 bis 60 Zentimeter (manchmal bis zu 100 Zentimeter) breit und sind die breitesten der heimischen Flora.

Pestwurz wird eingesetzt bei Beschwerden an/mit/für:

- Allergien
- Asthma
- Blasenentzündung
- Bronchitis
- Darmkrämpfe
- Gallenschwäche
- Geschwüre
- Gicht
- Harnwegsinfekte
- Hautleiden
- Herzschwäche
- Heuschnupfen
- Husten
- Ischias
- Kopfschmerzen
- Leberleiden
- Migräne
- Nierenbeckenentzündung
- Reizmagen
- Rheuma
- Wunden

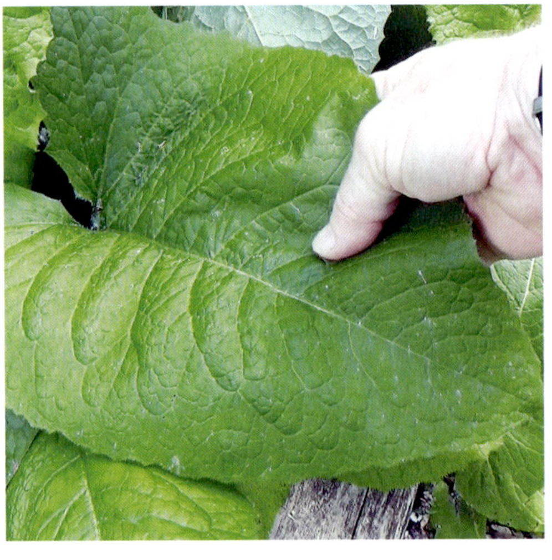

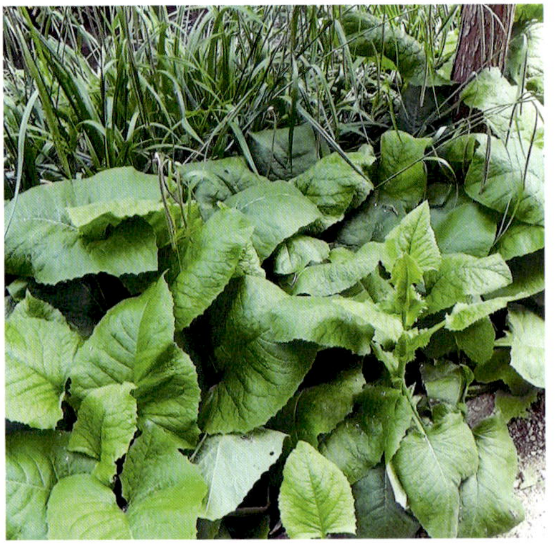

Rainfarn – Tanacetum vulgare L.

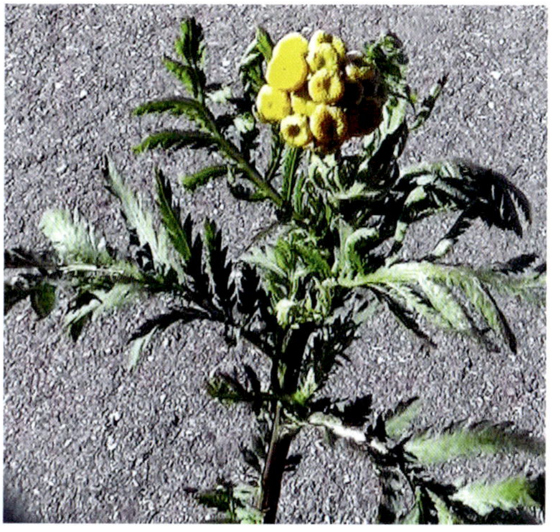

Der Rainfarn sieht dem Beifuß sehr ähnlich. Hält man beide direkt nebeneinander so sind die Unterschiede leicht zu identifizieren (siehe Bild). Rainfarn hat ein gelbes Blütenbüschel am Kopf und vermehrt sich durch Rhizome, also über die Wurzeln. Er erreicht eine Wuchshöhe von 60 Zentimeter bis etwa 1,20 Meter. Rainfarn ist wintergrün, lediglich die leuchtend gelben Blütenköpfchen werden ab Herbst dunkelbraun bis schwarz. Rainfarn wird oft »Kompasspflanze« genannt, weil er mit den Köpfen Richtung Süden zeigen soll. Ich persönlich konnte dies nicht feststellen, weswegen ich von diesem Irrglauben abrate. Rainfarn wurde oft angepflanzt, um den Kartoffelkäfer zu vertreiben, er enthält insektenabweisende Inhaltsstoffe. Rainfarn ist nach Studien sogar in der Lage Herpesviren zu hemmen. Er wurde früher oft als Wurmkur eingesetzt, dies aber maximal bis zu etwa drei Gramm.

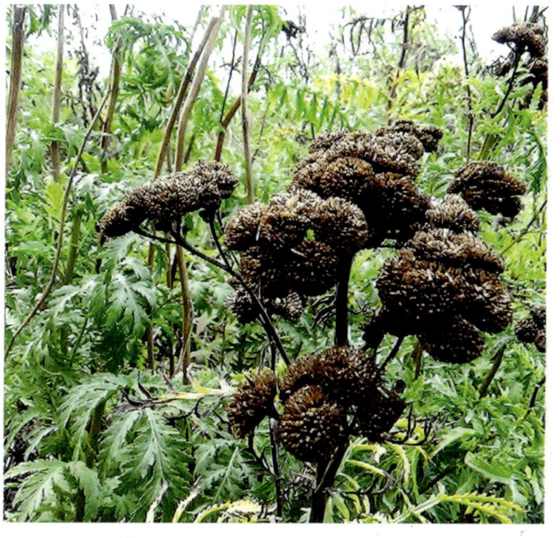

VORSICHT:

Es handelt sich hier um eine extrem hochwirksame Pflanze die aber auch Hautallergien auslösen kann. Höhere Dosierungen bewirken schnell Vergiftungserscheinungen. Aufgrund der möglichen Giftigkeit wird Rainfarn daher nur verdünnt und eher äußerlich angewandt! Eine Vergiftung bei Überdosierung zeigt sich durch Erbrechen, Entzündungen von Magen und Darm mit Leibschmerzen, Rötung des Gesichts und Pupillenerweiterung. Des Weiteren starke Krämpfe, Herzrhythmusstörungen, Uterusblutungen bis zu Schädigungen von Niere und Leber. Bei tödlicher Dosis erfolgt Kreislauf- und Atemstillstand.

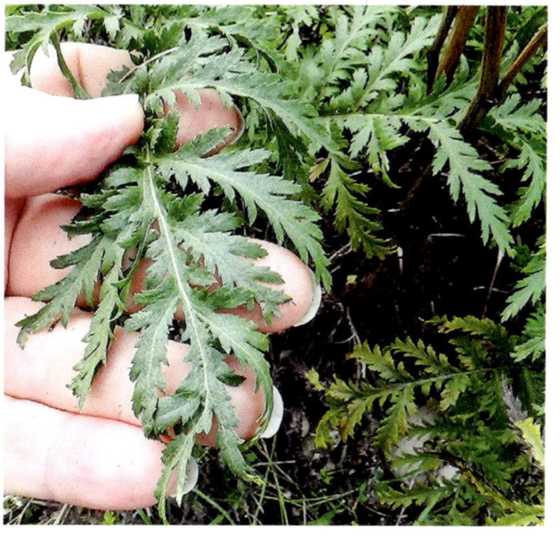

Äußerlich wird das blühende Kraut des Rainfarns als Breiumschlag bei stumpfen Verletzungen (Zerrungen, Quetschungen) und gegen Gelenkschmerzen angewandt. Bei Läusebefall werden die befallenen Haare mehrmals am Tag mit einem Rainfarn-Sud gewaschen. Insekten lassen sich durch ausstreuen von getrockneten Blättern und Blüten vertreiben, sie mögen den Geruch nicht.

Seine Inhaltsstoffe sind Pyrethrin, Thujon, Bitterstoffe, Gerbstoffe, Kampfer, bittere Glykoside, Phytosterole und Parthenolid. Er wirkt anregend, harntreibend, insektenabwehrend, verdauungsfördernd, menstruationsfördernd, krampflösend und tonisierend. Die beste Verarbeitung von Rainfarn ist ein Ölauszug.

Rainfarn wird eingesetzt bei Beschwerden an/mit/für:

- Appetitlosigkeit
- Blähungen
- Eingeweidewürmern
- Furunkel
- Gicht
- Hämorrhoiden
- Hautreizungen
- Krampfadern
- Magenkrämpfen
- Quetschungen
- Rheuma (äußerlich)
- Verdauungsstörungen
- Verstauchung

Rotklee – Trifolium pratense

Obwohl Klee bei uns wie Unkraut wächst, ist er dennoch eine kraftvolle Heilpflanze. Rotklee ist insgesamt essbar, meist werden hierzu aber nur die schmackhaften Sprossen verwendet. Als Heilmittel kommen in erster Linie die Blütenköpfe zum Einsatz. Rotklee wirkt leicht cholesterinsenkend, antioxidativ, blutfettsenkend, östrogenartig, antientzündlich, zytostatisch (durch seine enthaltenen Isoflavone).

Rotklee wird eingesetzt bei Beschwerden an/mit/für:

- antikanzerogen (Brustkrebs, Eierstockkrebs, diverse Lymphome, Hautkrebs)
- Blutreinigung
- Darmbeschwerden, schmerzhafte
- Darmentzündungen
- Durchfall
- Fieber
- Gicht
- Hautverhärtungen
- Herz-/Kreislauferkrankungen
- Hormonschwankungen
- Keuchhusten
- Leberbeschwerden
- Menstruationsbeschwerden
- Osteoporose
- Prostataproblemen
- Rheuma
- Schleimhautentzündungen, diverse
- Schuppenflechte

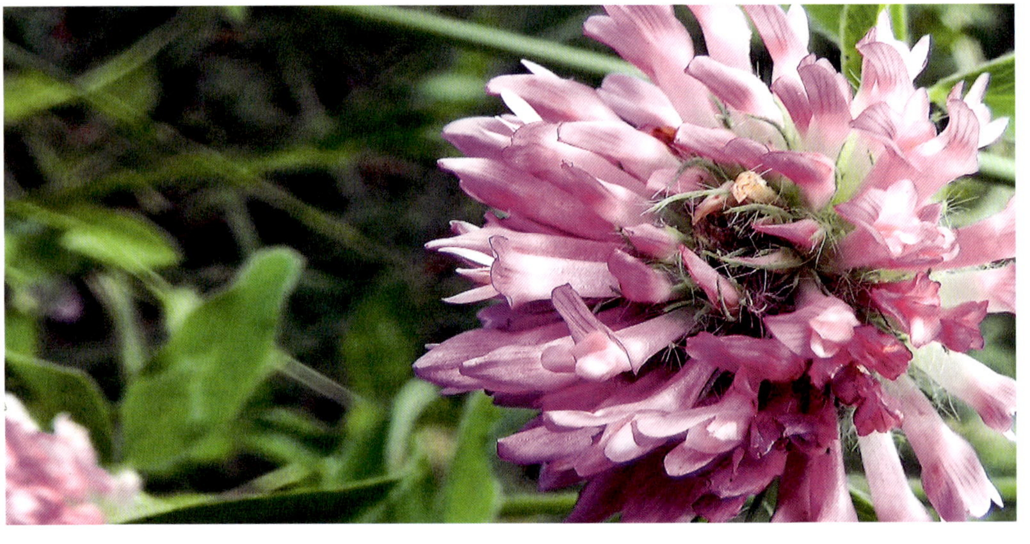

- Wechseljahresbeschwerden
- Wundbehandlung
- Wurmbefall
- Zysten

Als Tee angewandt, dürfen pro Tag nicht mehr als 3 Tassen getrunken werden. Klee wird auch als Tinktur oder Umschlag verwendet. Die Anwendungsdauer ist immer auf einen maximalen Zeitraum von fünf bis sechs Wochen begrenzt. Für einen Aufguss werden frische, junge Blätter und Blüten verwendet, ansonsten getrocknete Blüten. Von einem Ölauszug kann anschließend eine Creme oder eine Salbe hergestellt werden.
Ein hoher Weißkleeanteil in der Ernährung kann schwangerschaftsverhindernd wirken.

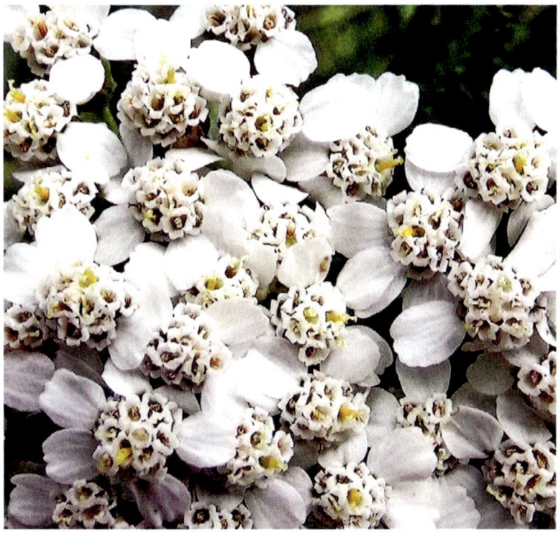

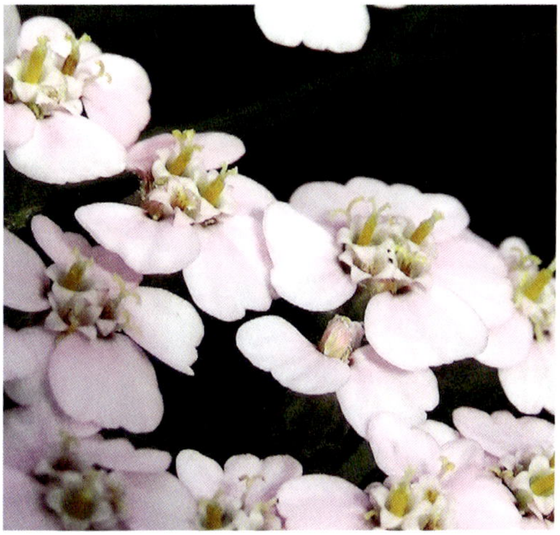

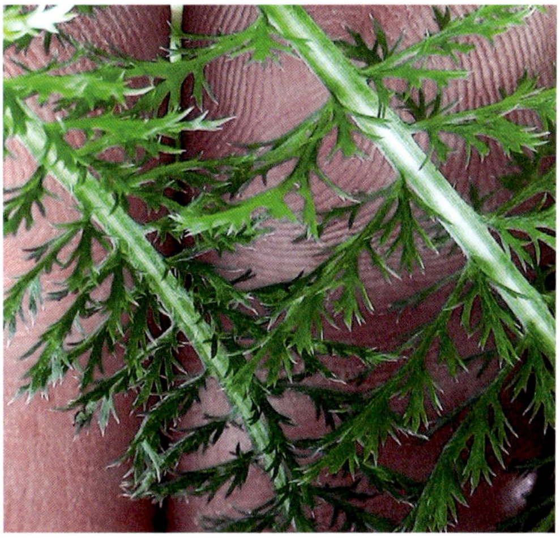

Schafgarbe – Achillea millefolium

Die Schafgarbe hat Potenzial um mit giftigen und ähnlich aussehenden Pflanzen (Gefleckter Schierling - Unterscheidungsmerkmale später) verwechselt zu werden. Nur wenn die Schafgarbe eindeutig zugeordnet werden kann sollte sie geerntet werden. Blütezeitbeginn ist der Juli. In diesem Monat entfaltet sie auch die stärkste Heilkraft. Um die Schafgarbe zu ernten und für später aufzubewahren, schneidet man die Stiele mit einer Schere etwa handbreit über dem Erdboden ab. Garbe = altdeutsch »die Heilende«, in Österreich »Bauchwehkraut« genannt. Die Schafgarbe wird auch als »Sichelkraut«, »Zimmermannskraut«, »Blutkraut«, »Beilhiebkrau«, »Jungfernkraut«, »Jod der Wiese«, »Heil aller Schäden« oder »Mutterkraut« bezeichnet. Das mit der Kamille verwandte ätherische Öl hat antibakterielle und wundheilende Wirkung. Wurzeln, Stängel, Blüten und Blätter dieser reichhaltig wachsenden Pflanze sind essbar. Verwendet wurden früher in der Regel nur die Blätter und Blüten.
Die Schafgarbe kann an ihren feingliedrigen Blättern recht gut zugeordnet werden. Steht sie in Blüte so erkennt man in der Mitte jeweils einen Blütenknäul, umgeben von Blütenblättern. Ein eindeutiges Erken-

nungsmerkmal, dass es sich um die Schafgarbe handelt. Die umgebenden Blütenblätter können weiß oder leicht rötlich bis rosa sein. Die Stiele der Schafgarbe sind behaart.

Die Schafgarbe besitzt über 100 Inhaltsstoffe. Einige davon sind Achillicin, Rupicolin A, Rupicolin B, Achillin, Leucodin, Peroxid-a, 3-Oxa-achillicin, 8a-Angelicoyl-3-oxa-artabsin, Acetylbalchanolid, Balchanolid, Dehydroparthenolid, Millefolid, Millefin, Achillifolin, Dihydroreynosin, Tauremision, Achimillsäurenmethylester A, B und C, Orientin, Vitexin, Gerbstoffe, Bitterstoffe, Kupfer, Schwefel (Sulfur), Kalium, Inulin, Mineralien, ätherische Öle (Azulen 10–40%, Cineol 10%, Kampfer 20%), Flavonoide und Vitamine. Sie ist kräftigend, blutreinigend und stoffwechselanregend. Sie wächst 15–70 Zentimeter hoch und hat einen sehr festen Stängel.

Nebenwirkungen: Es gibt Menschen, die bei Kontakt mit Schafgarbe eine Wiesendermatitis bekommen können. Ein Hauttest kann Gewissheit bringen. Liegt eine allergische Reaktion vor, so sollte Schafgarbe nicht angewandt werden. Schafgarbe darf über längere Zeit nicht hochdosiert verabreicht werden, ansonsten drohen Nierenprobleme.

Schafgarbe wird eingesetzt bei Beschwerden an/mit/für:

- Bauchspeicheldrüse
- Bestrahlung, Hautpflege nach
- Blase
- Blähungen
- Blutungsstillung, äußerliche sowie Innerliche
- Burnout
- Entzündungen
- Darm
- Depressionen
- Durchblutungsstörungen im »kleinen Becken«
- Ekzeme
- Erschöpfung
- Galle
- Gastritis
- Haarausfall, hormonell
- Haarausfall durch Chemotherapie
- Hämorrhoiden
- Hautpflege
- Herz, schwaches
- Krämpfe
- Krampfadern
- Leber
- Magen
- Menstruationsregulierend
- Monatszyklus, schwankender
- Monatszyklus, ausbleibender
- Nieren
- Prämenstruelles Syndrom
- Rückenschmerzen aller Art
- Sexualbereich, Störungen im
- Schmerzen, krampfartige im Unterleib
- Verdauung
- Wundpflege für kleine und große Wunden

Zur Wundheilung auf Tour ...

... zerreibt man einige grüne Schafgarbenblätter in der Handfläche und lässt dadurch den grünen Pflanzensaft austreten. Nun nimmt man das Bündelchen aus Pflanzensaft und zerdrücktem Blattmaterial und gibt es auf die Wunde – fertig.

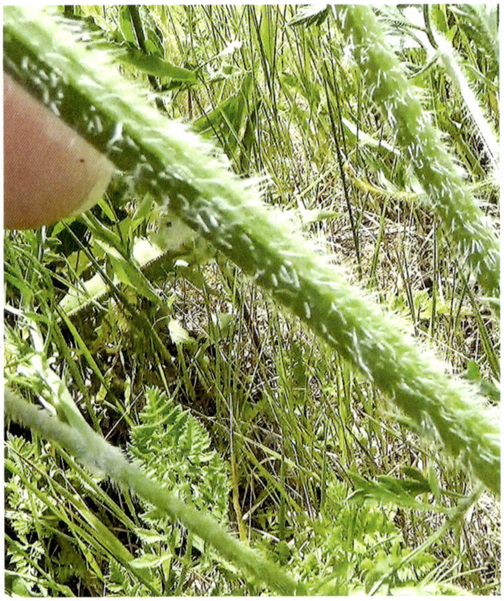

Zubereitung Tee: Schafgarbentee wird möglichst im Sommer aus frisch geernteten Pflanzen zubereitet. Die Schafgarbe wird dazu vorzugsweise in der Mittagshitze geerntet. So kommt man am besten an das ätherische Öl heran, welches sich nicht nur in den Blüten, sondern in der ganzen Pflanze befindet. Zwei Esslöffel getrocknetes und zerkleinertes Kraut mit 0,5 Liter kochendem Wasser übergießen und 15 Minuten ziehen lassen. Drei Tassen täglich trinken über maximal vier Wochen.

Zubereitung Sitzbad: Für die äußerliche Anwendung kann die Menge an Kraut verdoppelt werden. Zwei Esslöffel auf 0,25 Liter Wasser oder vier Esslöffel auf 0,5 Liter Wasser. Zeitgleich zum Sitzbad wird auch Schafgarbentee verabreicht.

VORSICHT: Schafgarbe nicht überdosieren, sonst wirkt sie leicht giftig.

Unterscheidungsmerkmale zu Giftpflanzen

Gefleckter Schierling

Gefleckter Schierling wächst bis zu zwei Meter hoch und damit deutlich höher als die Schafgarbe. Seine Blütezeit ist von Juni bis Juli. Dennoch besteht im frühen Frühjahr eine Verwechslungsgefahr bei jüngeren Pflanzen. Die runden, hohlen Stängel des Schierlings sind kahl, längs gerippt und oft leicht von blauem Reif überzogen, im unteren Teil sind die Stängel meist rot gefleckt, deswegen auch »Gefleckter Schierling«. Du kannst Dich in keinem Fall auf den »Blaubelag« oder die rötlich gefleckten Stängel verlassen, diese Erkennungsmerkmale tragen nicht alle Pflanzen. Ein recht gutes Unterscheidungsmerkmal hast Du jedoch schon,

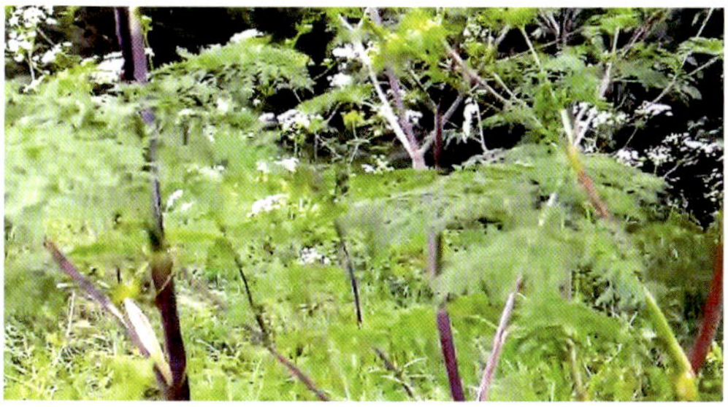

er verbreitet einen stechenden, unangenehmen Geruch, der an Mäuseurin erinnert. Der Schierling gehört zu den giftigsten einheimischen Pflanzenarten. Bereits 0,5 bis ein Gramm des enthaltenen Alkaloid Coniin können beim Menschen tödlich sein. Besonders stark ist das Gift in den unreifen Früchten konzentriert. Ein Getränk aus dieser Pflanze wurde früher für Hinrichtungen verwendet. Falls Pflanzenteile des Schierlings verzehrt wurden, so können die möglichen Beschwerden sein:

- Schluckbeschwerden
- Brennen im Mund
- Nervenlähmungen bis hin zum Atemstillstand

Eine weitere Verwechslungsmöglichkeit ist mit der Hundspetersilie gegeben, auch diese ist giftig, wenn auch nicht im dem Maße wie der gefleckte Schierling.

Schöllkraut – Chelidonium majus

Das Schöllkraut ist von April bis Oktober in der Nähe von Häusern und an Mauern gut zu finden. Erntezeit ist etwa von April bis September. Es wächst etwa bis zu 50 Zentimeter hoch und die Stängel geben einen orange-gelblichen Saft ab, wenn sie gebrochen werden. Dieser Saft kann zum Färben von Leder, Stoffen, etc. verwendet werden. Wurzeln und frischer Pflanzensaft enthalten starke Alkaloide. Die Pflanze enthält den höchsten Alkaloidgehalt im Spätsommer/Herbst, allerdings geht die Giftwirkung beim Trocknen verloren. Inhaltstoffe allgemein: Berberin, Chelidonin, Coptisin, Protopin und Stylopin. Schöllkraut wirkt antibakteriell, schweißtreibend, harntreibend, abführend, leicht betäubend, stark krampflösend, schmerzstillend, beruhigend, fungizid, hautreizend und zellwachstumshemmend. Verwendet werden das blühende Kraut und der Pflanzensaft (auch der Wurzel). Erntezeit ist Mai bis Juli. Die Wirkung von stark nach schwach verläuft vom frischen Zellsaft (maximal 20 Tropfen) über die Tinktur, Öl um zum Schluss beim Tee zu landen. Das Schöllkraut ist in fast ganz Europa, den gemäßigten Klimazonen Asiens und in Nordamerika verbreitet.

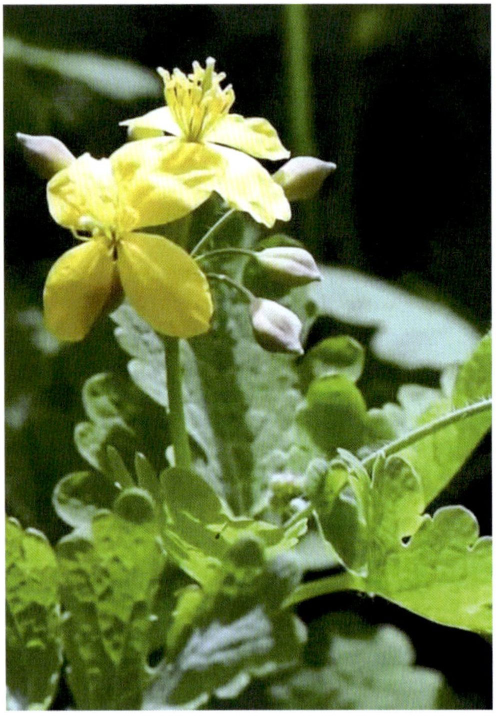

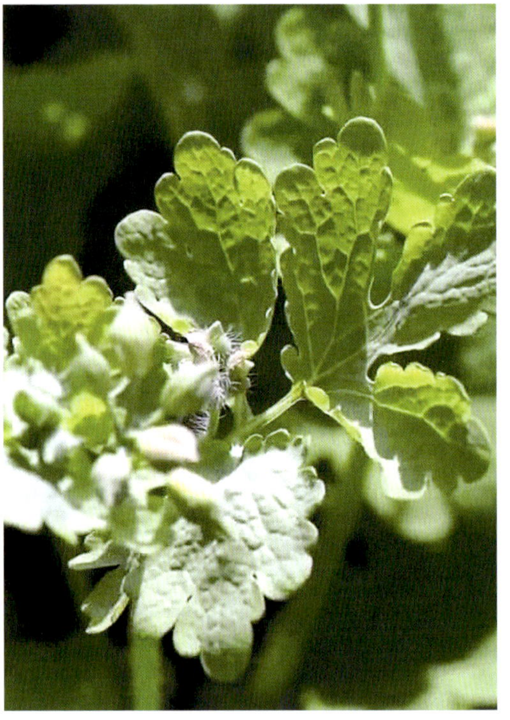

Nebenwirkungen: Schöllkraut ist eine stark wirkende Heilpflanze, die bei zu hoher Dosierung giftig wirken kann. Äußerlich angewandt kann der Saft des Schöllkrauts die Haut reizen oder Allergien auslösen, bei äußerlicher Anwendung spielt die Giftigkeit jedoch absolut keine Rolle. Besser ist es aber trotzdem den frischen Saft nicht zu hoch zu dosieren.

Schöllkraut wird eingesetzt bei Beschwerden an/mit/für:

- Akne (frisches Kraut, Saft der Stängel)
- Allergien
- Arteriosklerose
- Asthma
- Augenentzündungen
- Ekzeme (frisches Kraut, Saft der Stängel)
- Flechten (frisches Kraut, Saft der Stängel)
- Galleprobleme
- Gallenblasenentzündung
- Geschwüre
- Gicht
- Grind (frisches Kraut, Saft der Stängel)
- Hühneraugen (frisches Kraut, Saft der Stängel)
- Krämpfe
- Krampfhusten
- Krätze (frisches Kraut, Saft der Stängel)
- Schuppenflechte (frisches Kraut, Saft der Stängel)
- Schwielen (frisches Kraut, Saft der Stängel)
- Leberprobleme, Leberschwäche
- Magenschmerzen
- Menstruationsprobleme
- Milzprobleme
- Nesselsucht (frisches Kraut, Saft der Stängel)
- Neuralgien
- Ödeme (frisches Kraut, Saft der Stängel)
- Rheuma
- Verstopfung
- Warzen (frisches Kraut, Saft der Stängel)

Zubereitung Tee: Zwei Esslöffel getrocknetes Kraut/Wurzel mit 0,5 Liter kochendem Wasser übergießen und 15 Minuten ziehen lassen. Mindestens fünf Wochen lang jeweils vier Tassen über den Tag verteilt trinken.

Taubnessel – Lamium album

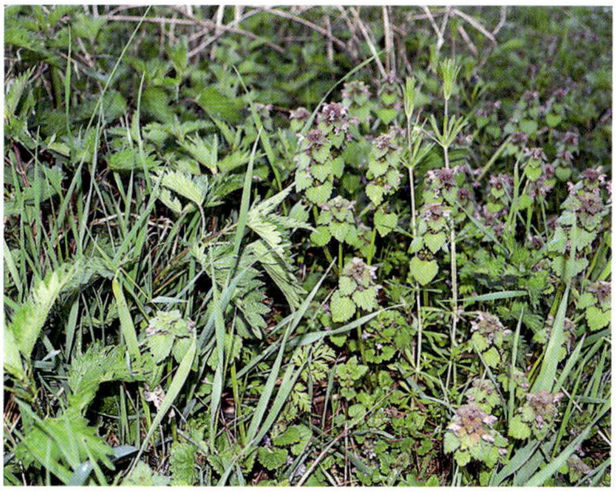

Die weiß bis violett blühende Taubnessel ist eine mehrjährige, ausdauernde Pflanze. Im Bild siehst Du auf der linken Seite die brennende Brennnessel und auf der rechten Seite die nicht brennende Taubnessel. Sie verbreitet sich über ihre kriechenden, mehrfach verzweigten Wurzeln. Die Pflanze steht aufrecht und wird zwischen 20–40 Zentimeter hoch. Die Laubblätter können bis zu sieben Zentimeter lang werden. Die Blätter sind herzförmig und beiderseits locker behaart. Die Blüten besitzen viel Nektar und haben einen schwach honigartigen Geruch. Blätter und Blüten dieser Pflanze sind essbar. Man nennt sie auch »Hummelblume«, weil die Hummel durch ihren langen Saugrüssel sehr gut mit diesem Blütenaufbau klarkommt. Die Taubnessel erinnert in ihrer Optik stark an ihre »Schwester«, die Brennnessel, obwohl sie keine Brennhaare hat. Ihre meist weißen oder lilafarbenen Blüten klären jedoch schnell den Irrtum auf, allerdings können die Blüten auch rot und gelb (selten) sein. Es gibt viele verschiedene Arten und Unterarten der Taubnessel, die gerne im Halbschatten wächst. Sie ist weitverbreitet und kommt in Europa, Südwestasien, Zentralasien, Indien, China, Japan und Nordamerika vor. Eine Heilpflanze also die Du sicherlich überall in der freien Natur antreffen wirst. Sie wächst gerne an Wiesenrändern, Gartenzäunen und Hecken. Ihre Inhaltsstoffe sind unter anderem Saponine, ätherische Öle, Schleim, Gerbstoffe, Labiat-Gerbstoff, Gerbsäure, Flavonglycoside, Histamin und Tyramin. In der Frauenheilkunde wird sie sehr gerne eingesetzt. Taubnessel wirkt adstringierend, antibakteriell, beruhigend, blutreinigend, blutstillend, blutflussregulierend, harntreibend, krampflösend und schleimlösend. Von der Pflanze werden hauptsächlich die Blüten verwendet, welche von April bis Oktober geerntet werden. Sie stellt außer der Heilwirkung auch ein sehr wohl schmeckendes Wildgemüse dar.

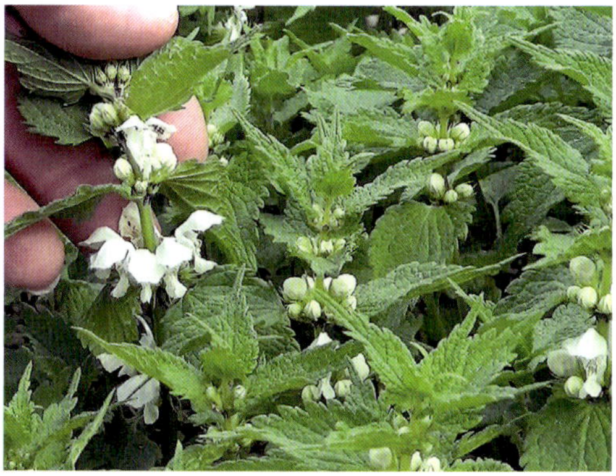

Taubnessel wird eingesetzt bei Beschwerden an/mit/für:

- Asthma
- Augenflimmern
- Blasenleiden
- Brandwunden, leichte
- Bronchitis
- Darmstörungen/ -entzündungen
- Ekzeme
- Entzündung der Atmungsorgane
- Erkältung
- Fieber
- Furunkel
- Hämorrhoiden
- Husten
- Krampfadern
- Magenentzündung
- Menstruationsbeschwerden
- Menstruationsblutungen, schmerzhafte
- Nervosität
- Prostataschwellung
- Schlaflosigkeit
- Schleimhäute, gereizte

- Schwindelgefühl
- Unterschenkelgeschwüre
- Verdauungsschwäche
- Wechseljahresbeschwerden
- Weißfluss (Tee von außen und innen)
- Wunden, schlecht heilende

Zubereitung Tee: 2 Esslöffel Blüten mit 0,25 Liter kochendem Wasser übergießen und 5 Minuten ziehen lassen. Während einer fünfwöchigen Kur täglich vier Tassen trinken.

Vogelmiere – Stellaria media

Da sich Vogelmiere auch auf die Schleimproduktion auswirkt, wird sie unter anderem gerne bei Atemwegserkrankungen und Husten eingesetzt. Sie wirkt adstringierend, blutreinigend, blutstillend, harntreibend, menstruationsfördernd, milchbildungsfördernd, kühlend und schleimlösend. Ihre Inhaltstoffe sind Vitamine, Saponine, Flavonoide, Cumarine, Mineralien, Oxalsäure, Schleim, Zink sowie ätherische Öle.

Vogelmiere wird eingesetzt bei Beschwerden an/mit/für:

- Augenentzündung
- Blähungen
- Bronchitis
- Ekzeme
- Frühjahrsmüdigkeit
- Furunkel
- Gelenkentzündungen
- Geschwüre
- Gerstenkorn
- Gicht

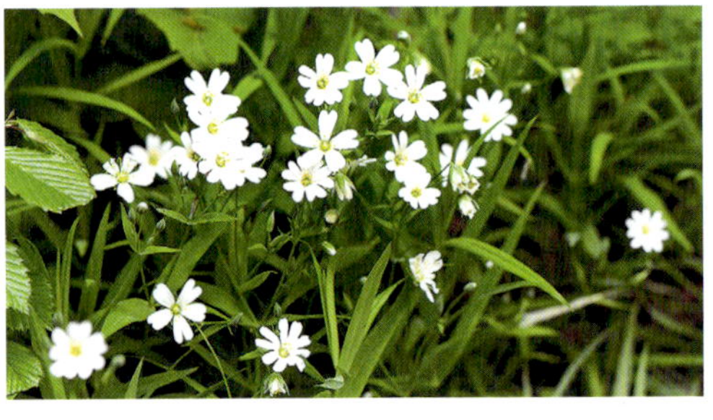

- Hämorrhoiden
- Husten
- Juckreiz
- Lungenleiden
- Nierenschwäche
- Pickel
- Quetschungen
- Rheuma
- Schnittwunden
- Schuppenflechte (Psoriasis)
- Unterschenkelgeschwür
- Verstopfung
- Wunden, schlecht heilende

Wegerich – Plantago

Ob Alpin-, Spitz- oder Breitwegerich ist zweitrangig. Generell gilt, dass der Wegerich eine für uns sehr wertvolle Pflanze darstellt. Er wurde schon früher als das so genannte »Wiesenpflaster« bezeichnet. Du kannst den Wegerich sehr gut an seinen Längsrippen im Blatt erkennen. Hier im Bild siehst Du den Spitzwegerich, der Breitwegerich hat kürzere aber breitere Blätter diese sind ebenso mit Längsrippen versehen. Vom Wegerich ist für den Menschen alles essbar, egal ob Blätter, Blüten oder Samen. Er wächst oft an Wegrändern in verdichte-

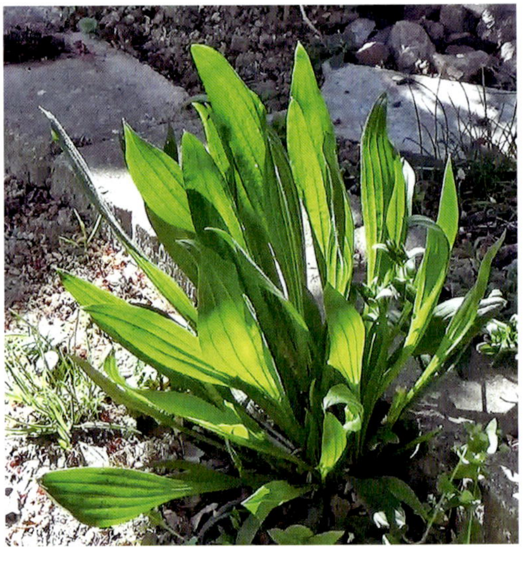

ten Böden, Breitwegerich sogar direkt auf verdichteten Wegen. Dem Breitwegerich macht es noch nicht einmal etwas aus, wenn viele Füße auf ihn treten. August und September sind die Samenmonate des Wegerichs. Wegerichsamen können geröstet aufs Brot oder in Speisen (auch in Brot) gegeben werden. Kocht man Wegerichsamen, quellen sie ähnlich auf wie Flohsamen, der tatsächlich aus dem speziellen Strauchwegerich (aus Indien und Pakistan) gewonnen wird. Im Frühjahr schmecken die grünen Blätter sehr gut im Salat.

Getrocknete Wegerichblätter eignen sich hervorragend als Suppengewürz. Um einen Wegerichbrei herzustellen, werden die reifen Samenköpfe (ab Juni/Juli) gesammelt, getrocknet und anschließend ausgeklopft. Den ausgeklopften Samen anrösten und mit Wasser zu einem Brei kochen.

Wegerich enthält viel Kieselsäure, Schleim- und Gerbstoffe, Zink, Kalium, Karotin, Aucobin, Vitamin C und Vitamin K. Der Pflanzensaft vom Wegerich ist gut antibakteriell und schimmelt deswegen nicht. Er hat keinen deutlichen Eigengeschmack und kommt auf der Zunge eher fade rüber.

Zur Wundheilung auf Tour ...

... zerreibt man einige grüne Wegerichblätter (hier im Bild der Breitwegerich) in der Handfläche und lässt dadurch den grünen Pflanzensaft austreten. Durch Zerkauen der Blätter kann nachgeholfen werden. Nun nimmt man das Bündelchen aus Pflanzensaft und zerdrücktem, zerkautem Blattmaterial und gibt es direkt auf die Wunde oder den Stich – fertig. Für eine langwierigere Sache zerstößt man Wegerich- und Schaf-

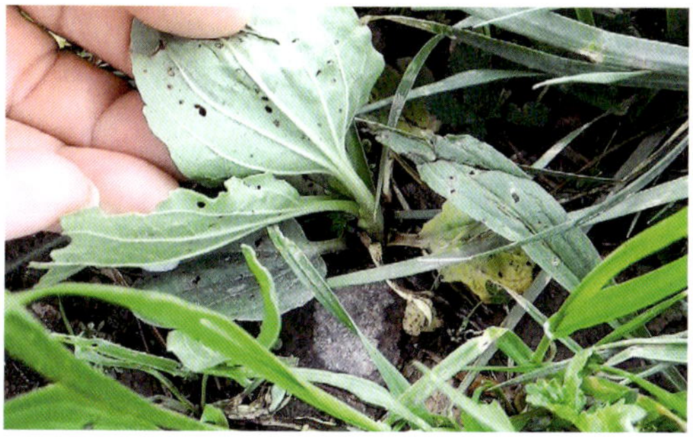

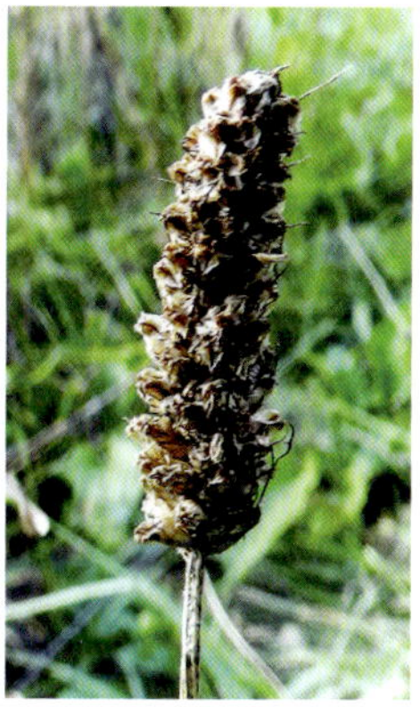

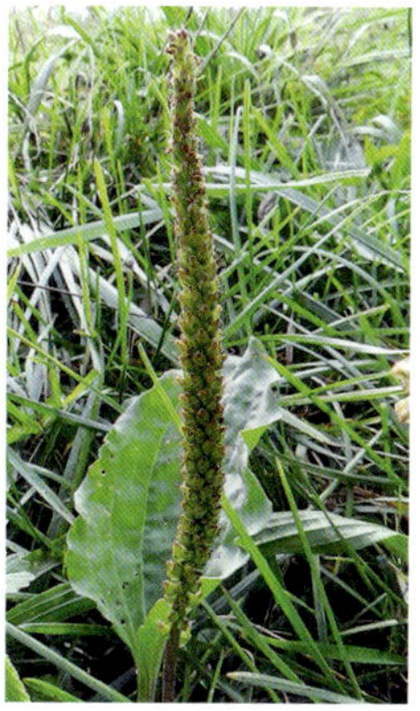

garbenblätter zu einer Art Brei. Diesen Brei trägt man dann über den Tag verteilt immer wieder auf. Als Auflage auf den Brei können Wegerichblätter durch ihre haltgebenden Längsverstrebungen gut dienen.

Die Samenstände von Breit- und Spitzwegerich unterscheiden sich kolossal.

Während der Spitzwegerich (oben, linkes Bild) einen eher gedrungenen Samenstängel besitzt, verfügt der Breitwegerich (oben, rechtes Bild) über einen lang gezogenen. Die Blütenstängel verhalten sich also genau entgegengesetzt der Blattform.

Das spielt für die Heilanwendung zwar keine Rolle, für uns zur Erkennung und Identifizierung jedoch schon.

Wegerich wird eingesetzt bei Beschwerden an/mit/für:

- Allergische Reaktionen
- Ausschlag
- Blasen
- Blutergüsse
- Blutreinigend
- Blutungen
- Brennnesselverletzungen
- Bronchien, verschleimte
- Darm
- Durchfall (aufgekochte Samen)
- Entzündungen
- Fieber
- Geschwüre
- Hieb- und Stichverletzungen
- Hundebiss
- Husten

- Juckreiz
- Keime
- Leber
- Lungen
- Mückenstich
- Schlangenbiss
- Schmerzen
- Schwellungen
- Verbrennungen
- Verletzungen
- Verletzungen nach der Geburt
- Verstopfung
- Wunden

Zubereitung Tee: Eine Handvoll getrockneten oder frischen Wegerich mit 0,5 Liter kochendem Wasser übergießen und 15 Minuten ziehen lassen. Vier Tassen über den Tag verteilt trinken. Auch eine längere Anwendung ist jederzeit möglich.
Zubereitung Honig: Frischen Wegerich mit der Schere zerkleinern. Honig darüber gießen bis alle Pflanzenteile bedeckt sind. Zwei Wochen im klaren, geschlossenen Glas stehen lassen und anschließend sieben. Tannenzweigspitzen können ebenso dazugegeben werden.

Weide – Salix alba

Weidenäste lassen sich nicht nur zu kunstvollen Körben und anderen Dingen verarbeiten, da sie so biegsam sind, Heilkundige setzten die Weidenrinde schon in der Antike ein. Weiden wachsen als Bäume sowie auch als Sträucher. Sie haben meist längliche, an den Rändern fein gesägte Blätter. Das Holz besitzt eine glatte Rinde die braungrau bis grünlichgelb gefärbt ist und oft glänzt. Die Weide ist in Europa, Asien und Nordamerika ansässig. Es gibt sowohl männliche als auch weibliche Bäume. Weibliche Weidenkätzchen gehen ins grünliche, männliche ins gelbliche. Das spielt aber für uns keine Rolle, denn verwendet werden jeweils Rinde und Blätter, sie enthalten – je nach Weidenart – bis zu elf Prozent sogenannter Salicylate und reichlich Gerbstoffe. Weidengewächse blühen von März bis Mai. Sie wachsen an Flussufern sowie auf feuchten Wiesen und in Auwäldern. Das in der Pflanze enthaltene Salicin wird durch die Darmflora in Salicylsäure umgewandelt. Der chemische Arzneistoff Acetylsalicylsäure (ASS) erzeugt im Körper einen vergleichbaren aber stärkeren Effekt, dafür ist die pflanzliche Variante ohne jegliche Nebenwirkungen. Im Frühjahr werden die Rinde und Blätter geerntet, diese wirken entzündungshemmend, harntreibend, schmerzstillend und schweißtreibend, die positiven Effekte treten aber erst nach längerer Einnahme auf. Eingesetzt wird Weide als Tee oder Tinktur. Weidenrindentee trinkt man zwei- bis dreimal täglich.
Weide wird eingesetzt bei Beschwerden an/mit/für:

- Arthrose
- Blasenentzündung
- Erkältung
- Fieber
- Gicht
- Haut, verhornte
- Hühnerauge
- Infekte, grippale
- Kopfschmerzen
- Migräne
- Rheuma
- Rheuma, entzündliches
- Rückenschmerzen
- Schmerzen, neuralgische
- Warzen

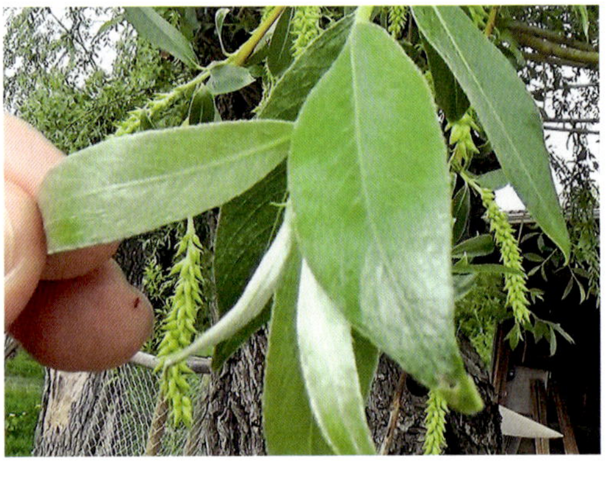

Weißkohl – Brassica oleracea

Weißkohl wird zwar (wie die Kartoffel) in der Regel rein als Nahrungsmittel verwendet, dennoch kann man ihn als wirksame Heilpflanze einsetzen. Das ist auch der Grund, warum ich ihn hier an dieser Stelle aufführe.

Anwendung bei:

Abszess: Den Abszess in keinem Fall ausdrücken. Weißkohlblatt waschen und mit einer Flasche oder ähnlichem geschmeidig walzen. Das weiche Blatt für zwei Stunden auf den Abszess legen und mit einer Binde fixieren. Diese Behandlung zweimal täglich wiederholen. Der zuerst nässende Abszess wird danach fast narbenlos abheilen.

Augenentzündung: Aus einem geschmeidig gerollten Weißkohlblatt zwei augengroße Stücke schneiden, auf die Augen legen und mit Pflaster fixieren. Die Augen zusätzlich mit Mull verbinden.

Bandwurm: Täglich eine Portion aus Weißkohl oder Spitzkohl hergestelltes, unbehandeltes Sauerkraut essen. Diese Kur kann man verstärken, indem man zusätzlich reichlich rohe Karotten isst und Beifußtee trinkt. Außerdem können 300 Gramm geschälte Kürbiskerne die Kur positiv beeinflussen.

Beingeschwür: Aus einem geschmeidig gerollten Weißkohlblatt eine Auflage herstellen und auf die Stelle legen und fixieren.

Gastritis, Magen- und Zwölffingerdarmgeschwüre: Täglich und über den Tag verteilt, den gewonnenen Saft eines frischen Weißkohls mittlerer Größe trinken. Durch das im Weißkohl enthaltene Vitamin U heilen Geschwüre oft innerhalb von 30 Tagen völlig aus. Die Weißkohlsaft-Therapie ist preiswert und leicht durchzuführen.

Hämorrhoiden: Aus einem geschmeidig gerollten Weißkohlblatt eine Rolle bilden, diese auf den After legen und per Binde oder Unterhose fixieren. Mehrmals am Tag das Blatt wechseln. Ein kühles, 30-minütiges Eichenrindenbad kann die Behandlung gut unterstützen.

Muskelquetschung: Ein geschmeidig gerolltes Weißkohlblatt auf die Stelle auflegen und per Binde fixieren.

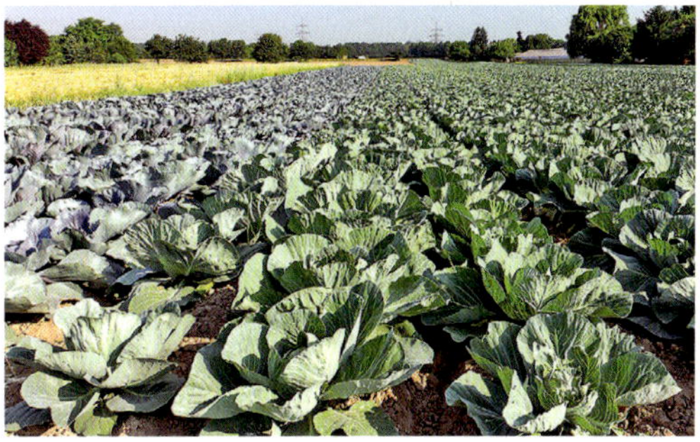

Größere Wunden: Ein geschmeidig gerolltes Weißkohlblatt auf die Stelle auflegen und per Binde fixieren. Morgens und abends das Weißkohlblatt erneuern.

Kohl wird eingesetzt bei Beschwerden an/mit/für:

- Beine, offene
- Ekzeme, nässende
- Gastritis
- Gelenkschmerzen
- Geschwüre
- Gürtelrose
- Ischiasbeschwerden
- Magen-/Darmgeschwüren
- Rheuma
- Verbrennungen
- Wunden, schwer heilende

Wiesenbocksbart – Tragopogon pratensis

Der Wiesenbocksbart ist ein Korbblütler. Es handelt sich um eine zweijährige Pflanze, die sich selbst aussät und bis zu 70 Zentimeter hoch wird. Er wirkt blutreinigend, harntreibend und schweißtreibend. Auf 100 Gramm Wurzelmasse kommen 16 Kalorien (66 kJ), 17 Gramm Ballaststoffe, 3,3 Gramm Eisen, 0,11 Milligramm Vitamin B1 und 0,16 Milligramm Vitamin B6 sowie Inulin (kommt bei allen Korbblütlern vor, also Vorsicht bei Allergikern).

Der Wiesenbocksbart hat eine Pfahlwurzel, der nach oben weggehende Stängel ist innen hohl und enthält weißen süßen Pflanzensaft. Die Blätter sehen Gras sehr ähnlich, sie sind länglich und spitz zulaufend mit einem weißen Strich in der Mitte. Oft sind sie abgebogen. Die

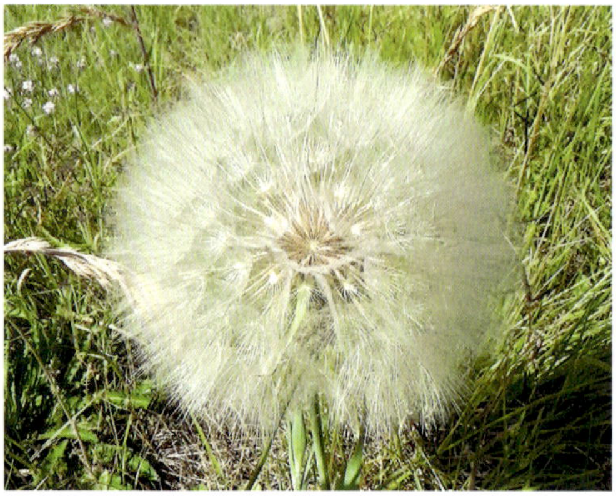

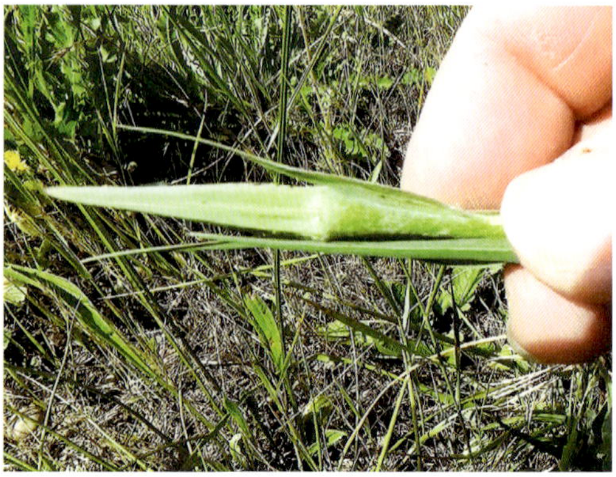

Blütezeit des Wiesenbocksbarts ist von Mai bis Juli, die Erntezeit kann aber bis September ausgedehnt sein. Seine gelben Blüten öffnet der Wiesenbocksbart morgens um etwa 8:00 Uhr und schließt sie gegen Mittag wieder. Die geschlossenen Blüten sehen lanzenförmig aus. Manche Blüten haben im geschlossenen Zustand ein kleines Büschel überstehen, das an einen Bocksbart erinnert, deswegen sein Name. Der Wiesenbocksbart ist sehr bienenfreundlich. Die gelben Blütenköpfe werden bis zu 7 Zentimeter groß und bilden sich aus Zungenblüten. Als Pusteblume sieht der Wiesenbocksbart aus wie Löwenzahn, nur etwas größer im Durchmesser. Deswegen wird er auch gerne als Riesenpusteblume bezeichnet. Der Wiesenbocksbart ist auf Wiesen, an Eisenbahntrassen, an Wegränder und in hohen Lagen zu finden. Er bevorzugt trockene und nährstoffreiche Böden und verträgt viel Sonne. Der Wiesenbocksbart kann leicht mit der Schwarzwurzel verwechselt werden. Dies ist aber unerheblich, da er gleich wie die Schwarzwurzel angewandt wird. Der Wiesenbocksbart kann auch gut als Nahrungspflanze eingesetzt werden, beachte auch die Informationen »Nahrungspflanze Wiesenbocksbart«, dabei können die Wurzeln wie Schwarzwurzeln zu bereitet werden und die Blütenknospen können, am besten vor dem Aufblühen, kurz gedünstet werden.

Ein Tee aus der Wurzel hilft gegen Husten und Erkältung und ist ein prima »Leberstreichler«. Aus dem Sud lässt sich eine wohlschmeckende Suppe erzeugen.

Wiesenbocksbart wird eingesetzt bei Beschwerden an/mit/für:

- Darmträgheit (Inulin)
- Erkältung
- Gicht
- Husten
- Hauterkrankungen
- Leber- und Gallenblasenprobleme
- Rheuma
- Warzen (Milchsaft)

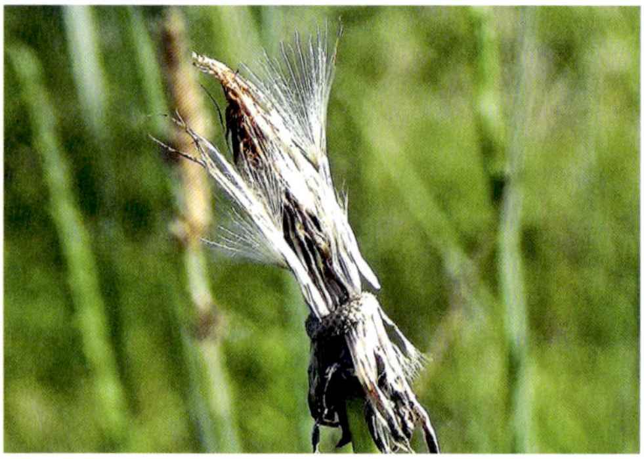

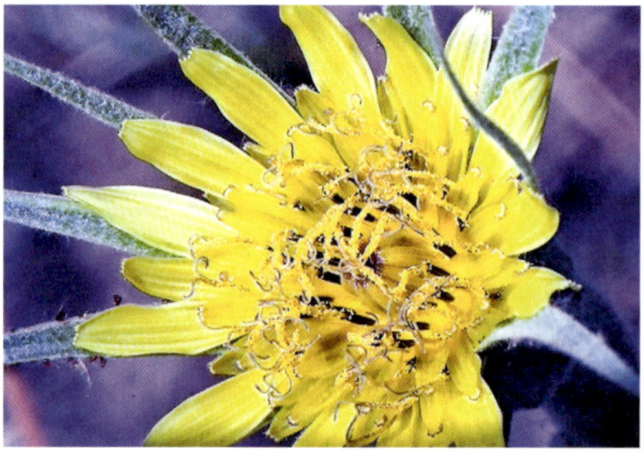

31 GEWÜRZE UND ANDERES NÜTZLICHES

Nachdem Du Deine Gewürze aus dem BoB aufgebraucht hast, musst Du Dir entweder neue nachkaufen oder rechtzeitig selbst welche aus der Natur generieren. Hierzu kannst Du verwenden:

- Pfefferminze (Menthol)
- Bärlauchsamen (Pfefferersatz)
- Bärlauchblätter und -wurzeln (lauchartiger Knoblauchgeschmack)
- Thymian (würzig)
- Beifuß (leicht bitter)
- Fette Henne (scharf)
- Wegerich (würzig)
- Pastinakenwurzel (scharf)
- Pastinakenblätter, -sprossen und -früchte (würzig)
- Brennnesselsamen, ganz oder gemahlen (nussig)
- Huflattich (salzig)
- Honig zum Süßen

31.1 Backpulver selbst herstellen

Du kannst mit Natron auch ein komplettes Backpulver selbst herstellen. Nimm dazu folgende Materialien – sofern Du diese erhältst – und vermenge sie miteinander:

- 75 g Natron (Natriumhydrogencarbonat)
- 65 g kristallisierte Zitronensäure
- 15 g Silicium (Trennmittel, aber nicht zwingend erforderlich)
- 25 g Speisestärke (Bindemittel, aber nicht zwingend erforderlich)

Wie Du an den genannten Beispielen sehr gut erkennen kannst, macht es Sinn, ausreichend mit Natron versorgt zu sein. Natron kann zwar durch andere Materialien/Techniken ersetzt werden, nichts davon ist jedoch so universell einsetzbar wie Natron selbst.

31.2 Bärlauch

Blätter, Wurzeln und Blüten lassen sich sehr gut als Knoblauchersatz verwenden. Bevor die Blüten verblüht sind und sich der Samen zeigt, kannst Du diesen gut einsammeln, trocknen und zerreiben. Damit erhältst Du, ähnlich wie bei Fette Henne, einen prima Pfefferersatz, zumindest annähernd. Wenn Du Bärlauchblätter trocknen und so das ganze Jahr über verwenden willst dann sorge dafür, dass die Trocknungstemperatur nicht zu hoch ist, da der Bärlauch ansonsten viel von seinem ätherischen Öl verliert. Besser ist es jedoch den Bärlauch auf andere Art zu konservieren, z. B. kleingehackt in Olivenöl.

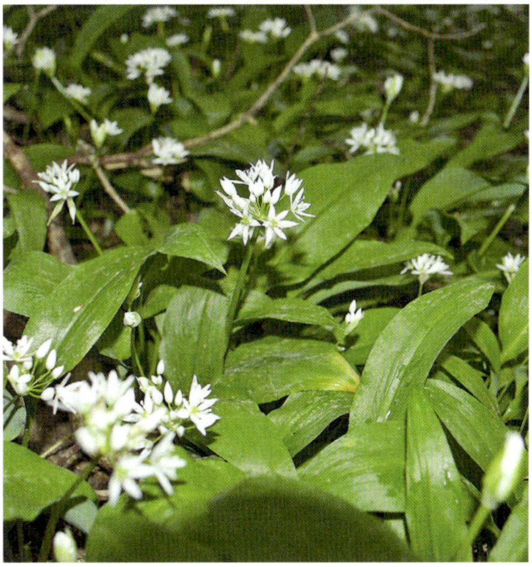

31.3 Beifuß

Dieses Kraut solltest Du recht sparsam einsetzen. Es schmeckt leicht säuerlich. Verwenden kannst Du Blüten, Samen, Blätter und Wurzeln. Ihn kannst Du sehr gut zu fettem Essen beigeben. Beifuß unterstützt die Verdauung und entlastet den Magen-Darm-Trakt sehr.

31.4 Fette Henne

Am besten immer frisch verwenden. Fette Henne lässt sich in jeder Form dem Essen beifügen, ob gegrillt, gekocht, gebraten oder roh. Sie wurde früher auch als Heilmittel eingesetzt, die in diesem Buch aufgeführten Heilmittel übersteigen jedoch in ihrer Wirkung die Heilwirkung der Fetten Henne. Aus diesem Grund wird sie in der Aufzählung der Heilmittel nicht berücksichtigt. Nicht jeder verträgt Fette Henne, bei manchen erzeugt sie einen Brechreiz. Also vor der Anwendung lieber erst einmal ausprobieren. Fette Henne erkennst Du ganz einfach an ihren fleischigen Blättern. Ein großer Vorteil ist, dass Du Fette Henne fast das ganze Jahr über ernten kannst. Lediglich im frühen Frühjahr sterben die alten Pflanzenbestandteile ab, dann kommen aber schon neue Blättchen heraus. Fette Henne hieß früher auch Mauerpfeffer und das nicht zu Unrecht.

31.5 Goldrute

Goldrute (Solidago) ist ein hervorragendes Würzmittel. Vor allem kann man von feinen, jungen Blättern und deren nussigem Geschmack zu älteren Blättern mit deutlich »grünem« Geschmack variieren. Auch die

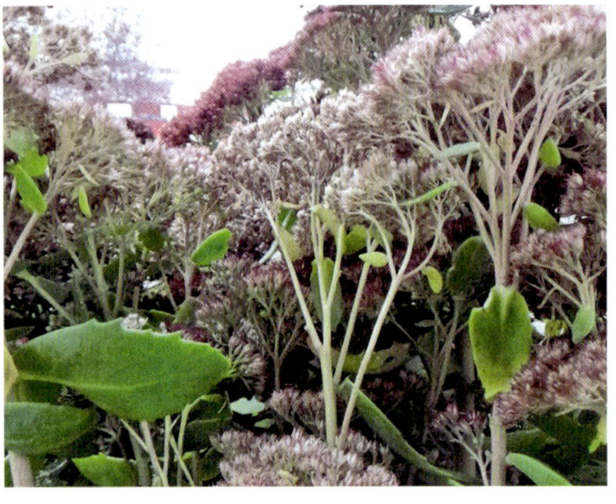

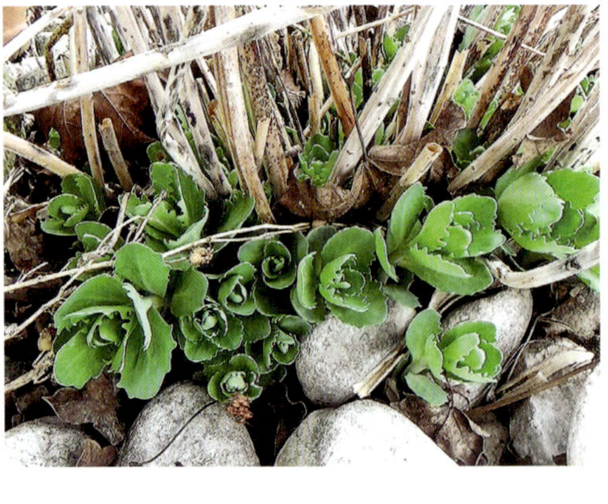

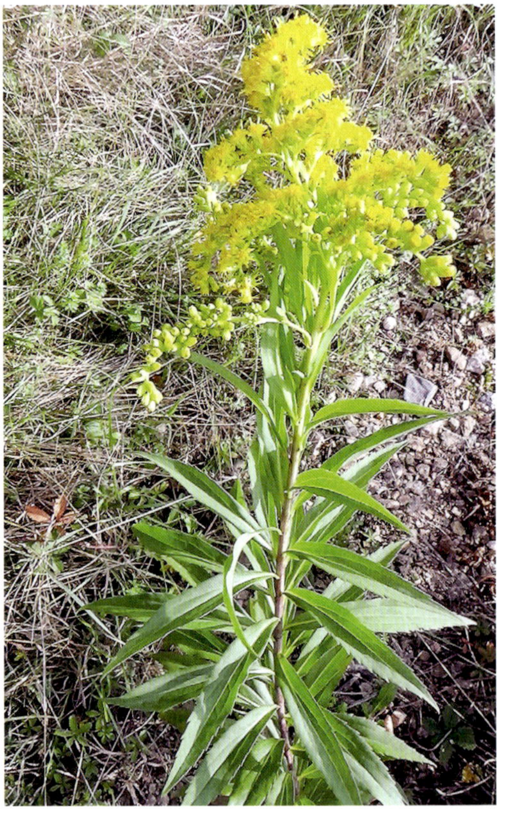

Blüten lassen sich sehr gut als Geschmacksverbesserer einsetzen, sie kommen aber hauptsächlich gegen Ende oder nach dem Sommer in Frage. Oft kannst Du Goldrute auch im November noch finden.

31.6 Hefe selbst herstellen

Verrühre zwei mittelgroße, feingeriebene, gekochte Kartoffeln mit einem Teelöffel Zucker und einem Teelöffel hellem Bier zu einem dicken Brei. Stelle alles zusammen in der Schüssel abgedeckt mehrere Tage bei Zimmertemperatur beiseite. Hat die Masse gegohren, so kannst Du sie direkt verwenden, Deine Hefe ist fertig. Die Menge reicht für ein Kilogramm Mehl.

31.7 Hirtentäschel

Mild nussig im Geschmack, kann es zu fast jeder Speise zugefügt werden. Zeigt sich aber nur in der Zeit von etwa Frühling bis Sommer.

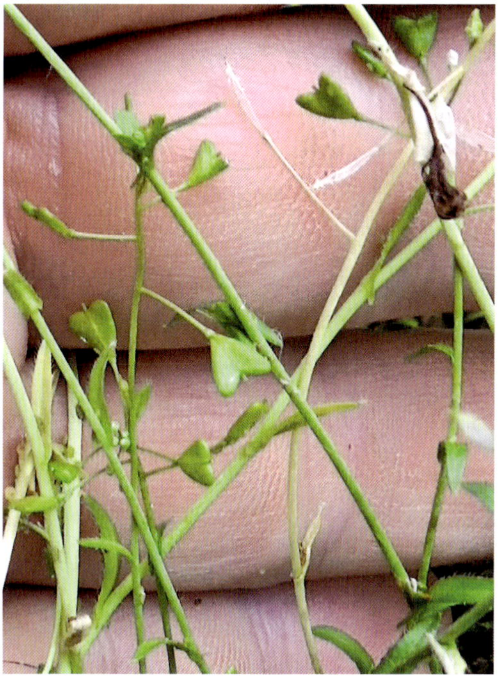

31.8 Honig

Honig ist vielseitig zum würzen von Speisen einsetzbar. Ebenso zum Süßen von Getränken. Verfügst Du nicht über eigenen Honig und musst diesen eintauschen, so kannst Du die Reinheit leicht mittels Spiritus überprüfen. Verrühre einen Teelöffel Honig in Spiritus. Ist der Honig naturrein so löst er sich komplett im Spiritus auf, bleibt ein Niederschlag oder wird das ganze trüb dann wurden andere Stoffe beigemischt. Sei gerade in Krisenzeit sehr misstrauisch, was die Qualität der eingetauschten Waren angeht. Viele wollen ihre Produkte durch billige Zutaten wie Zucker strecken, um mehr zu erwirtschaften. Es macht in meinen Augen sehr viel Sinn, dass Du Dir eigene Bienenbeuten zulegst, die vielfältigen Vorteile durch ständigen Honignachschub sind enorm.

31.9 Huflattich

Der Huflattich enthält relativ viel Salz (Natrium). Um das Salz nutzen zu können, musst Du die Blätter des Huflattichs gut trocknen und diese dann verbrennen. Die gewonnene Asche ist recht salzlastig, die Aschefarbe darf Dich dabei aber nicht stören. Die Asche enthält zudem viele weitere wichtige Mineralien für unseren Körper.

31.10 Knoblauchsrauke

Knoblauchsrauke (siehe auch S. 176) wurde früher als Pfeffer in allerlei kalten und heißen Speisen eingesetzt. Hierzu wird lediglich der reife Samen verwendet. Schoten und Samen haben eine deutlich mildere Schärfe, solange sie noch grün sind. Die maximal einjährige Wurzel kann zerrieben sehr gut als eine Art Meerrettich verwendet werden.

31.11 Löwenzahn

Löwenzahn sollte nur »gediegen« als Würzmittel eingesetzt werden. Der Geschmack der jungen Löwenzahnblätter ist aufgrund der enthaltenden Bitterstoffe leicht herb mit einer würzigen Note. Ältere Blätter werden leicht bitter, sind aber gut für Leber und Galle.

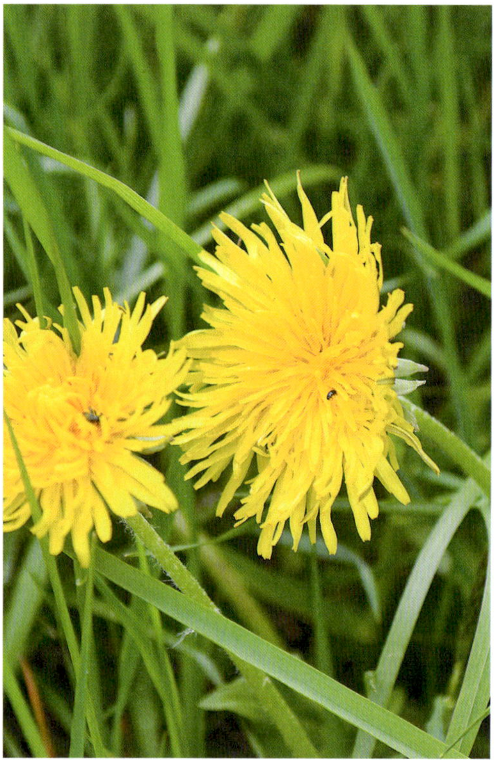

31.12 Natron

Natron ist ein wichtiges Hilfsmittel und hat vielerlei Nutzen. Du kannst es ebenso zum Backen, wie zur Körperhygiene als auch zur Geschirr- und Ausrüstungspflege verwenden. Zum Backen reicht auf 500 Gramm Mehl ein halber Teelöffel Natron, beachte hierzu den Hinweis »Backtriebmittel«. Für einen Rührkuchen reichen auch vier Esslöffel Rum, der Alkohol treibt den Teig ebenso in die Höhe und macht den Kuchen locker. Einsatzmöglichkeiten für Natron:

- Pflege und Reinigung der Haut
- Zähne putzen
- regelmäßige Haarpflege
- innerliche Anwendung (Basenkur)
- muffiger Geruch aus Stoff entfernen
- Geschirrreinigung (auch Angebranntes)
- Backtriebmittel (beachte den Eintrag »Backpulver«)

Hinweis Backtriebmittel: Wenn Du Natron als Backtriebmittel einsetzen möchtest, dann ist unbedingt eine saure Komponente erforderlich, damit CO_2-Bläschen gebildet werden können. Die saure Komponente kann z.B. Milch, Joghurt, Buttermilch, Milchsäure, etc. sein.

31.13 Orientalisches Zackenschötchen

Die Wurzel kannst Du wie Meerrettich verwenden, sie schmeckt aromatisch und besitzt einiges an Schärfe. Auch die Schötchen haben eine pfefferartige Schärfe, wenn sie etwas weiter ausgereift sind. Trockne die Schötchen und vermahle sie zu Pulver.

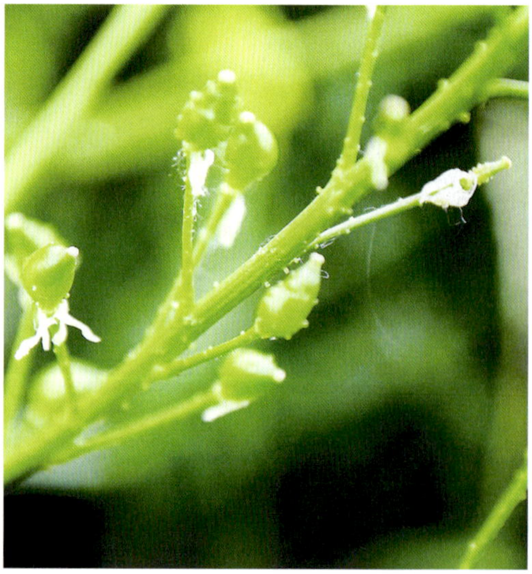

31.14 Wegerich – Plantago

Um welche Wegerichart es sich handelt, ist zweitrangig. Getrocknete Wegerichblätter eignen sich hervorragend als Suppengewürz. Auch in anderen Speisen kann Wegerich sehr gut als Würze eingesetzt werden. Schneide hierzu die getrockneten Blätter, Samen und Wurzeln in feine Streifen oder zerreibe sie.

Wie Du sehen kannst, bist Du auch ohne die vielen Geschmacksverstärker, Aromen, künstlichen Vitaminzusätze, Salz und Zucker nicht verloren. Viele Pflanzen aus der Natur lassen sich sehr gut einsetzen, um Deine Speisen im Geschmack deutlich zu verbessern.

Dein vielleicht von den vielen chemischen Produkten überlasteter Gaumen muss sich aber erst einmal an den natürlichen Geschmack gewöhnen. Damit der Umstellungsschock nicht zu groß ist, solltest Du recht früh damit anfangen, gewohnte Suchtprodukte wie zum Beispiel Salz und Zucker Stück für Stück zu reduzieren und Fertignahrung (überhäuft mit künstlichen Zusätzen und Geschmacksverstärkern) nach und nach gegen frische Lebensmittel auszutauschen. Nach der Umstellung wirst Du die künstliche Nahrung, die sich viele täglich in ihren Körper stopfen, nicht mehr haben wollen. Es lohnt sich in jedem Fall, zu natürlichem Geschmack zurückzukehren. Alleine schon deswegen, weil Dir dadurch vermutlich viele Zivilisationskrankheiten erspart bleiben.

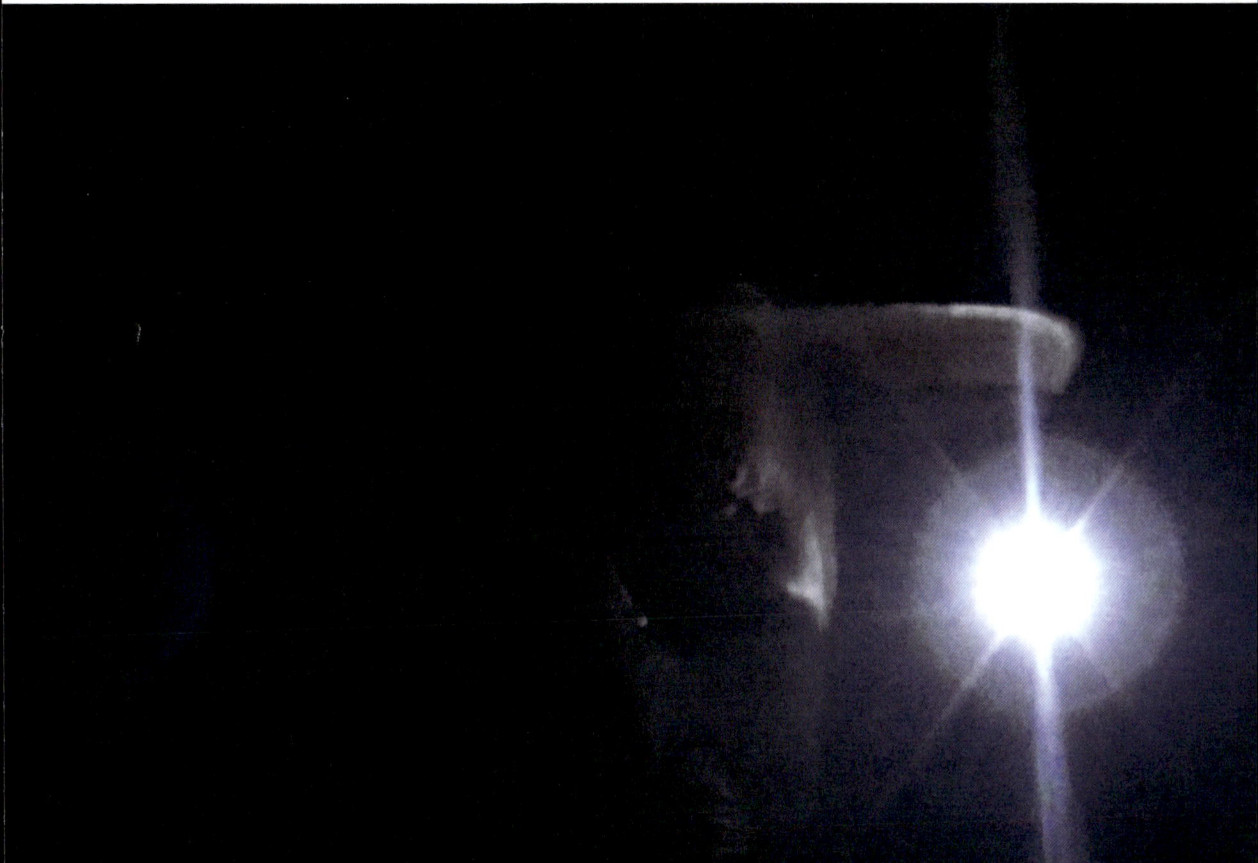

32 CHECKLISTEN

32.1 Anamnese-Bogen

Vorname, Name: ______________________________

Adresse: ______________________________

Geburtsdatum: ______________________________ Datum: ______________________________

Zutreffendes bitte ankreuzen:

- ☐ Ich befinde mich zurzeit in Behandlung.

  Weshalb? ______________________________
- ☐ Ich habe derzeit Allgemeinbeschwerden.

  Welche? ______________________________
- ☐ Fehlsehen (Doppelbilder)
- ☐ Magenprobleme
- ☐ Hautstörungen/Probleme
- ☐ Kreislaufbeschwerden
- ☐ Herzerkrankungen (Infarkt, Klappe, etc.)
- ☐ Leberprobleme (Geldsucht, Hepatitis)
- ☐ Rheumatische Erkrankungen (Arthritis)
- ☐ langes Nachbluten bei/nach Verletzungen
- ☐ Ich bin Schwanger. In welchem Monat? _______
- ☐ Unruhe/Schlafstörungen
- ☐ Borreliose
- ☐ Fibromyalgie
- ☐ Nachtschweiß
- ☐ erhöhter Cholesterin-Spiegel
- ☐ Lungenerkrankung
- ☐ diverse Allergien
- ☐ Asthma, Atembeschwerden bei Anstrengung
- ☐ Stimmungsschwankungen
- ☐ oft eine verstopfte Nase
- ☐ Jucken in der Nase
- ☐ Blutgerinnungsstörung
- ☐ Bluthochdruck
- ☐ Diabetes I / II
- ☐ AIDS (HIV)
- ☐ Krebs
- ☐ Darm/Verdauungsprobleme
- ☐ Lungenprobleme (Asthma, TBC, COPD)
- ☐ oft Atemnot / Husten
- ☐ Arteriosklerose
- ☐ Lymph-/Lipidödem
- ☐ Übergewicht
- ☐ Nervenleiden
- ☐ Stress
- ☐ oft erkältet
- ☐ Ich rauche Zigaretten/Tag: __________
- ☐ Krampfadern
- ☐ Depression mit Kälte/Leere
- ☐ Depression (unterdrückte Wut/Hitze/manisch)
- ☐ Kopfschmerzen/Migräne
- ☐ Epilepsie/Anfälle/Krämpfe
- ☐ Koordinations- und Konzentrationsprobleme
- ☐ ständige Müdigkeit
- ☐ Schwindelgefühl
- ☐ Bläschen im/am Mund
- ☐ Heuschnupfen
- ☐ Husten

- ☐ Mundgeruch
- ☐ Heiserkeit oder trockener Hals
- ☐ Aufstoßen
- ☐ Blähungen
- ☐ Flatulenz, übelriechend
- ☐ Flatulenz, (fast) nicht riechend
- ☐ Verstopfung
- ☐ Durchfall
- ☐ Brennen oder jucken im Analbereich
- ☐ Vaginaler Ausfluss
- ☐ Brennen oder Jucken im Vaginalbereich
- ☐ stetig zunehmende prämenstruelle Symptome
- ☐ zunehmende Empfindlichkeit gegen Nahrungsmittel
- ☐ zunehmende Empfindlichkeit gegen Chemikalien
- ☐ häufiger Harndrang
- ☐ Brennen beim Urinieren
- ☐ häufige Blaseninfektionen
- ☐ regelmäßige Mahlzeiten
- ☐ Bauchschmerzen
- ☐ Gelenksschwellungen
- ☐ Sodbrennen
- ☐ Schuppenflechte
- ☐ Augenprobleme
- ☐ Flecken vor den Augen
- ☐ Augenschmerzen
- ☐ brennende oder tränende Augen
- ☐ Taubheit an Haut/Gliedmaßen
- ☐ Kribbeln in den Gliedern
- ☐ Muskelschmerzen
- ☐ Reizbarkeit
- ☐ Heißhunger auf Süßes
- ☐ Prostataentzündung/-vergrößerung
- ☐ Impotenz
- ☐ Ekzeme
- ☐ kalte Hände/Füße
- ☐ Insektenstich/-biss

letzte Mahlzeit ______________________________

Wann? ______________________

☐ Verletzungen

Welche? ______________________

☐ regelmäßige Medikamente/Betäubungsmittel

Welche? ______________________

Physis:

Blutdruck: __________

Puls: __________/Minute

Ohren: __________

Sauerstoffsättigung: __________

Körpergröße: __________cm

Augentest: __________

Gewicht: __________

Körpertemperatur: __________°C

Lungengeräusche: __________

32.2 Anamnese-Kit

- ☐ Temperaturmessgerät
- ☐ Sauerstoffmessgerät
- ☐ Blutdruckmessgerät
- ☐ Klistier
- ☐ Otoskop
- ☐ Medizinisches Ohren-Kit
- ☐ Zahninstrumente

32.3 Körper-Survival-Kit (KSK)

- ☐ 1,80 m langer, starker Draht
- ☐ 2 m Zahnseide
- ☐ gebogene Skalpellklinge Nr.12
- ☐ Feuerstahl
- ☐ 2 Stabmagnete als Kompass
- ☐ 100,- Euro

32.4 Ziel-BoB

Die Liste für den Ziel-BoB ist im »Prepper Handbuch« genauestens in Form des Mini-Sicherheitsrucksacks für bis zu fünf Tage und des Voll-Sicherheitsrucksacks (INCH) für längere Marschzeiten aufgeführt. Hierbei ist zu beachten, dass der Mini-Sicherheitsrucksack – oft BoB genannt (**B**ug **o**ut **B**ag) – bereits etwa 15–20 Kilogramm wiegt. Kein Gewicht, das Du längere Zeit ständig auf dem Rücken tragen solltest. Für den Voll-Sicherheitsrucksack – oft INCH genannt – ist unbedingt ein Transportmittel erforderlich, wenn Du Verletzungen durch längeres Tragen dieser Ausrüstung vermeiden willst.

32.5 Natur-BoB

Der Natur-BoB für eine Person enthält alle in der Liste aufgeführten Materialien. Auch sollten die Ausrüstungsteile wie bereits erwähnt, aus widerstandsfähigeren Materialien bestehen als dies für den reinen Ziel-BoB erforderlich ist. Dünne Stoffe sind auf Dauer zu schwach für Witterung. Dadurch bedingt und aufgrund der Mehrmaterialien kommen einige Kilos an Gewicht zum Ziel-BoB hinzu. Der Natur-BoB für eine Person enthält die in der im Folgenden aufgeführten Liste sowie zusätzliche, ergänzte, in manchen Bereichen ausgetauschte Dinge. Bei mehr Personen müssen nicht zwangsläufig alle Gegenstände in entsprechender Anzahl vorhanden sein, die Lebensmittel jedoch schon. Die Lebensmittel sind so berechnet, dass ein sechsmonatiges Überleben für eine Person mit Zuführung von ausreichend vielen Nährstoffen möglich ist. Bei extremer Streckung des Vorrates sind auch zwölf Monate möglich. Dies gibt Dir die Zeit, um bis zur Ernte Deiner eigenen Vorräte ausharren zu können, auch wenn Deine erzwungene Outdoorsituation in der kältesten Jahreszeit oder kurz davor beginnen sollte.

HINWEIS: Der komplette Natur-BoB wiegt einige hundert Kilogramm. Ein zu hohes Gewicht, um von einem Menschen auf dem Rücken getragen oder per Fahrrad/Moped bewegt werden zu können. Ein geeignetes Transportmittel – Minimum motorisiertes Fahrzeug mit ausreichend Ladekapazität – ist erforderlich, oder es wird ein Großteil der Ausrüstung bereits am Zielort bzw. auf dem Weg dorthin in Depots verwahrt.

- ☐ Mini-Medizinbox (s. Prepper Handbuch)
- ☐ Medizinbox (s. Prepper Handbuch)
- ☐ OP-Kit (s. Prepper Handbuch)
- ☐ 1 Schachtel Lidocain 0,5 %
- ☐ Anamnese- und Behandlungs-Kit
- ☐ ABC-Box (s. Urban Prepper)
- ☐ Fernglas mit Restlichtverstärker
- ☐ PMR-Funkset
- ☐ 1 Wolldecke
- ☐ 2 × warme Wechselkleidung
- ☐ 2 Paar Schuheinlagen
- ☐ 10 Paar Feinstrumpfhosen
- ☐ 2 Kissenbezüge
- ☐ Pullover mit Windstopp
- ☐ Strickmütze mit Windstopp
- ☐ Langes Unterhemd und lange Unterhose aus Wolle (Merino)
- ☐ € 500.- in bar, Gold, Silber (kleine Teile)
- ☐ Mindestens 10 Liter Wasser
- ☐ 25 kg Salz abgepackt
- ☐ 50 kg Zucker abgepackt
- ☐ 50 kg Korn (Weizen, Roggen ...)
- ☐ 25 kg Haferflocken abgepackt
- ☐ 25 kg Kaffee abgepackt
- ☐ 10 kg Tee abgepackt
- ☐ 10 kg Trockenei abgepackt
- ☐ 10 kg Milchpulver abgepackt
- ☐ 20 kg Reis und/oder Nudeln
- ☐ 20 kg Linsen und/oder Bohnen
- ☐ 2 kg Natron in kleinen Portionen
- ☐ 10 Liter Kokosöl oder Butterschmalz
- ☐ 5 kg Trockenfrüchte
- ☐ 5 kg Trockengemüse
- ☐ 10 Tafeln Halbbitterschokolade
- ☐ 2 Packungen Kaugummi
- ☐ evtl. eine Stange Zigaretten
- ☐ 1 Liter Natriumchlorit + Milchsäure oder 10 Liter Chlordioxid
- ☐ 10 Braunglasfläschchen mit Sprühkopf + Deckel
- ☐ Sandalen
- ☐ Creme + Fettstift + Vaseline
- ☐ 50 Rollen Toilettenpapier
- ☐ 50 Pack Papiertaschentücher
- ☐ Toiletten- und Hygieneartikel
- ☐ Erfrischungstücher (gehen bei Bedarf auch als Toilettenpapier)
- ☐ 4,5 m × 0,5 m unverrottbares Mashgewebe
- ☐ 10 Quadratmeter unverrottbares, UV-stabiles Mashgewebe (Fliegennetz)
- ☐ 1000 m Angelschnur, 50 Bleigewichte, 30 Blinker + 50 verschiedene Haken mit Vorfach

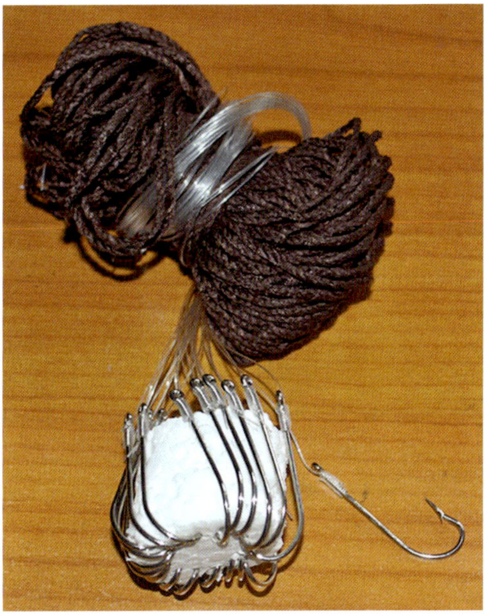

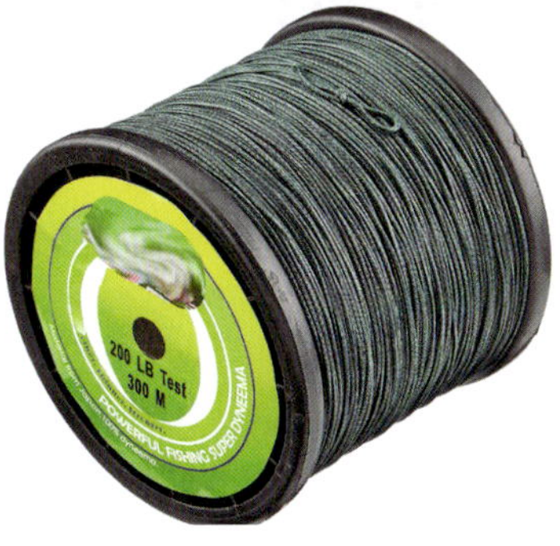

- ☐ 300 m 0,8-mm-starke Dyneemaschnur (Bruchlast 90 kg)
- ☐ 200 m schwarze Schnur 2 mm
- ☐ 100 m 750er Paracord (5 mm)
- ☐ 100 m 1-1,4 mm verzinkter Draht
- ☐ Aalschnur mit mehreren Haken
- ☐ 2 × Fischreuse
- ☐ Armbrust/Bogen
- ☐ 40–50 Pfeile
- ☐ Regenanzug
- ☐ 1,5 Liter Kohlefilter
- ☐ Rückspülbarer Vorfilter f. Wasser
- ☐ 0,5 m Schlauch, innen 8 mm
- ☐ Stirnlampe
- ☐ 2 Taschenlampen
- ☐ Thermal Blanket ca. 2,4 m × 1,5 m
- ☐ 2-3 Rollen Gaffa-Tape
- ☐ 2 × durchsichtige Plane 4 m × 5 m
- ☐ Axt
- ☐ 2 Petroleumlampen + Ersatzdochte
- ☐ 10 Liter Petroleum
- ☐ 1 kg 100er Nägel
- ☐ 1 kg 80er Nägel
- ☐ 1 kg 50 mm Spax-Schrauben
- ☐ 1 kg 100 mm Spax-Schrauben
- ☐ 2 × entsprechende Spax-Schraubendreher
- ☐ 1 Satz Schlitzschraubendreher
- ☐ Meißel
- ☐ Sandschaufel
- ☐ Spaten
- ☐ Pickel
- ☐ Metallrechen
- ☐ Vollmetallhammer
- ☐ Nageleisen (Kuhfuß)
- ☐ Kombi- oder Beißzange
- ☐ Rohrzange
- ☐ Handbohrmaschine (Brustleier) und 2 Satz Bohrer
- ☐ 60-70 cm lange Bügelsäge
- ☐ 2-4 Kochtöpfe
- ☐ Eisenpfanne
- ☐ 2 × 10 Liter Faltbeutel mit Zapfhahn
- ☐ Schleifstein für Messer
- ☐ 3 × 10–20 Liter wasserdichter Sack
- ☐ handbetriebene Kornmühle
- ☐ Zeltholzheizung mit Kamin, besser Holzofen oder Holzherd
- ☐ 10 dicke Kerzen
- ☐ gerade und gebogene Nähnadeln
- ☐ 5 × Sternfaden
- ☐ Gaskocher
- ☐ 20 Kartuschen für Kocher
- ☐ 50 Piezo-Feuerzeuge
- ☐ 5 × Ewiges Streichholz + Silikatdochte + Benzin
- ☐ 2 große Dosen Vaseline
- ☐ Je 2 × wasserfester Edding in Schwarz + Rot
- ☐ Schreckschusswaffe + Pfeffermunition
- ☐ ausreichend Leuchtmunition
- ☐ Buch über Anbautechniken
- ☐ Buch über Holzbauten
- ☐ tragbares Solarpanel (mind. 13-17W)
- ☐ besser ein Solarpanel mit 200 Watt (und mehr) inklusive Stromwandler 12V–230V
- ☐ ausreichend AA-Akkus
- ☐ Adapter AAA auf AA, falls erforderlich
- ☐ Samenkiste für Sprösslinge

Obendrein empfohlen:

- ☐ 4 × Bienenbeute
- ☐ Honigschleuder
- ☐ Bienenwerkzeug
- ☐ Handpflug
- ☐ 25 m Schädlingsnetz
- ☐ Amboss
- ☐ Vorschlaghammer
- ☐ kleines Aggregat
- ☐ Treibstoff für Aggregat
- ☐ 2 × 25 m Stromkabel 230 V
- ☐ handbetriebener Zaunpfahlbohrer

32.6 Camp Kriterien

Das Camp sollte folgende Kriterien erfüllen. Jeder Verzicht auf eines der Kriterien senkt den Sicherheitslevel des Camps:

- ☐ mindestens DEVCON Stufe Gelb innerhalb
- ☐ Verbindungswege (Straßen) lassen sich aus der Deckung des Camps gut beobachten
- ☐ sauberes Wasser in der Nähe, aber Camp nicht direkt am Wasser
- ☐ steigendes Wasser darf keine Gefahr für das Camp sein
- ☐ Camp liegt nicht in einer Senke (Wasser)
- ☐ Camp ist von drei Seiten her gut getarnt
- ☐ 2 Zu- und Abgänge
- ☐ Zu-/Abgänge leicht kontrollierbar
- ☐ je eine Alarmanlage auf den Zu-/Abgängen montiert
- ☐ etwas höhere Stelle im oder direkt beim Camp
- ☐ IR-Tarnschirm und natürliche Tarnschirme aufgebaut
- ☐ Durchführung alleine oder in kleinen Gruppen
- ☐ minimale Bewegung innerhalb
- ☐ keine Gespräche innerhalb
- ☐ kein Feuer innerhalb
- ☐ Essenszubereitung innerhalb des Camps nur kalt
- ☐ kein Essen offen herumliegen lassen
- ☐ keine Essensreste im Camp
- ☐ alles Auffällige meiden
- ☐ Geräusche vermeiden oder maximal minimieren
- ☐ maximal Flüsterkommunikation, besser Handzeichen
- ☐ wichtige Ausrüstung und Überhang an Waffen außerhalb in Depots getarnt
- ☐ keine Gefahr durch herabfallende Äste oder gar Bäume
- ☐ Sträucher und andere Deckung für Ungeziefer komplett entfernt
- ☐ Camp ist schnell abbaubar
- ☐ Fahrzeug/e abgetarnt
- ☐ Camp-Hygiene, nichts liegt herum
- ☐ Tarnbeauftragter bestimmt
- ☐ Tarndisziplin halten
- ☐ kenne die Verstecke um das Camp
- ☐ habe einen Plan für eine schnelle Flucht
- ☐ von Sonnenuntergang bis Sonnenaufgang keinerlei Licht innerhalb des Camps (maximal minimal), beachte hierzu auch die Informationen »Lichtfarbe und Täuschung« wie im Abschnitt »Stealth Camp Regeln« erläutert
- ☐ verwende Tarnnetze
- ☐ vermeide große Farbflächen
- ☐ keine reflektierenden Dinge (Kleidung, Ausrüstung, Fahrzeug)
- ☐ Kontouren verwischen
- ☐ klimpernde Dinge abgeklebt
- ☐ Toilettengänge 100 m weit weg – Ergebnisse vergraben
- ☐ keine Elektronik im Biwak oder in direkter Nähe
- ☐ zuerst beobachten, dann Biwakbau
- ☐ falls notwendig, sofort den Biwakplatz wechseln
- ☐ nutze denselben Platz nicht zweimal oder für längere Zeit, wenn unsicher
- ☐ kenne den Weg »raus« auch ohne Licht und bei absoluter Dunkelheit
- ☐ baue das Biwak früh am Tag ab
- ☐ Dein Biwak muss schnell zu evakuieren sein, halte Ordnung
- ☐ markiere den Weg zum Biwak, aber nur für Dich und Deine Leute sichtbar
- ☐ bewältige Deine Angst in der Nacht, Gewöhnung kommt mit der Zeit
- ☐ Aufbau in der Dämmerungszeit, vor der Dunkelheit
- ☐ Geländedeckungen nutzen
- ☐ Tarnschutz nutzen (Wetter, Sicht, Gebäude, Geländeformation, Pflanzen, Schatten)
- ☐ durch Personen schlecht erreichbar
- ☐ kein Camp an Truppenübungsplätzen, Flugplätzen, auf Wildwechseln, in Wildtiergebieten, bei Tierfallen, bei Campingplätzen, in Stadtparks, an Zäunen oder Toren, in landschaftlich schönen Gegenden, an Erdlöchern, an Abhängen, an Plätzen mit Caches von Geocachern
- ☐ unbedingt meiden: Jagdsaison, Auffindung durch Hunde, Plätze wo Hundebesitzer laufen, Überwachungskameras, Plätze, an denen Du Personen antreffen kannst, Plätze, an denen Kinder spielen, Konfrontation mit Personen

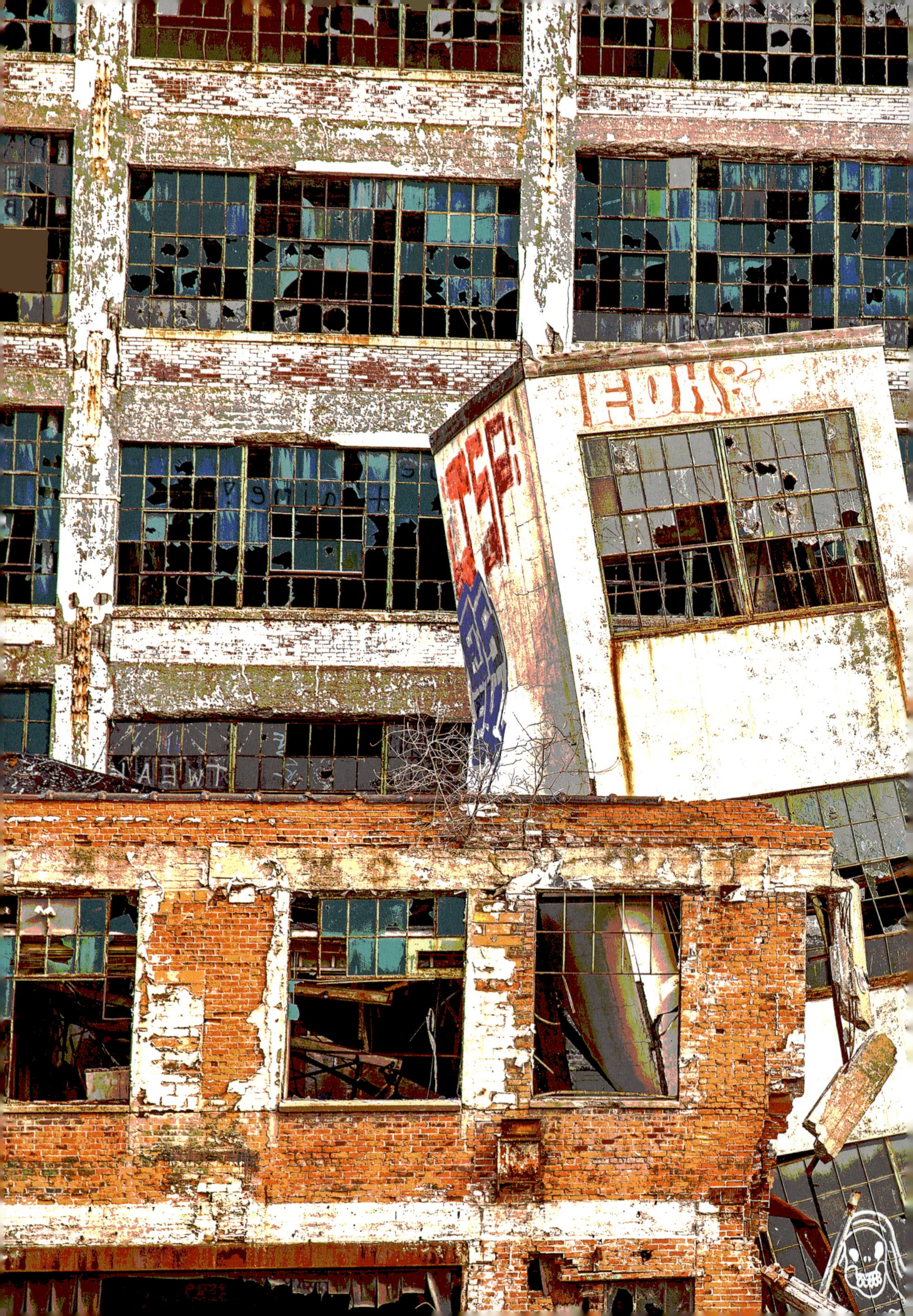

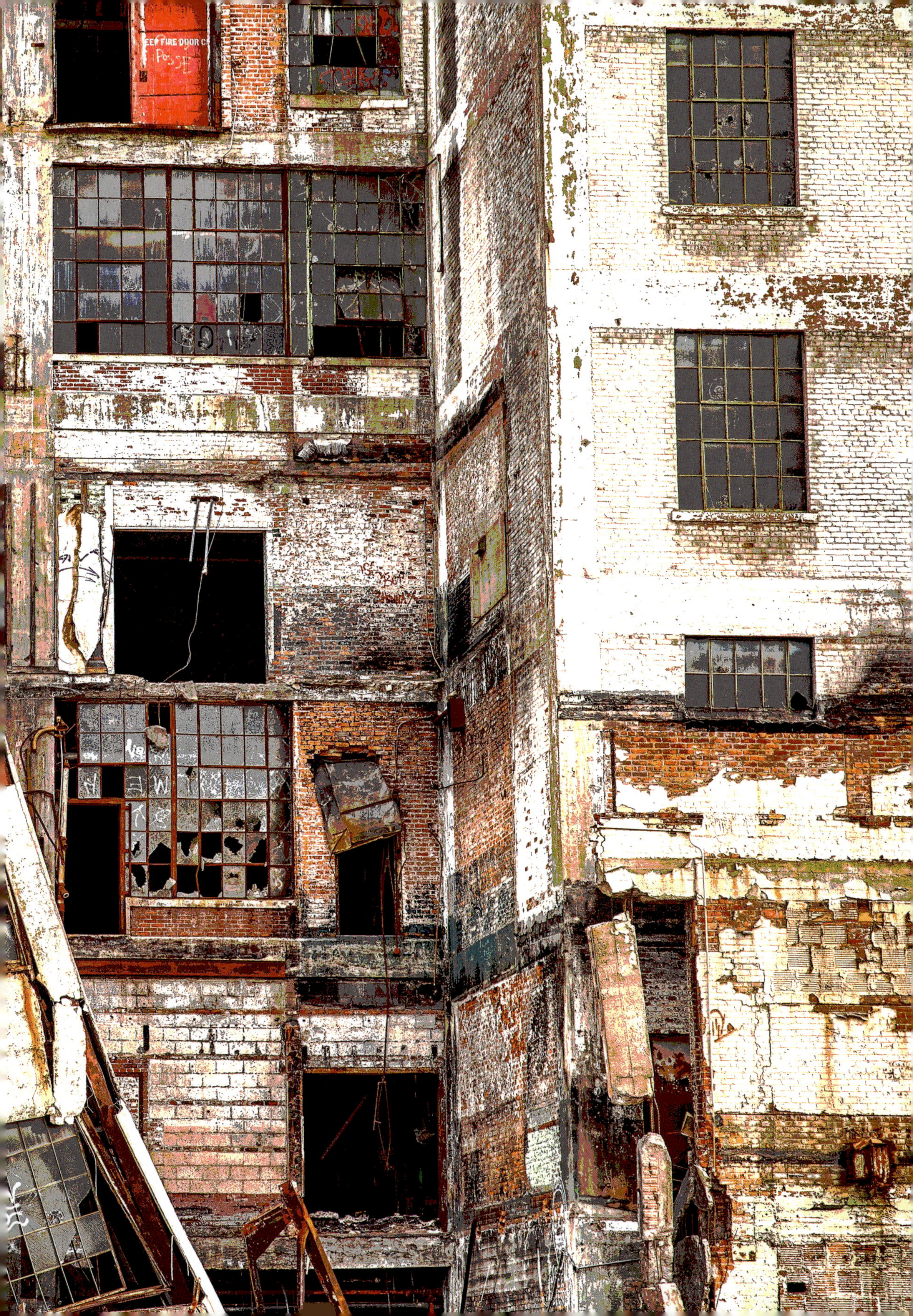

WEITERE INTERESSANTE BÜCHER ZUM THEMA

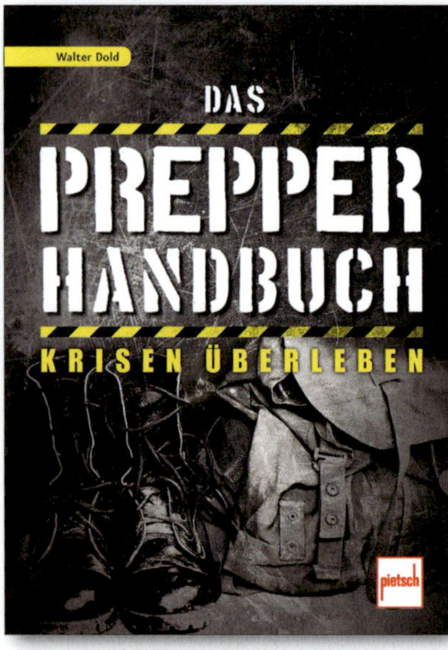

In diesem Buch zur Krisenvorsorge instruiert Walter Dold die Leser – ohne jegliche Verschwörungstheorien – wie sie sich auf kleinere und größere Katastrophen vorbereiten können.
192 Seiten, 247 Bilder, Format 170 x 240 mm
ISBN 978-3-613-50822-4
€ 24,90 / € (A) 25,60

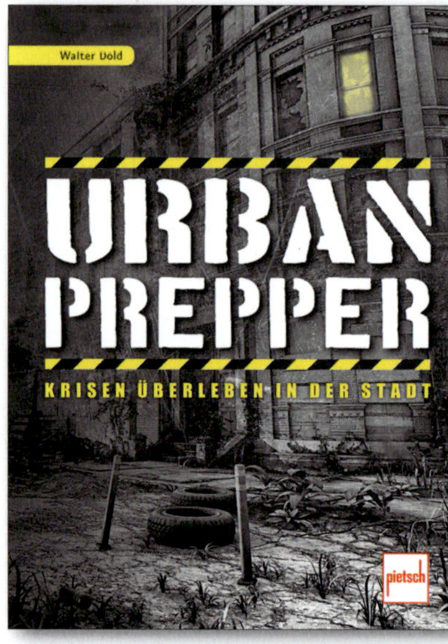

Unter Berücksichtigung verschiedener Lebenssituationen gibt dieser Ratgeber Handlungsanweisungen zur Vorbereitung auf Krisen für Städter mit beschränktem Platzangebot.
192 Seiten, 180 Bilder, Format 170 x 240 mm
ISBN 978-3-613-50848-4
€ 24,90 / € (A) 25,60

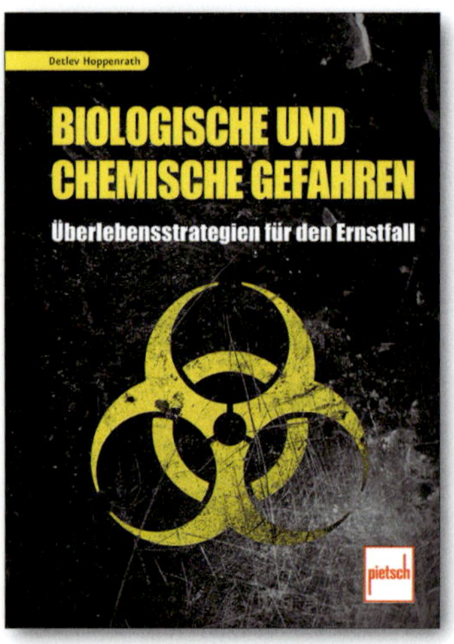

Wie bereitet man sich auf Angriffe mit biologischen oder chemischen Waffen vor? Welche Kampfstoffe bewirken was? Dieses Buch gibt praxisnah Antworten.
144 Seiten, 72 Bilder, Format 170 x 240 mm
ISBN 978-3-613-50845-3
€ 19,95 / € (A) 20,60

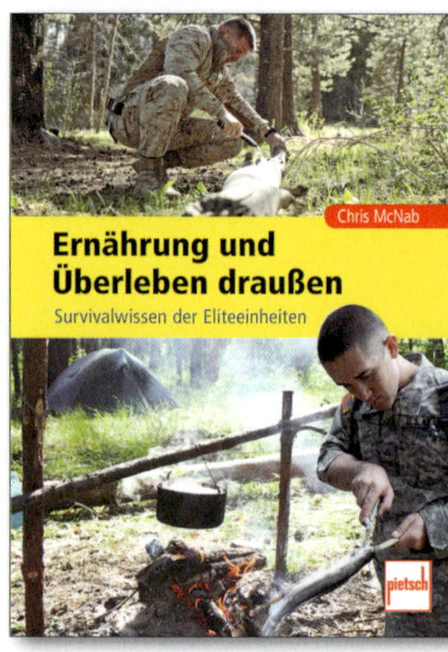

Survivalexperte Chris McNab gibt detaillierte Anleitungen und verrät Tipps und Tricks, um sich in unwirtlichem Gelände von dem ernähren zu können, was die Natur bietet.
192 Seiten, 138 Bilder, Format 170 x 240 mm
ISBN 978-3-613-50775-3
€ 14,95 / € (A) 15,40

Stand August 2018
Änderungen in Preis
und Lieferfähigkeit vorbehalten.

Überall, wo es Bücher gibt, oder unter
WWW.MOTORBUCH-VERSAND.DE
Service-Hotline: 0711/78 99 21 51

pietsch